AF705672

Das Kräuterwissen meiner Großmutter

Eine Schatzkiste voller Heilmittel und Kochrezepte

Rosi Mangger Walder

DAS Kräuterwissen MEINER Großmutter

RÆTIA

Inhalt

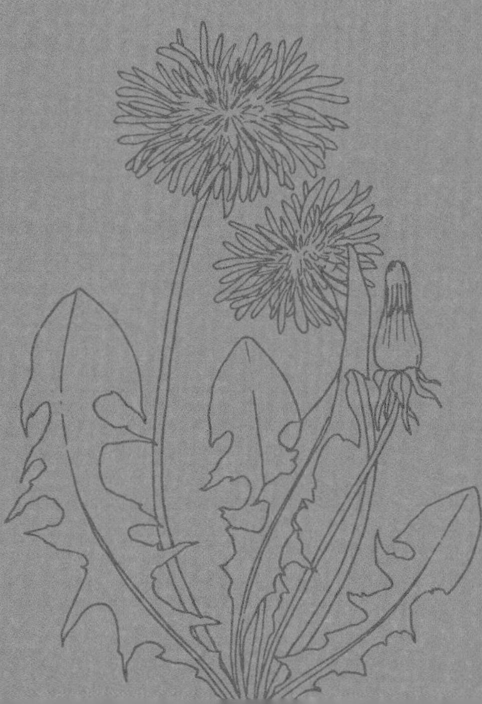

Vorwort

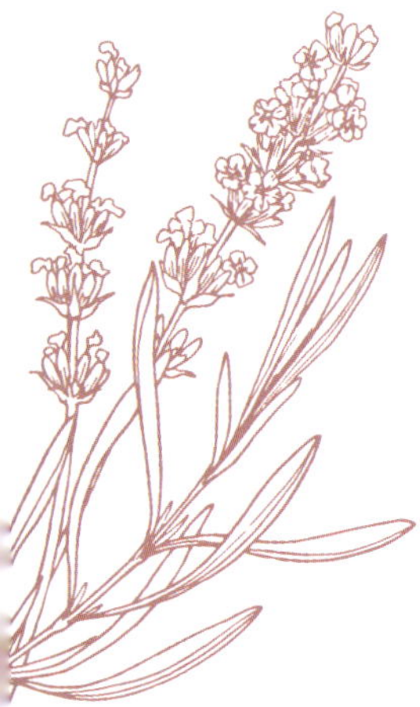

Seit ich denken kann, begleiten mich Kräuter und ihre Heilkraft. Das ist wohl dem Umstand geschuldet, dass meine Familie bereits seit vielen Generationen mit Kräutern hantiert. Die Wegbereiter meines Kräuterwissens waren meine Großmutter Agnes Baur (die Kirner Agnes) und der Großvater meines Mannes, Georg Walder (der Kirner Jörgl).

Die Familie Baur bewirtschaftete den „Kirnerhof" in Obertall am Eingang des Passeiertals, im heutigen Gemeindegebiet von Schenna. Dort setzte sie sich lange Zeit mit der Heilkraft der Kräuter auseinander. Als der einzige Sohn dieser Familie in jungen Jahren verstarb, verschwand mit ihm auch der Familienname Baur. Meine Oma war das ledige Kind der Kirner Tresl und das einzige, das den Namen Baur weitertrug. Als das Familienerbe aufgeteilt wurde, kaufte meine Urgroßmutter den „Boaznerhof", der zur Gemeinde Schenna gehört. Damit gab sie meinem Urgroßvater und ihren gemeinsamen Kindern – darunter auch meiner Oma – ein neues Zuhause. Ihre Schwester übernahm hingegen den „Kirnerhof" und heiratete einen „Walder". Dieser stammte ursprünglich aus dem Pustertal und wurde als Kostkind am Hof großgezogen. Deshalb tragen die Nachkommen dieser Verbindung den Namen Walder. Einer ihrer Söhne war Georg Walder.

Agnes Baur und Georg Walder waren also Cousins. Sie standen sich in Notsituationen zur Seite, da sie bei ihrer Tante am „Ebionerhof" bei St. Martin in Passeier Dirn und Knecht waren. Meine Oma heiratete Josef Öttl vom „Koflerhof" in St. Leonhard in Passeier. Georg Walder, der Großvater meines Ehemannes,

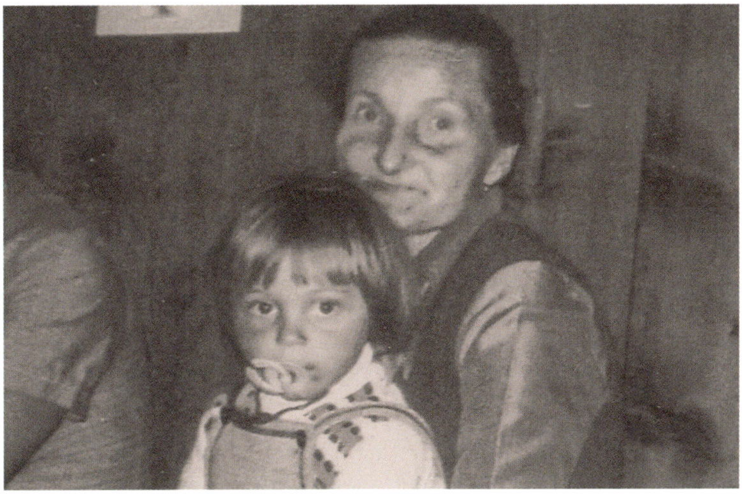

Großmutter Agnes mit der 3 Jahre alten Rosi

kaufte die „Tschagenhöfe“ in St. Martin. Die beiden Cousins blieben über all die Jahre sehr eng miteinander verbunden. Während ich von beiden das Kräuterwissen ererbte, ging der „Inner-Tschagenhof“ als Erbe an die Familie meines Mannes. Heute bilden der „Fronigerhof“ in St. Leonhard (Fraktion Karlegg) und der „Inner-Tschagenhof“ in St. Martin (Fraktion Kalmtal) die Basis unseres landwirtschaftlichen Betriebes. Dort führen wir das Erbe unserer Großeltern weiter. Alles hat sich so von allein zusammengefügt.

Wenn ich meinen Kräuterraum betrete, reise ich in meine Kindheit zurück und sehe mir selbst dabei zu, wie ich bei meiner Großmutter die Treppe zum Dachboden hochsteige und die hölzerne Luke öffne. Dabei strömt mir ein schwerer, intensiver Honig- und Kräuterduft entgegen. Auf großen Leintüchern liegen Holunder- und Lindenblüten sowie Quendel-, Himbeer-, Brombeer- und Erdbeerblätter, von der Decke hängen verschiedene Kräuterbündel wie etwa Johanniskraut, Schafgarbe, Ackerschachtelhalm und Brennnessel. Ich verbrachte Stunden damit, dort zu stöbern und diesen Duft zu inhalieren. Es ist der Geruch meiner Kindheit und die Erinnerung an die Ferien bei meinen Großeltern. Den ganzen Sommer und jedes Wochenende verbrachten wir Enkelkinder bei ihnen. Ich war das kleinste von ihnen und somit das Schürzenkind meiner Oma, die mich überallhin mitschleifte. Es gab keinen Tag, an dem wir nicht in den Wald marschierten und nach Stunden mit Beeren, Pilzen, Kräutern und Brennholz beladen zurückkehrten. In Omas Garten wuchsen verschiedene Gemüse- und Kräutersorten, die wir Kinder sammeln und zupfen mussten. Meist versuchten

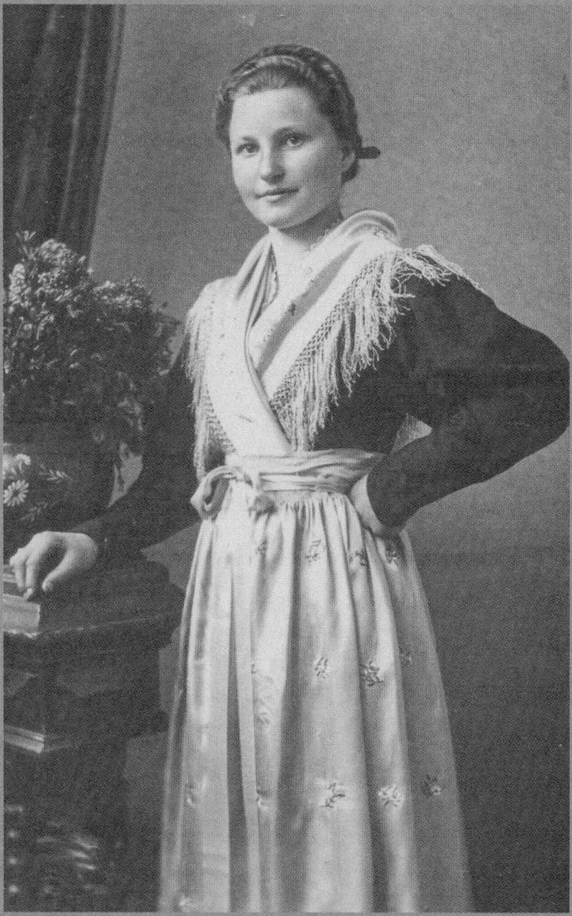

LINKS: Großmutter Agnes
mit 17 Jahren
UNTEN: Georg Walder,
der Großvater von Rosis Mann,
in seinem 80. Lebensjahr

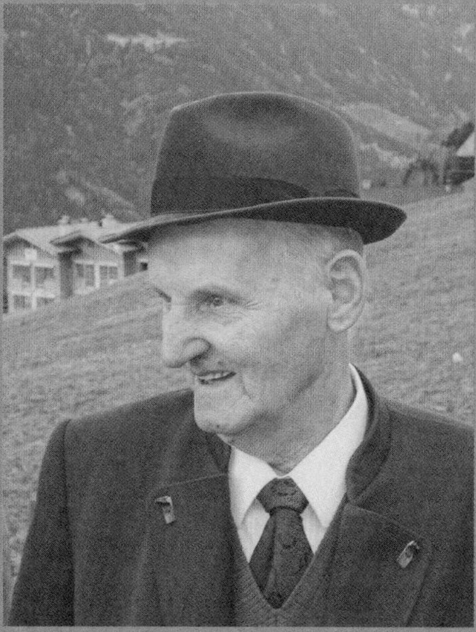

wir uns vor dieser Arbeit zu drücken, vor allem die Kamille hatte es in sich und ging uns ganz schön auf die Nerven. Damals sagte ich immer zu ihr, dass ich auf keinen Fall Bäuerin werden und schon gar nicht Kamille pflücken würde, sobald ich groß wäre. Heute sieht die Realität anders aus, meine Oma würde lachen und sagen: „Verrette Breatln hobm siaße Rantler", was sinngemäß heißen soll: Was man sagt, nie und nimmer zu machen, tritt früher oder später ein.

Meine Großmutter: Agnes Baur

Meine Großmutter war für mich der liebste Mensch, an den ich mich erinnern kann, und sie hat mir sehr viel über die Natur beigebracht. Ihre Familie lebt in Obertall und Untertall bei Schenna: Meine Großtanten Anna und Theresia sammeln heute noch nach altem Familienwissen dort oben ihre Kräuter, um gesund und fit zu bleiben. Meine Oma hingegen erkrankte in jungen Jahren sehr schwer an einer geschlossenen Lungentuberkulose. Deshalb verbrachte sie viele Jahre in verschiedenen Krankenhäusern und Sanatorien. Immer wieder hieß es, sie würde diesen Tag oder jene Nacht nicht überleben. Immer wieder wurde sie von den Ärzten aufgegeben, doch sie wusste sich zu helfen und bat meinen Großvater, er möge ihr so manches alte Hausmittel bringen. Nach den Anwendungen erholte sie sich immer wieder und sprang somit Gevatter Tod von der Schippe. Ganz gesund wurde sie nie wieder, aber immerhin schenkte sie neun Kindern das Leben – eines davon ist meine Mutter Theresia. Als Kinder gingen wir nur dann zum Arzt, wenn wir eine Impfung bekommen sollten oder meine Mutter sich nicht ganz sicher war, welche Krankheit wir gerade hatten. Selbst dann wurden wir mit natürlichen Hausmitteln gepflegt und behandelt. Ich bin mit der Natur und ihren Schätzen groß geworden und wohl gerade deshalb heute eine Frau, die mit guten Lebens- und einfachen Hausmitteln versucht, die eigene Familie gesund zu erhalten. In diesem Buch möchte ich euch diese meine Familienschätze und einige Rezepte weitergeben.

Der Großvater meines Mannes: Georg Walder

Georg Walder – der Kirner Jörgl – war ein ausgezeichneter Geschäftsmann und ein sehr gläubiger und wohltätiger Mensch. Er war bekannt für seinen guten Geschäftssinn, seine Hilfsbereitschaft, aber auch für sein Gegen-den-Strom-Schwimmen. Durch sein wirtschaftliches Geschick kam er sehr schnell zu

Wohlstand und kaufte für seine Familie den „Außer-“ und den „Inner-Tschagenhof“ in St. Martin, die er seinen Söhnen weitergab.
Der Stammbaum meiner Familie (Kirner) zeigt, wie Wissen und Besitz in den Alpen über Jahrhunderte weitergegeben wurden. Der Besitz wurde typischerweise über die männliche Erblinie vererbt, das Wissen über die weibliche. In unserem Fall wurde beides nach drei Generationen wieder zusammengeführt.

Rechte Seite: Auszug aus dem Stammbaum der weitverzweigten Familie Kirner, von der sowohl Rosi (mütterlicherseits) als auch ihr Mann Markus (väterlicherseits) abstammen

Familie Kirner

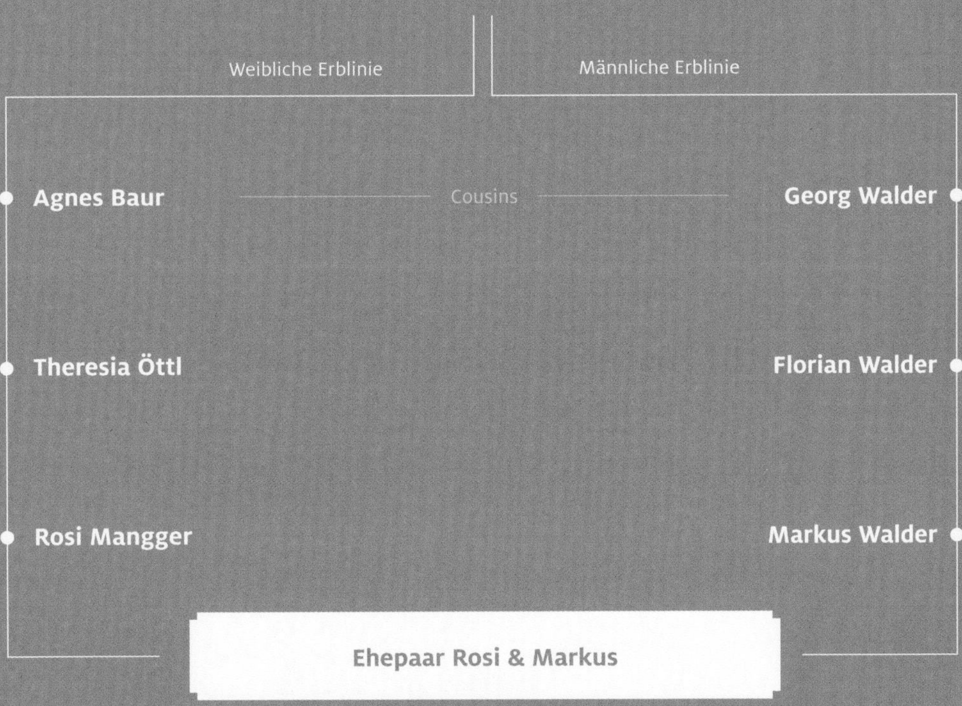

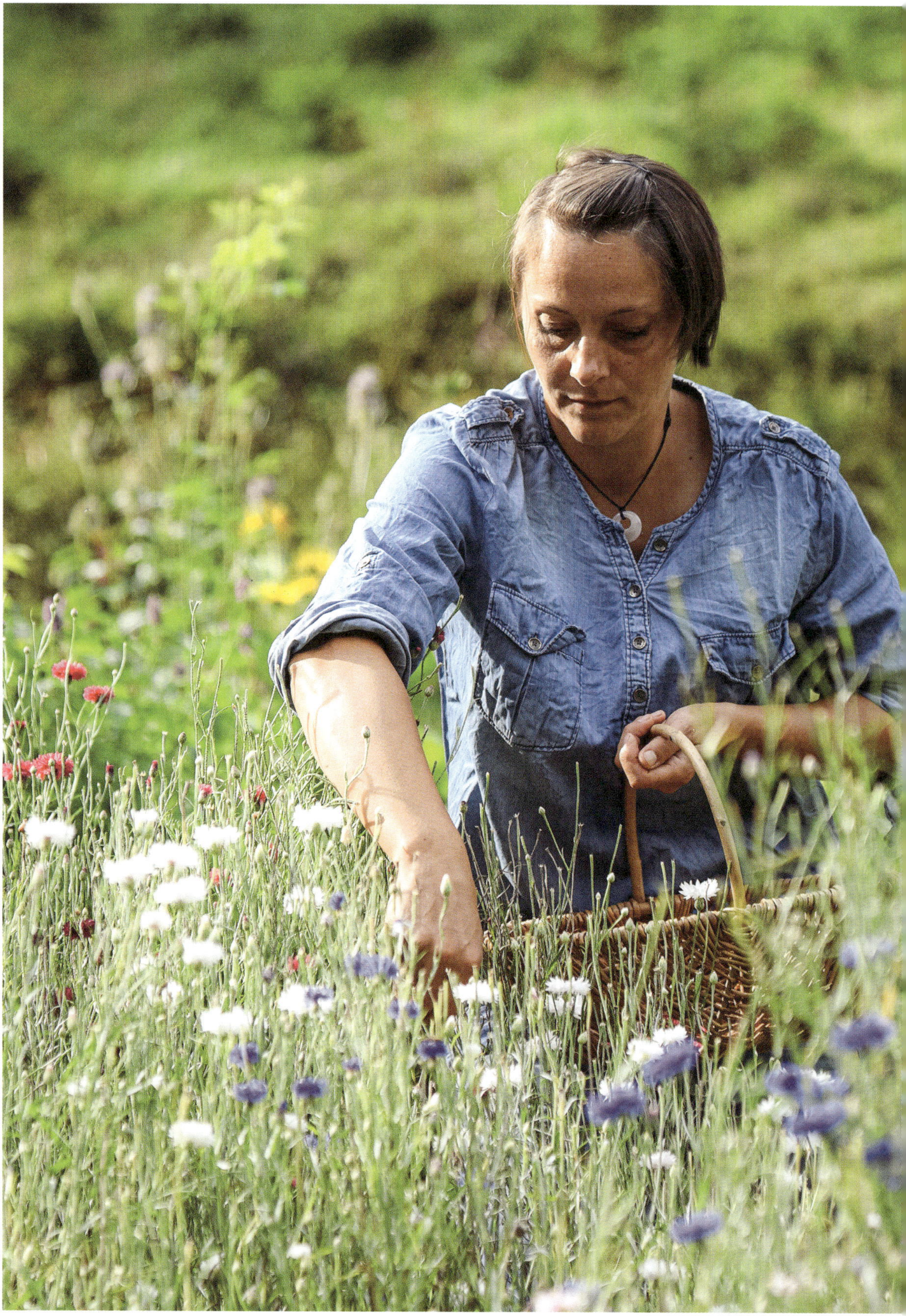

Einleitung

Das über Generationen aufgebaute Kräuterwissen meiner Familie hat seine Eigenheiten: Einiges wird manchen ein wenig kurios erscheinen und vieles ist nicht wissenschaftlich belegt. Ich habe aber die Erfahrung gemacht, dass man gerade mit natürlichen Mitteln große Wirkungen erzielen kann. Bei meinen Wanderungen und Workshops gebe ich einen Teil meines Wissens mündlich weiter und berufe mich dabei auch auf die Kraft unserer Natur, der Berge, die meine Heimat sind. Ich bin stolz darauf, eine „Psairerin" zu sein. Da wir hier im Tal vieles von unserer Tradition, unseren Bräuchen und dem alten Wissen beibehalten haben, gibt es auch noch so manches „Kräuterwaibele" und manchen „Bauerndoktor". Mir war das Wissen meiner Familie dennoch zu wenig spezifisch, weshalb ich in den letzten zehn Jahren zusätzlich Kräuterausbildungen absolviert habe, um das Erbe meiner Großmutter verstehen und ergänzen zu können. Viele der alten Rezepte habe ich 1 : 1 übernommen, andere wiederum akribisch abgewogen, nachgekocht und der Zeit angepasst. Diese Ergänzungen und Änderungen waren mir nur durch meine zahlreichen Ausbildungen möglich. Durch das erweiterte Wissen wollte ich die „Seele" der Pflanzen, die uns ihre Heilkräfte schenken, besser kennenlernen. Was die Seele der Pflanzen sein soll? Ganz einfach – ihre Inhaltsstoffe.

Schon das Äußere einer Pflanze lässt uns einige Anwendungszwecke erkennen. Man nennt diesen Ansatz Signaturenlehre. Diese wurde bereits von Hippokrates, Hildegard von Bingen und anderen großen Naturheilgelehrten angewandt. Befasst man sich mit Volksheilkunde, Kräuterlehre und alternativer Medizin, so wird man feststellen, dass sich in den tausenden Jahren unserer Evolution nur eines verändert hat: der Glaube an die Wirkmacht unserer pflanzlichen Verwandten. Heutigen wissenschaftlichen Erkenntnisse zufolge verwendeten unsere Vorfahren Pflanzen für Rituale, Bekleidung, Instrumente, aber auch vieles andere mehr: Bei Ausgrabungen in von Neandertalern bewohnten Höhlen fand man Pollen von verschiedenen Pflanzen und konnte diese auf ein Alter von bis zu 70.000 Jahren datieren. Es wird vermutet, dass der Mensch in seiner Entwicklung bereits medizinische Pflanzenkenntnisse hatte. Unsere tierischen Verwandten haben noch immer eine instinktive Kenntnis von der Wirkung der Pflanzen. Aber auch Menschenkindern ist dieses Wissen angeboren – nicht umsonst verweigern sie einige Nahrungsmittel. Bei uns Erwachsenen ist dieses Wissen im Laufe des Lebens aber abtrainiert und durch ein neues, einseitiges Essverhalten ersetzt worden. So sind viele Ernährungsweisen Modeerscheinungen, deren Auswirkungen bis heute nicht wissenschaftlich fundiert untersucht sind. Da es in der Natur des Menschen liegt, sich vielseitig und ausgewogen zu ernähren, nahmen unsere Vorfahren bis zu 500 verschiedene Pflanzenarten zu sich. Heute ernährt sich der Mensch schätzungsweise von durchschnittlich nur 20 Pflanzen. Zum Glück kehren viele Menschen von sich aus wieder zur Natur zurück und finden somit auch wieder den Zugang zur gesunden pflanzlichen Nahrung und der damit verbundenen Heilkunde. Ich berufe mich gerne auf den Leitsatz des Hippokrates: „Eure Nahrung soll eure Medizin und eure Medizin eure Nahrung sein!“ Mir persönlich ist es sehr wichtig, dass man das Alte mit dem Neuen verbindet, aber dabei seine Wurzeln nicht verliert. Ob es die Großeltern und Eltern oder die Heimat sind, die diese Wurzeln bilden, muss jeder für sich herausfinden. Erst dann ist die Trinität des Menschen (Geist, Körper, Seele) im Reinen, im Einklang und in Gesundheit. Meine Wurzeln liegen in meiner Familie, die mich nicht nur gelehrt hat, die Natur zu respektieren und aus ihrer Kraft Wissen zu schöpfen, sondern auch unsere Bräuche lebendig zu halten, die Berge zu schätzen und bewusst mit ihnen zu leben. Meine Oma spielte eine entscheidende Rolle für diese Prägung: In meinen allersten Lebensjahren war sie mein Muttterersatz. Da sie den Haushalt und die Arbeit aus gesundheitlichen Gründen nicht mehr schaffte, nahm sie mich überallhin mit; dies hat wohl meine Liebe zu meiner Heimat und zur Natur gefestigt. Aber auch meine Mutter unterstützt diese Wertschätzung, indem, sie uns mit hochwertigen Nahrungsmitteln und den alten Hausmitteln der Familie versorgt.

Ich möchte euch in meine Welt der Kräuter entführen und euch die Einfachheit der Heilkunde näherbringen. Wird es zu umständlich, so verliert man schnell die Lust daran. Man braucht nur ein wenig Zeit und Geduld, dann kommt man auch zum Ziel und erreicht den gewünschten Erfolg. Ich werde die Rezepte unkompliziert halten und so ergänzen, dass jeder sich die Pflanzen und Zutaten in der Natur, aus dem Garten, den Lebensmittelgeschäften, vom Bauernmarkt und aus den Apotheken holen kann. Ich werde euch von Bräuchen erzählen, die ich praktiziere, die mir am Herzen liegen und die unseren Alltag prägen. Ich möchte festhalten, wie man Tee richtig zubereitet, Salben selbst rührt, Tinkturen herstellt, wie man mit heimischen Pflanzen räuchern und zu guter Letzt, wie man diese auch in der Küche verwenden kann. Das Gute liegt im Einfachen und es braucht wenig, um gesund zu sein.

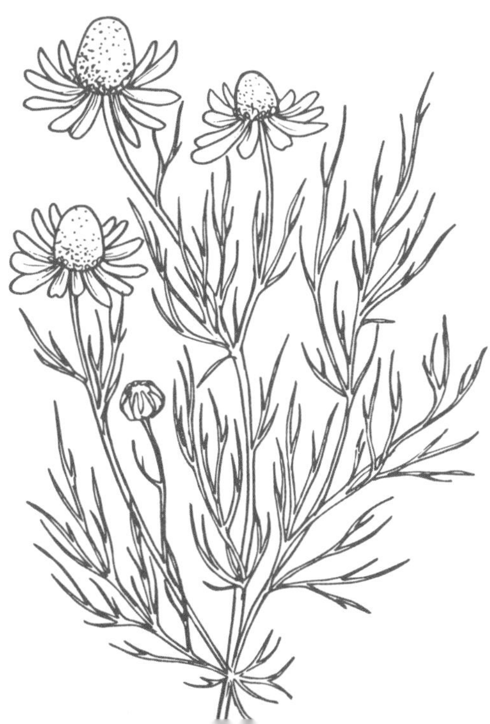

Die Alpen und ihre Bewohner

Vor Hunderten Millionen von Jahren begann sich die Erde zu verändern. Der Urkontinent Pangäa driftete auseinander und irgendwann schob sich die Afrikanische Platte unter die Europäische. Dabei faltete sich ein Gebirgsmassiv auf, das sich heute von Nizza bis nach Wien und von der Poebene bis zum Bodensee erstreckt: Die Alpen waren entstanden. Mit ihren schneebedeckten Gipfeln, die sich teilweise über 4.000 m in die Höhe strecken, tat sich eine unwirtliche Welt auf, die sich im Laufe der Eiszeiten veränderte und so einen neuen Lebensraum für Pflanzen, Tiere und Menschen schuf. Es entstand ein Menschenschlag, der im Einklang mit der Natur zu überleben wusste. Er passte sich nicht nur den Jahreszeiten an, sondern entwickelte auch die Gabe, mit dem kargen Boden umzugehen. Er trotzte Wind und Wetter, Sonne, Schnee und Eiseskälte und lebte von dem, was der Boden hergab. Einer dieser „Ureinwohner" war Ötzi, der nach heutigem Forschungsstand ein Nomadenleben als Schafhirte führte und dessen Fund den Alpen ein neues Gesicht gab. Lange Zeit hatte man nämlich geglaubt, dass dieses Gebirge zum Großteil unbewohnt gewesen wäre und nur als Transitroute gedient hätte.

So haben sich in den teils engen, abgeschlossenen Tälern besondere Menschen entwickelt, die ihre Nutztiere im Sommer auf die Hochalmen trieben, in den Wäldern jagten und den Boden bewirtschafteten, sich aber lange Zeit von den Gipfeln fernhielten. Sie glaubten damals, dass in den Höhen das Reich der Naturgeister begann und man diese nicht erzürnen sollte. In Seen und auf Gipfeln hausten in ihrer Gedankenwelt Drachen, Hexen und andere unheilvolle Gestalten, die man besser in Ruhe ließ. So brachte man auch so manches Gewächs aufgrund des Aussehens, der Form oder Farbe mit diesen Geistern in Verbindung – Elfen und Feen etwa mit der Echten Edelraute, dem Edelweiß, dem Glockenenzian, der Mehlprimel und anderen mehr. Dies wird in unzähligen Fabeln, Erzählungen oder Sagen berichtet. Je nach Gebiet gab es unterschiedliche Bezeichnungen für diese Wesen. Während bei uns in Südtirol die Saligen als wilde Fräulein galten, waren sie in anderen Alpengebieten eine Art Fee oder Hexe.

Übersicht einiger Alpenpflanzen mit Bezug zu Naturwesen

Elfen und Feen: Brunnenkresse, Echte Edelraute, Edelweiß, Gletscherhahnenfuß, Glockenenzian, Klee, Lärche, Mehlprimel, Silberwurz
Hexen: Blauer Eisenhut, Dost, Gundermann, Hauswurz, Silberwurz
Saligen: Alpenrose, Echte Edelraute, Lärche
Tatzlwurm: Latsche
Teufel: Aurikel, Bergnelkenwurz, Blauer Eisenhut, Johanniskraut, Stängelloses Leimkraut, Quendel
Wilde Fräulein: Holunder, Klebriger Salbei, Lärche, Moschusschafgarbe, Speik
Zwerge und Gnome: Ackerschachtelhalm, Echte Edelraute, Erle, Gelber Enzian, Holunder, Schwarzes Kohlröschen

Unsere Vorfahren glaubten lange Zeit, dass man mithilfe von Pflanzen Naturgeister von ihrem unheilbringenden Zauber abhalten könne und dass manche als Eingangspforte in ihr Reich dienten. Wenn man diesen Wesen mit Ehrfurcht begegnete – so wird in manchen Sagen berichtet –, halfen sie den Menschen auch. Hexen, Teufel, Gnome und Salige waren und sind heute noch Begleiter in kalten Winternächten, wo man am Feuer sitzt und ausharrt, bis die raue Jahreszeit vorübergeht. Die Alten gaben ihr Wissen in Form von Erzählungen an die Kinder weiter und somit entstand ein ausgeprägtes Brauchtum, das selbst im 21. Jahrhundert in der bäuerlichen Bevölkerung noch intensiv gelebt wird.
In meiner Familie wurden wir Kinder mit Geschichten und Sagen über solche Wesen groß. Einige Kräuter finden noch heute den Weg in unsere Häuser, um diese Wesen zu bändigen. Mancher mag dies als Aberglaube abtun, aber für uns ist es wichtig, diese Tradition zu wahren. So sehe ich unsere Alpen auch als schlafende Riesen. Ihre Beschaffenheit, die Pflanzen und Bewohner inspirieren

mich immer wieder zum Schreiben von Märchen und Zeitungsartikeln. Meine Familie begegnet den Bergen stets mit Ehrfurcht. Wir erkennen ihren Reichtum und gerade ich könnte ohne sie nicht leben, haben sie mein Leben doch seit frühester Kindheit geprägt. Für mich und meine Familie sind die Alpen ein wahrer Schatz und ich könnte ohne sie nicht leben, denn sie haben mich und mein Handeln bereits seit frühester Kindheit geprägt. Die harte Arbeit in den Sommerferien am Hof meiner Großeltern, aber auch die Natur rings um mich herum beeinflussen mich bis heute. Das Leben auf den Höfen ist – genauso wie früher – den Jahreszeiten angepasst, sodass die meiste Arbeit in die warmen Sommermonate fällt und ich dann den Winter für etwas ruhigere Tätigkeiten nutzen kann. Das Bewusstsein für eine Lebensweise, die dem Rhythmus der imposanten Alpenlandschaft und dem Verlauf der Jahreszeiten angepasst werden muss, versuche ich wiederzuerwecken. Wir Alpenbewohner sind ein besonderer Menschenschlag: ausdauernd, hart, nicht unterzukriegen und dennoch herzlich. Dazu haben uns die Berge gemacht.

Rechte Seite: Passeirer Lärchenwiese
beim „Pfarrer" vor dem Bergkamm des Plattners

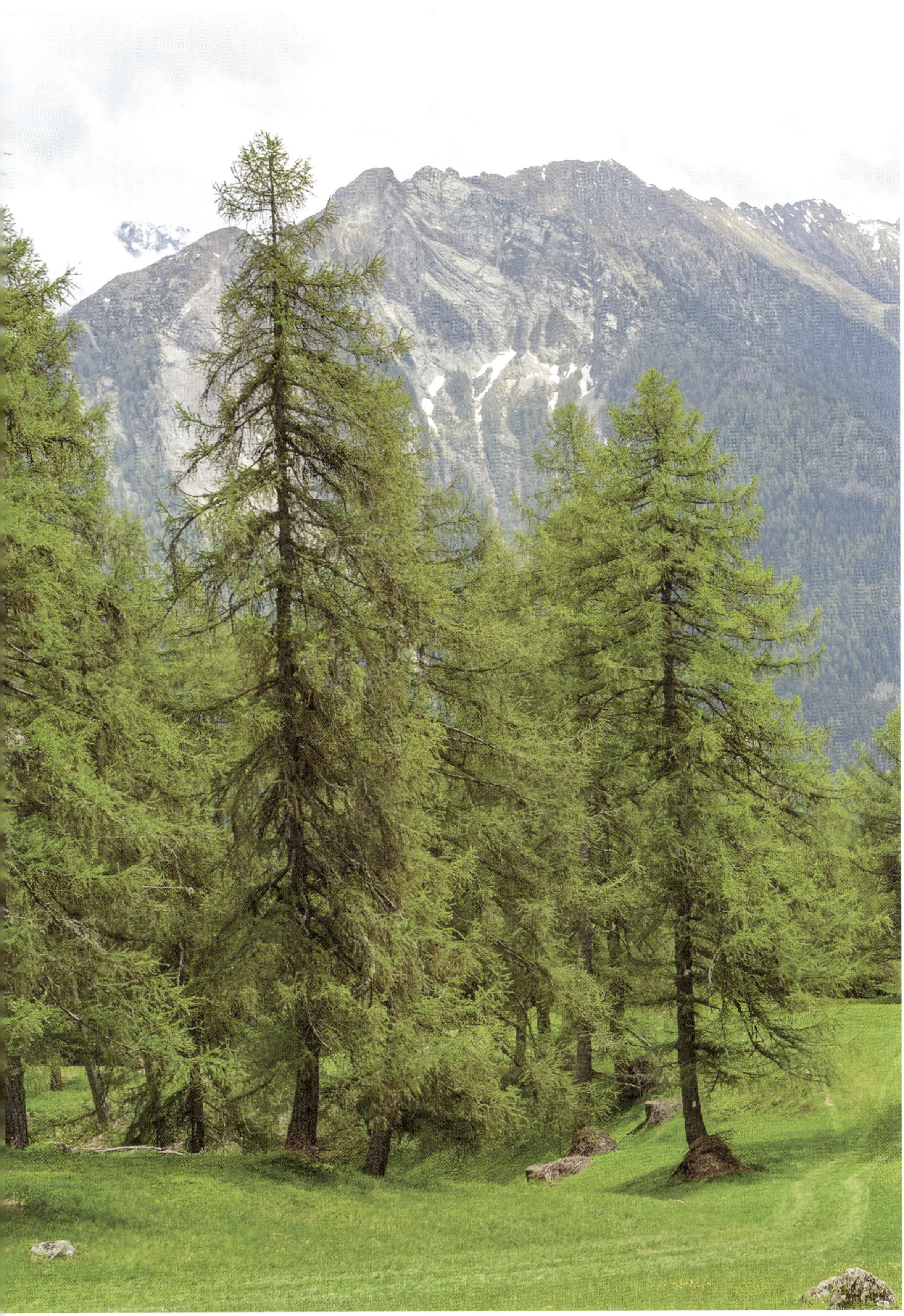

Berge und Gesundheit

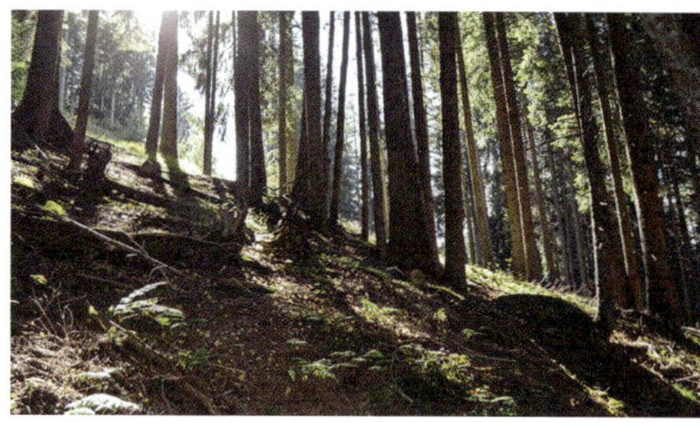

Im Jahre 1786 begann mit der Erstbesteigung des Mont Blanc der Alpinismus. Ab diesem Zeitpunkt veränderte sich auch die Ehrfurcht vor den Gipfeln und so mancher Einheimische witterte die Chance auf ein zusätzliches Einkommen. Von diesem Moment an war dem Alpentourismus die Pforte geöffnet und zahlreiche Gipfelstürmer brachen über die Bergbevölkerung herein, die einigen Stadtmenschen recht einfältig erschien. Das gelebte Brauchtum war den Gästen fremd, für diese oft sogar belustigend, aber die Alpen hatten – und haben – mehr denn je ihren Reiz. Zum einen boten sie einen Nervenkitzel für Bergsteiger, zum anderen war ihre Luft so rein, dass sie bald als Erholungsgebiet fungierten. So wurden Kurorte wie Meran mit seinen Thermalquellen, aber auch viele „Badeln" und Orte im ganzen Land ihrer heilenden Quellen, der guten Luft und der kräuterreichen Ernährung wegen besucht. Aber nicht nur den Gästen aus dem Ausland dienten die Berge als Ort der Erholung – auch Einheimische verbrachten ihre Sommerfrische meist in höheren Lagen. Heute gibt es wohl nur wenige Wochenenden im Jahr, die ich mit meiner Familie nicht in den Bergen verbringe. Wir wandern durch die Natur und genießen ihren Anblick. Dies allein entfaltet schon einen Heilungsprozess. So sind die Alpen bis heute etwas Besonderes, denn sie vereinen mehrere Aspekte, die der Gesundheit und dem Wohlbefinden dienen.

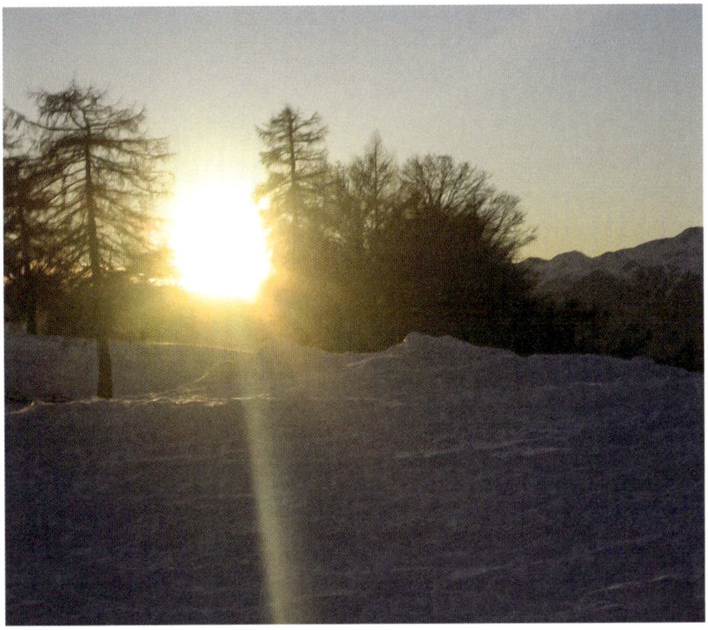

Sonnenaufgang

Wer einmal eine Sonnenaufgangswanderung in den Bergen gemacht hat, wird verstehen, was dieses Erlebnis auslösen kann. Das Hervorblinzeln der Sonne nach einem anstrengenden Aufstieg ist etwas Besonderes, vor allem, wenn einem die wärmenden Strahlen ins Gesicht scheinen. Einem solchen Sonnenaufgang wird eine stimmungsaufhellende Kraft zugesprochen und er wird vor allem Personen, die zur Depression neigen, empfohlen.

Wald

Spaziert man durch den Wald und lauscht dessen Stille, bemerkt man bald, dass sich die Stimmung hebt. Aufgestaute negative Gefühle verlieren ihre Kraft und machen positiven Platz. Der Wald ist nicht nur Sauerstoffspender, sondern senkt auch den Blutdruck, sorgt für einen Adrenalinausstoß, hemmt Krebszellen, verbessert das Immunsystem und erweitert die Arterien. Das Aerosol, das im Wald durch die Sonneneinstrahlung gebildet wird, wirkt entblockend und man sammelt wieder neuen Lebensmut. Wir atmen bei jedem Waldspaziergang bis zu 800 Vitalstoffe ein. Zudem liefert uns der Wald Holz, Heilmittel und Nahrung. Heute gibt es weltweit ein neues Bewusstsein für den Wald – das sogenannte Waldbaden gewinnt an Bedeutung und in diversen Kulturen werden eigens Wälder geschaffen, in denen sich Personen körperlich und seelisch erholen können.

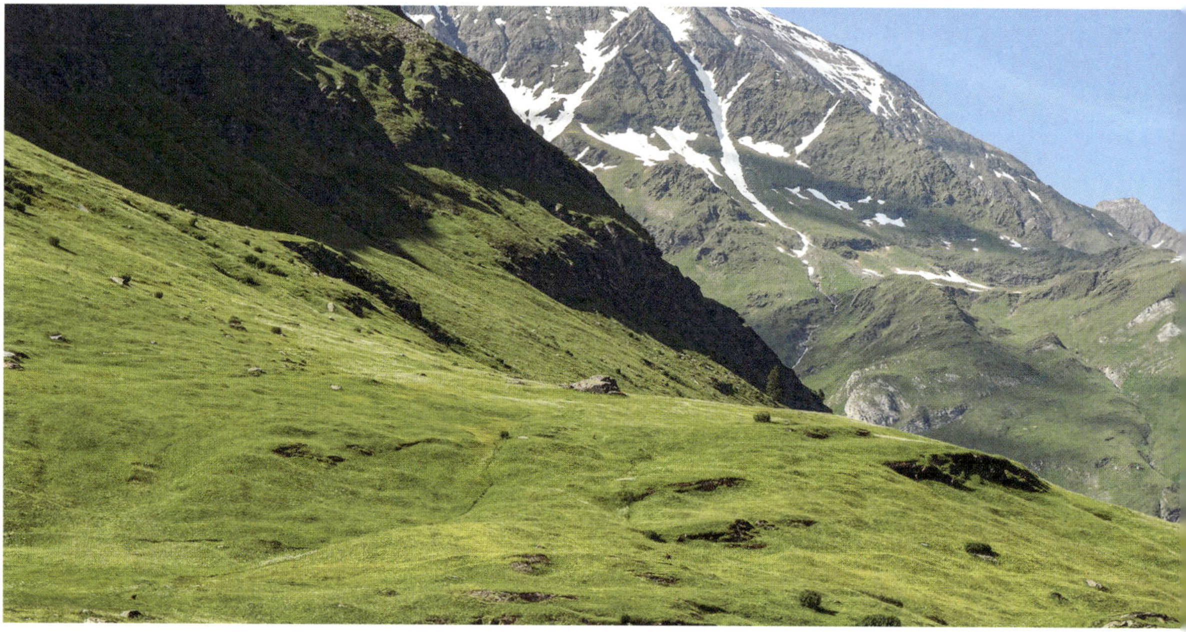

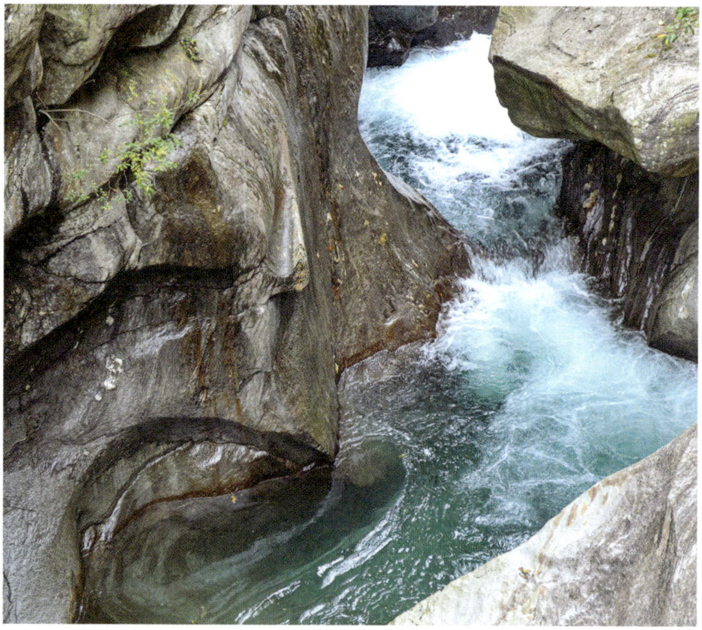

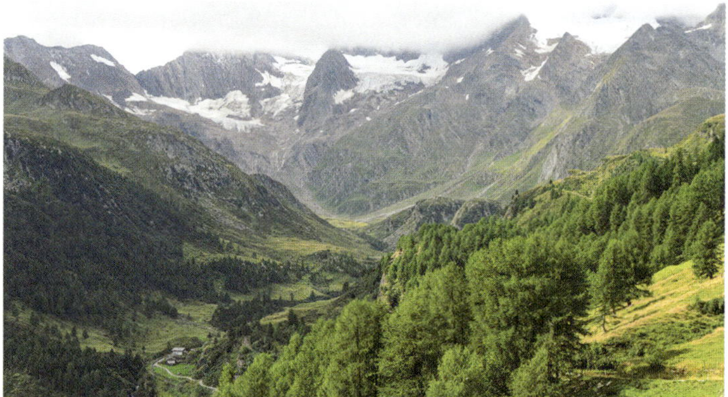

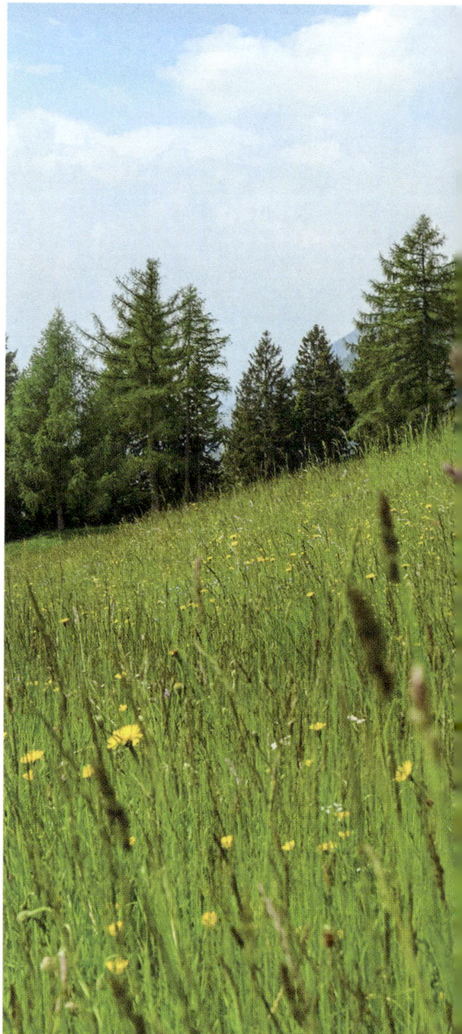

Wasser und Wasserfall

Tosend bis sanft plätschernd strömt unser Lebenselixier zu Tale: Das Wasser ist eines der wichtigsten Güter auf unserem Planeten, ohne es wäre kein Leben möglich. Dies sollten wir uns stets vor Augen halten und auch wenn wir in Regionen mit großem Wasservorkommen leben, sollten wir das „blaue Gold" schätzen und dessen Kraft bewusst nutzen. Bei unserer Geburt bestehen wir bis zu 90 Prozent aus Wasser, dies reduziert sich im Alterungsprozess auf 50 bis 60 Prozent. Wasser ist nicht nur ein Durstlöscher und Lebensspender, sondern hat auch eine heilende Wirkung. Zum einen können uns ein erfrischendes Bad oder ein Glas Wasser gegen Stress helfen. Zum anderen haben die Wasseranwendungen nach Sebastian Kneipp vielerlei Effekte auf die Gesundheit. Wasser-, Tau- und Schneetreten, Wassergüsse und Wickel haben den Heiler Kneipp berühmt gemacht und erfreuen sich größter Beliebtheit, vor allem wegen ihrer durchblutungsfördernden und immunstärkenden Wirkung. An einem Gewässer spürt man die eigene Energie und die geballte Kraft des Lebens, schon das sanfte Plätschern beruhigt und lässt neuen Lebensmut schöpfen.

Blumen, Kräuter und Wiesen

Ist es nicht herrlich, wenn man vom Wald heraus auf eine Wiese tritt? Man fühlt sich frei, es duftet süß und die Farben erfreuen unsere Seele. Blumen und Kräuter sind ein Symbol für Leichtigkeit und dienen als Nahrungs- und Heilmittel. Wir sind – direkt oder indirekt – auf unsere pflanzlichen Verwandten angewiesen, denn ihre sekundären Inhaltsstoffe sind für uns lebenswichtig – sie können wir im Unterschied zu den primären Inhaltsstoffen nicht selbst bilden.

Almen

Almen wecken unsere archaischen Urinstinkte, die in uns unbewusst verankert sind. Fernab der modernen Gesellschaft sind sie ein Zufluchtsort für unsere Seele, befreien uns von allem Zwang und laden zum Meditieren ein.

Gletscher

Wenn man sich auf ihm zu bewegen weiß, so trägt er einen. Er birgt das Leben in sich, denn er ist ein natürlicher Wasserspeicher. Er gilt aber auch als Schwelle zwischen den Welten, so wird gesagt, dass er jene holt, die ihm allzu sehr trotzen. In alten Zeiten betrachtete man ihn als Sitz von Göttern, Dämonen und Fabelwesen. Wer einmal über dieses Gebilde aus Schnee und Eis gelaufen ist, wird das verstehen: Der Gletscher birgt tatsächlich eine magische Kraft in sich, die die Phantasie beflügelt.

Nebel

Steigt am Berg plötzlich Nebel auf, so wird einem mulmig. Man bekommt es mit der Angst zu tun und wird unsicher, denn vor allem wir Alpenbewohner wissen um die Gefahr einer solchen Situation. Wenn ein Gewitter hereinbricht, suchen wir Schutz, denn schon einige Menschen wurden vom Blitz erschlagen. Seine geballte aufgeladene Energie kann man förmlich spüren. Wenn aber der Nebel aufreißt, so kann man die feuchte frische Luft genießen und die Sicht ist unbeschreiblich klar.

Sonnenuntergang

Schon immer symbolisierte der Sonnenuntergang das Herannahen des Lebensendes, aber auch die Zeit des Ruhens. Wer einen solchen in den Bergen erlebt hat, nimmt beim Abstieg eine innere Zufriedenheit mit hinunter ins Tal.

Nacht

Für so manchen birgt die Nacht Angst und Schrecken – die archaische Vorzeit hat uns so geprägt. Untiere, Unholde, Geister, Hexen und Dämonen steigen in der Nacht aus der Unterwelt hervor. Doch die Nacht ist ein wichtiger Bestandteil unseres Tagesablaufs: Im Schlaf sammelt unser Körper neue Kraft für den darauffolgenden Tag und das Unterbewusstsein verarbeitet das Erlebte. Eine Nacht in einer Almhütte oder im Zelt am Berg kann Unglaubliches bewirken. Urinstinkte werden geweckt und der Urmensch kommt für kurze Zeit in uns hervor. Durch unseren heutigen Lebensstil vergessen wir mehr und mehr, unsere Sinnesorgane zu benutzen, da wir in einem Raum im Bett liegen und unser Wahrnehmungssystem signalisiert: „Keine Gefahr – alles wie gewohnt."
Als Alpenbewohnerin kann ich sehr gut verstehen, dass es Gäste in unser Land zieht. Die Verwurzelung der Bevölkerung mit dem Land ist spürbar. Bei allem Fortschritt trotzen wir der Schnelllebigkeit ein wenig, indem wir bewusst unseren Ursprung pflegen.
Wie Johann Wolfgang von Goethe einst schrieb: „Geheimnisvoll am lichten Tag lässt sich Natur des Schleiers nicht berauben!" Für mich liegt genau ein solcher Schleier der Schönheit, Besonderheit und Wildheit über unseren Alpen. Nur wer sie mit offenen Augen und offenem Herzen durchwandert, wird ihre wahre Kraft verspüren, ihre Schönheit bewundern können und so einen wahren Schatz für das Leben und die Gesundheit finden.

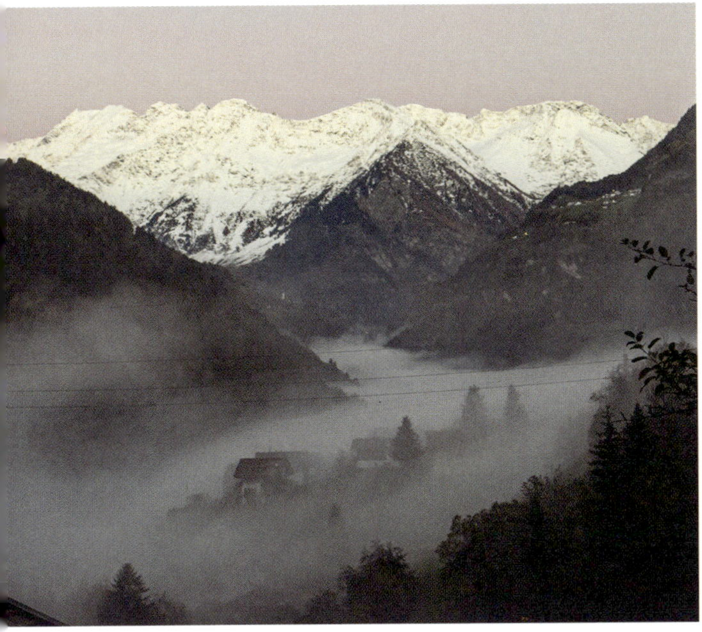

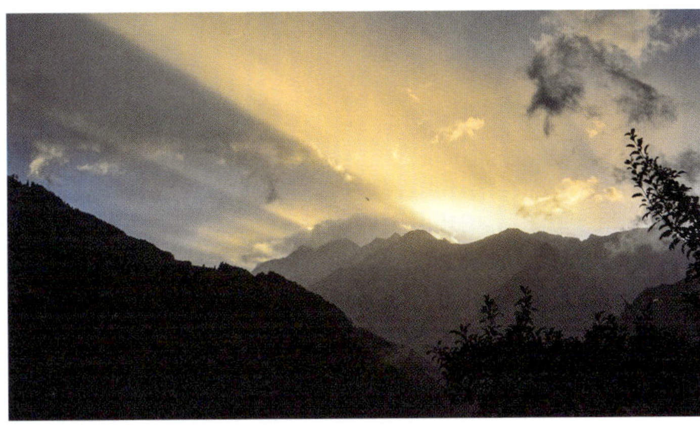

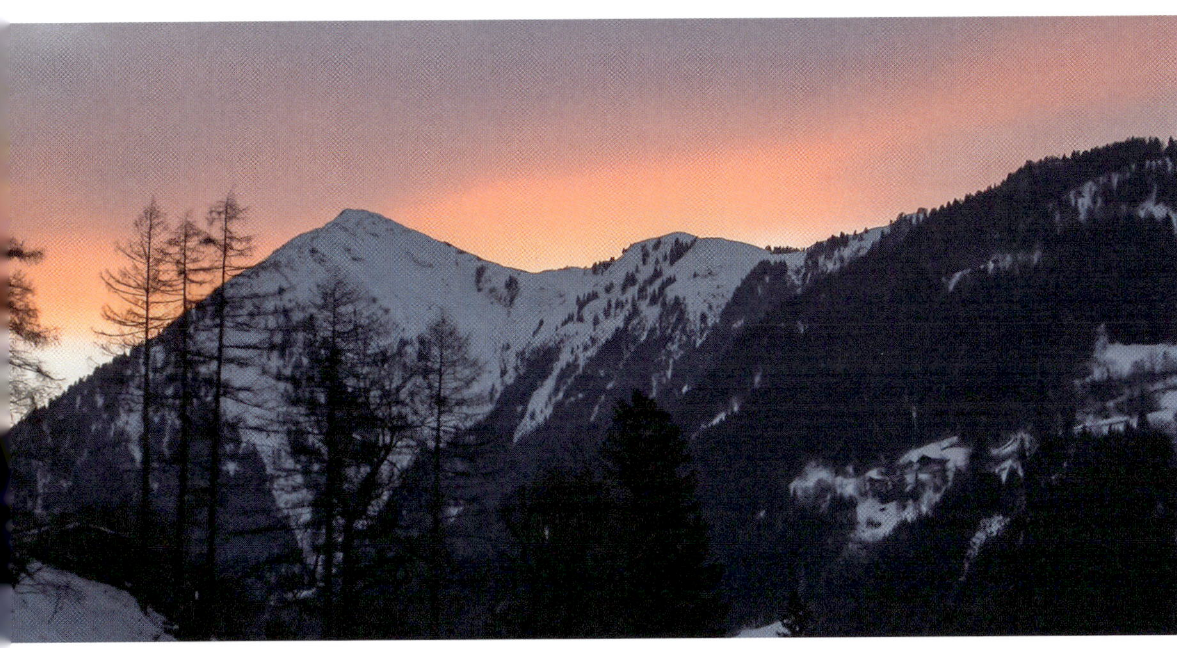

Meine Familienbräuche

Bewusst oder unbewusst sind wir tief mit unserem Land verwurzelt, wir Bauern leben mit der Natur und Brauchtum spielt dabei meist eine große Rolle. Unsere Vorfahren richteten sich nach den Jahreszeiten und lebten im Einklang mit ihnen. Für viele von uns ist das Brauchtum heute zwar nicht mehr wichtig, aber viele Rituale spielen nach wie vor eine große Rolle. Tägliche Handlungen oder gelebte Bräuche bringen erwiesenermaßen eine unbewusste Heilung – vielleicht sagt man auch deshalb, Kirchgänger würden länger leben.
Viele fangen wieder bewusst an, nach diesen Regeln und Bräuchen zu leben, denn sie haben festgestellt, dass sie damit ihre Gesundheit fördern. Zudem stärken sie im Unterbewusstsein unsere geistige und seelische Stabilität, da sie Zugehörigkeit und Halt – eine Verwurzelung – vermitteln. Wurzeln sind das Fundament für die Gesundheit von Geist, Seele und Körper.

Die Jahreszeiten spielen für mich eine bedeutende Rolle. Ich begehe sie mit Ritualen und sie spiegeln sich in verschiedenen Speisen wider. Sie gestalten und beeinflussen mein Tun und Handeln über das ganze Jahr. Ich sammle deshalb auch meine Kräuter zu ganz bestimmten Zeitpunkten.
Das Brauchtumsjahr beginnt nicht mit dem Frühling, sondern am **1. November** mit dem Fest Allerheiligen und dem am nächsten Tag folgenden Fest Allerseelen. Diese Tage waren bei den alten Völkern als Samhain bekannt, was über-

setzt „Vereinigung, Zusammenkunft" bedeutet. In dieser Zeit begegnet das Leben dem Tod.
Die Tage vom **12.** bis zum **24. Dezember** benutze ich zum Wetterweisen nach alter Bauerntradition: Dabei schaue ich mir das Wetter eines jeweiligen Tages an, schreibe mir dieses auf und vergleiche dann, ob das Wetter mit jenem der vergangenen Monate des Jahres zusammenpasst. Jeder Tag steht für einen vergangenen Monat des Jahres. Zudem werden die Tage vom **25. Dezember** bis **6. Januar** zum Wetterweisen der Monate des kommenden Jahres herangezogen. Dies habe ich wohl von meinem Großvater übernommen.
Das nächste wichtige Fest ist Weihnachten, dem die 12 „Rauhnächte" folgen. Der **24.** und **25. Dezember** sind die geweihten Nächte, in welchen das Licht wiederkehrt. Der Christbaum wird gefällt und ins Haus geholt, dann zusammen mit den Kindern geschmückt; in manchen Familien hieß es auch, das Christkind schmücke ihn. Unter oder neben dem Baum wird im Alpenraum die Krippe aufgestellt. Die 12 Nächte ab dem 24. Dezember sind jene, in denen man den Hof ausräucherte und das Wetter für das folgende Jahr beobachtete. Zudem sammelte man „Neunerlei Gehölz": Diese neun verschiedenen Holzarten wurden am Weihnachtsabend im Ofen entzündet. Die Asche des sogenannten Weihnachtsklotzes, der auch während der Christmette munter weiterbrannte, wurde zum Einstreuen der Felder und Stallungen genommen. Bereits unsere Vorfahren feierten um die Wintersonnwende das wiederkehrende Licht.

Weihnachtsbratäpfel

4 Äpfel / 3 EL Mandeln / 3 EL Rosinen / 1 Msp. Zimtpulver / 1 Msp. Kardamompulver / 1 TL Honig

→ Zunächst das Kerngehäuse der Äpfel entfernen. Dann die Äpfel mit den restlichen Zutaten füllen, bei 150 °C (Ober-/Unterhitze) in den Backofen geben und ca. 20–30 Minuten braten, bis sie weich sind.

Der **Dreikönigabend** am **5. Januar** ist der letzte Tag der „Rauhnächte". An diesem Abend durfte nach der Räucherung niemand mehr das Haus verlassen. Dafür gab es immer Festtagskrapfen mit Mohn- oder Kastanienfüllung. Am **Houlerpfonnsunntig,** dem ersten Fastensonntag, wird ein Feuer entfacht, das wir zum Entrümpeln der Gartengehölze verwenden. Meine Familie machte danach immer eine gute Fleischbrühe mit eingeweichtem harten Brot („Paarler").

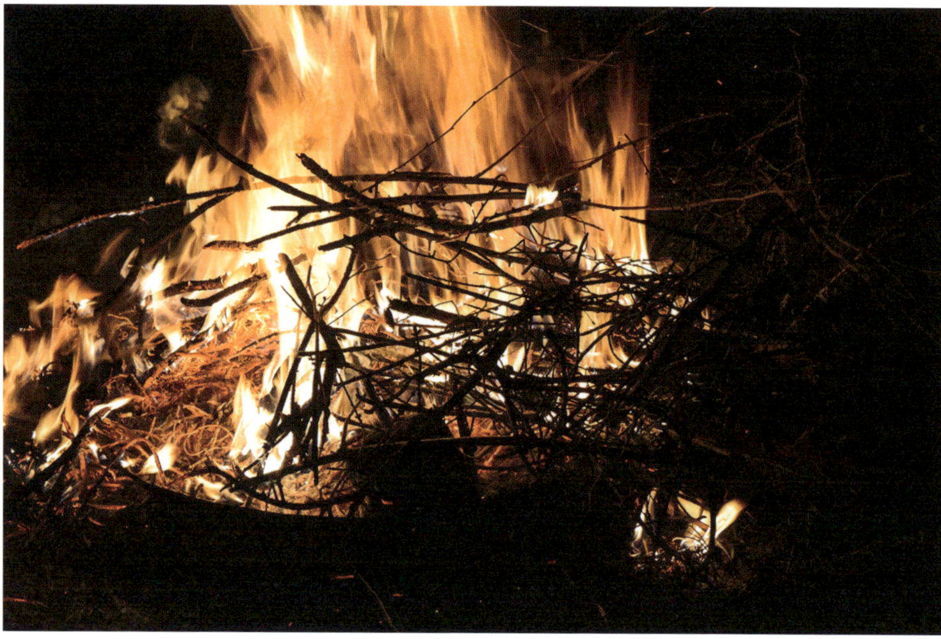

Das Houlerpfonnfuier am auch als Funkensonntag bekannten Houlerpfonnsunntig

Am **Gründonnerstag** und am **Karfreitag** sammelt man die ersten neun Kräuter des Jahres. Die Ostereier werden gefärbt und Gebildbrote und das Osterbrot werden gebacken. Diese werden am Ostersonntag in der Kirche gesegnet.

Gründonnerstagssuppe oder Neunkräutersuppe

3–4 Kartoffeln / 1 Zwiebel / 1 kleines Stück Sellerieknolle / eventuell ½ Pastinake / Olivenöl / 1 l Gemüsebrühe / Salz, Pfeffer / eventuell etwas Sahne oder Sauerrahm / 2 Handvoll der ersten neun grünen Kräuter (z. B. Löwenzahn, Sauerampfer, Giersch, Brennnessel, Bärlauch, Brunnenkresse, Gundermann, Gänseblümchen, Schafgarbe)

→ Die Kartoffeln schälen und schneiden. Zwiebel, Sellerie und Pastinake ebenfalls schneiden. Danach das Gemüse in etwas Öl andünsten und mit Gemüsebrühe oder Wasser ablöschen. Wenn alles weich gekocht ist, mit dem Pürierstab fein pürieren und würzen. Wer mag, kann die Suppe mit etwas Sahne oder Sauerrahm verfeinern. Vor dem Servieren die neun Kräuter fein hacken und dazugeben. Nochmal kurz pürieren.

Meine Grüne Soße

3 Handvoll der ersten neun grünen Kräuter / 3 EL Kapern / 1 EL Perlzwiebeln / Salz, Pfeffer / 1 kleiner Becher Naturjoghurt / 1 EL Mayonnaise

→ Alle Zutaten in einen hohen Mixbecher geben und mit dem Pürierstab fein pürieren. Diese Grüne Soße serviere ich zu Pellkartoffeln und hart gekochten Eiern. Meistens backe ich frisches Brot dazu.

Die Nacht vom **30. April** auf den **1. Mai** ist die Walpurgisnacht, die Nacht der heiligen Walburga. In manchen Gegenden wird der „Hexensabbat" mit Feuer und Räuchern gefeiert. Wenn es das Wetter zulässt, entzünden wir ein kleines Feuer und machen das erste kleine Picknick mit den Kindern. Wir sitzen um das Feuer und backen Stockbrot.

Stockbrot

250 g Mehl / 1 Würfel Hefe / 2 EL Olivenöl / Salz, Pfeffer / 180 ml Wasser / 1 Handvoll gehackte Kräuter nach Wahl (z. B. Schafgarbe, Giersch, Sauerampfer, Petersilie)

→ Alle Zutaten in einer Rührschüssel zu einem geschmeidigen Teig kneten und einige Stunden – am besten über Nacht im Kühlschrank – gehen lassen. Wenn dann das Feuer entfacht ist, den Teig auf Haselnussstöcke wickeln und über die Glut halten, bis das Brot durch ist.

Wildkräuter-Kartoffel-Salat

7–8 festkochende Kartoffeln / 2 Handvoll junge Kräuter (z. B. Giersch, Schafgarbe, Löwenzahn, Wilde Möhre, Jungblätter der Linde, Brunnenkresse, Sauerampfer, Weinberglauch) / Salz, Pfeffer / Olivenöl, Essig

→ Die Kartoffeln kochen, abkühlen lassen, schälen und in dünne Scheiben schneiden. Die Kräuter hacken und zu den Kartoffeln in eine Schüssel geben. Alles würzen und nach Geschmack mit Olivenöl und Essig anrichten. Eventuell als Begleitung zum Salat gekochte Eier und Schinken servieren.

Am **1. Mai** werden seit einigen Jahren bei uns im Tal wieder Maibäume aufgestellt, in anderen Gegenden war dies immer fester Bestandteil der Kultur. Die Bräuche des 1. Mai und die Walpurgisnacht sind Überbleibsel des neuntägigen altkeltisch-germanischen Festes „Beltene". Der Beginn dieses Festes war Neumond. Es war ein Fruchtbarkeitsfest, man könnte sagen, ein offizieller Heiratsmarkt. Eine Reminiszenz an die damalige Trinkkultur der Kelten und Germanen ist die Maibowle.

Rosis Maibowle

250 g Erdbeeren / 1 l trockener Weißwein / 1 l sprudelndes Mineralwasser / 1 in Scheiben geschnittene Zitrone / 1 Handvoll gemischte Kräuter (z. B. Waldmeister, Gierschblätter und Zitronenmelisse)

→ Die Erdbeeren waschen und schneiden, dann in eine Schüssel geben, mit Wein und Wasser auffüllen und die Zitronenscheiben dazugeben. Die Kräuter zu einem Bündel binden und hineingeben. Für einige Stunden kühlstellen, dann servieren.

21. Juni (Sonnwende) und **24. Juni (Johanni):** Zur Sonnwende wurden früher Feuer entfacht, die Paare zum Beweis ihrer Liebe gemeinsam Hand in Hand übersprangen. An Johanni schickte man unverheiratete Mädchen hinaus, um sieben Stiele der Schafgarbe zu sammeln. Diese legten sie unter das Kopfkissen, denn der Legende zufolge sollte dann der Zukünftige im Traum erscheinen. Ich kann mich zwar daran erinnern, dass auch ich das gemacht habe, aber soweit ich weiß, ist dieser Brauch inzwischen verloren gegangen. Aber auch der Feuerbrauch ist nicht mehr vorhanden. Deshalb versuche ich in meiner kleinen Familie, jenen alten Sitten wieder neues Leben einzuhauchen. Zudem pflücke ich in dieser Jahreszeit die Sonnwendkräuter, auch als Bettstrohkräuter bekannt, wie z. B. Schafgarbe, Quendel und Johanniskraut. Johanniskraut muss sogar zu dieser Zeit gesammelt werden, da es gerade dann in voller Blüte steht und somit dem Rotöl seine kräftige Farbe gibt. Aber auch Kräuter für schwangere Frauen werden zu dieser Zeit gepflückt, so unter anderem Frauenmantel, Erdbeer- und Himbeerblätter.

Johannisbeeren-Schafgarben-Sirup

ca. 5 kg Johannisbeeren / 3–4 Schafgarbenstiele, wenn möglich mit Blüte / 500 g Zucker

→ Die Beeren entsaften und 1 l Saft abmessen. Während des langsamen Erwärmungsprozesses des Saftes die Schafgarbenstiele dazugeben und diese einige Zeit drinnen hängen lassen, bis der Saft den Geschmack angenommen hat. Je länger diese im Saft bleiben, desto stärker ist das Schafgarbenaroma, deshalb lasse ich sie ca. 5–10 Minuten drinnen, je nach Länge ergibt es einen milderen oder kräftigeren Schafgarbengeschmack. Danach die Stiele herausnehmen, den Saft mit dem Zucker aufkochen und in saubere Flaschen abfüllen.

Am Fest von Mariä Heimsuchung, dem **2. Juli,** brach man in aller Herrgottsfrühe einen Haselnusszweig und nahm diesen zur Segnung mit in die Kirche. Danach brachte man ihn am Haus an, um dieses vor Blitzeinschlägen zu schützen. Bei uns im Tal wird der Zweig um 4 Uhr morgens gebrochen und dann an Fenster, Tür und Stall gehängt. Wenn ein Gewitter herannaht, verbrennt man den Zweig im Ofen. Nur mehr wenige Bauern wissen um diesen Brauch. Schade, dass es an diesem Tag keine Segnung mehr gibt, deshalb bindet man wohl heute die Haselnuss in den Kräuterbuschen ein.

In den Tagen vor Mariä Himmelfahrt am **15. August** werden Kräuter gesammelt, um sie zum Kräuterbuschen zusammenzubinden. Die Tradition dieses „Buschens“ stammt aus vorchristlicher Zeit und war unter der Landbevölkerung weit verbreitet. Es sollten 7–9 Kräuter oder 77–99 Kräuter darin enthalten sein. Bei den alten Völkern waren dies heilige oder magische Zahlen; sie haben sich bis heute gehalten. Am Himmelfahrtstag werden die Kräuter dann gesegnet und bei Bedarf im Jahresverlauf den kranken Menschen und Tieren verabreicht. Bevor man die Tiere auf die Alm treibt, mischt man zudem die zerriebenen Kräuter ins Fressen, damit sie wieder heil zurückkommen. Bei Gewitter wird ein Teil im Ofen verbrannt, vor allem die Haselnussblätter. Zudem beginnen in der Volksheilkunde mit dem **15. August** die Frauendreißigertage, die bis Mariä Namen am **12. September** dauern. Mit diesem Datum endet auch die Sammelzeit der letzten Kräuter.

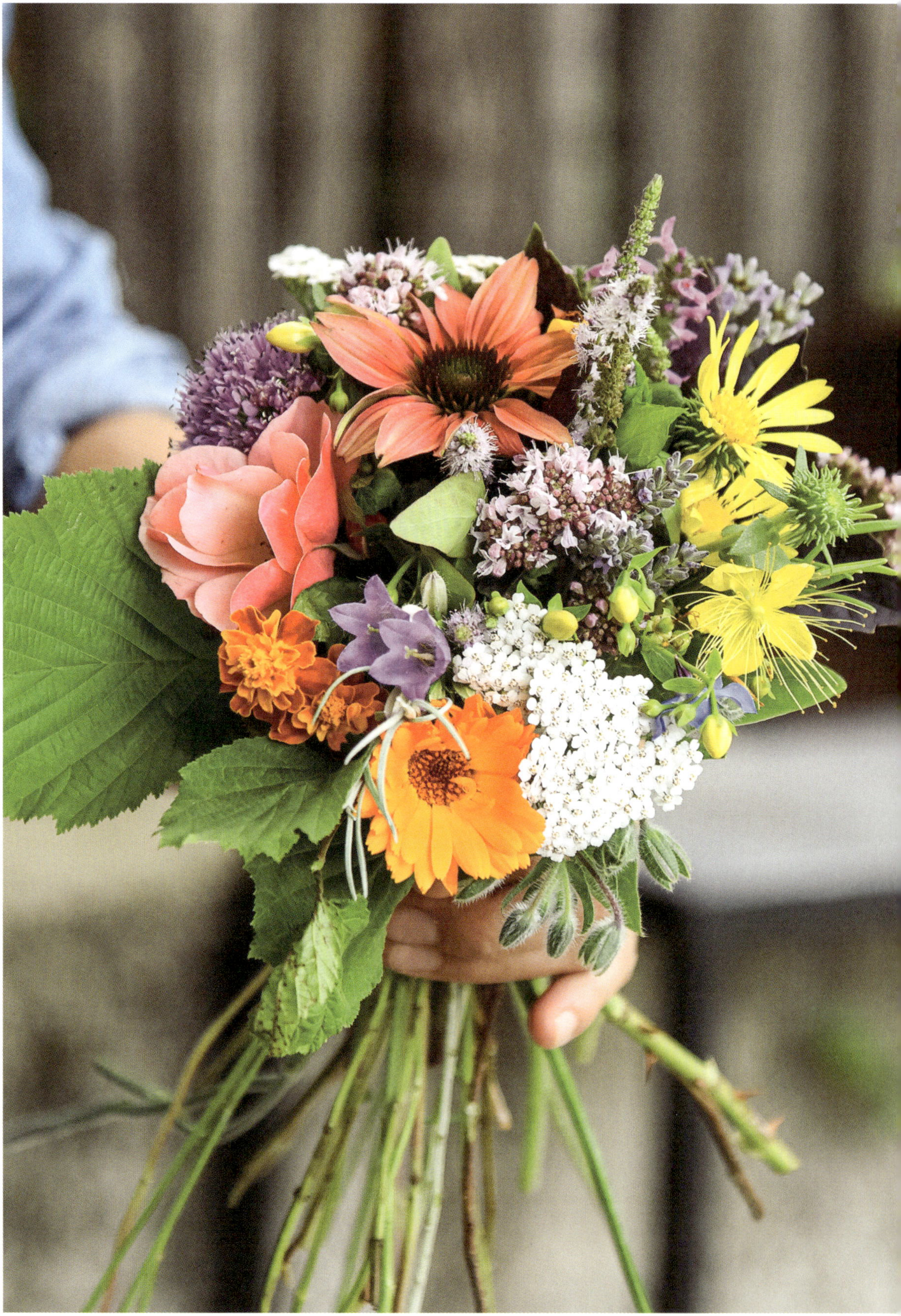

Kräuter und Wildpflanzen

Wildpflanzen und Kräuter spielten bereits in der frühen Entwicklung des Menschen eine große Rolle, da sie als Nahrung dienten. Neben dem wenigen Fleisch, das sich der Mensch erjagen musste, waren sie eine willkommene, schnell auffindbare Mahlzeit. Durch die Fasern der Pflanzen wurde außerdem der Darm gereinigt. Da unsere Vorfahren nicht über das heutige Wissen verfügten, mussten sie zunächst alles testen und probieren, vermutlich mit der Nase, denn sie ist das einzige Sinnesorgan, das über das limbische System direkt mit dem Hirn verbunden ist. Bei den Tieren nennt man diese Intuition Zoopharmakognosie. Der Mensch hat sie verlernt oder hört zumindest nicht mehr auf seinen Bauch, wenn dieser ihm mitteilen will, was er vertragen oder gerade brauchen würde.

Als die Menschen noch Jäger und Sammler waren, lebten sie von dem, was die Natur hergab. Wurzeln, Pilze, Beeren und Kräuter waren die Grundnahrungsmittel und standen mit etwas Glück täglich zur Verfügung. Aber auch Fleisch war, vor allem aufgrund seines Eisengehaltes, sehr wichtig, denn nur eine gesunde Frau konnte gesunde Nachkommen gebären, ohne das eigene Leben aufs Spiel zu setzen. In jener Zeit gab es auch noch keine Zivilisationskrankheiten wie Bluthochdruck, Karies und Gicht. Erst als der Mensch sesshaft wurde, Viehzucht und Ackerbau betrieb, vermehrten sich die Infektionen durch das enge Zusammenleben mit den Tieren. Aber auch die einseitige Ernährung und die

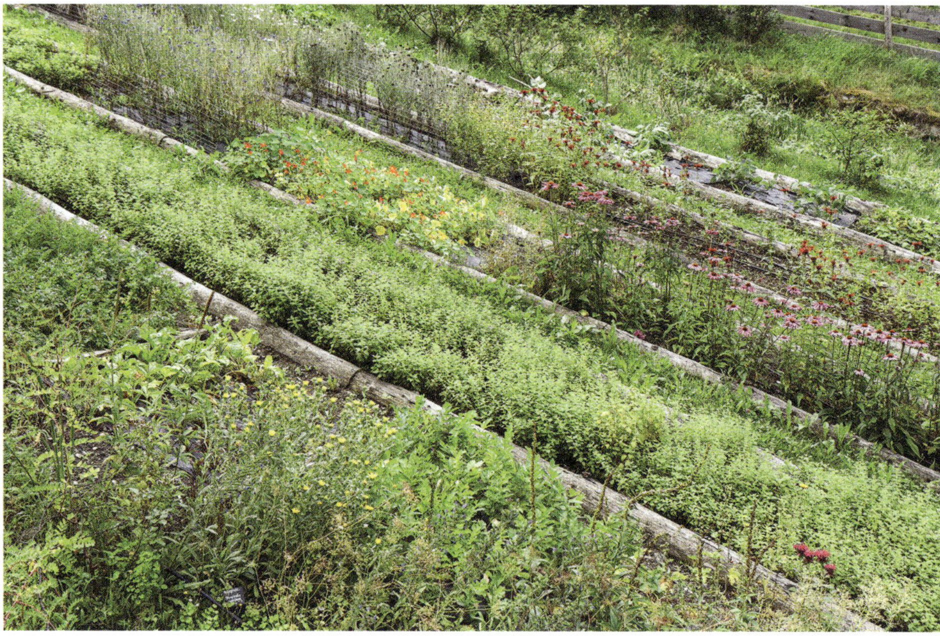

Im Kräutergarten ist das über viele Generationen gepflegte Familienwissen erhalten

eingeschränktere Bewegung trugen erheblich dazu bei. Aß man bis vor 200 Jahren noch 500 verschiedene Pflanzen, so waren es vor 100 Jahren bereits nur noch 200 Pflanzen, vor 50 Jahren noch etwa 100 Pflanzen – heute sind von der artenreichen Ernährung nur noch etwa 20 Pflanzen übriggeblieben. Aber sollten wir nicht unsere Medizin zu unserer Nahrung machen? Dafür eignen sich unsere (Un-)Kräuter bestens. Bereits Jesus Sirach schrieb 190/180 v. Chr. bezüglich der Heilpflanzen: „Gott bringt aus der Erde Heilmittel hervor, der Einsichtige verschmähe sie nicht."

Das Heilwissen der alten keltisch-germanischen Waldlandvölker ging über die Jahrhunderte weitgehend verloren und es dauerte lange, bis wieder eine umfangreiche Volksheilkunde entstand. Die Alpen gehören zu den wenigen Gebieten, wo man zum Teil noch alte archaische Pflanzenriten findet. Bis zu 400 verschiedene Kräuter wurden im alpinen Raum verwendet. In manchen Gegenden mehr, in anderen weniger. Einige Anwendungen sind weit verbreitet und allgemeiner bekannt, andere findet man nur in einigen Ortschaften oder Familien. Da so manche Ortschaft weit entfernt vom nächsten Arzt oder gar einem Krankenhaus lag, musste man sich selber helfen können. Die sogenannten Bauerndoktoren waren umtriebige Figuren in abgelegenen Dörfern und Talschaften.

In diesem Zusammenhang entstanden einige Anwendungen, die heutigen medizinischen Standards zufolge bei manchen nur Kopfschütteln hervorrufen. Doch ich bin der Meinung, dass die Genesung die Wirkung eines Mittels bestätigt. Und ist es nicht egal, wie die Heilung erfolgt? Ob sie die Schulmedizin oder die oftmals belächelte Volksheilkunde bringt, spielt doch eine untergeordnete Rolle – ist es nicht wichtiger, dass jemand gesund ist oder wird?
Pflanzen spielen eine bedeutende Rolle, denn mit ihrem komplexen Zusammenspiel von verschiedenen primären und sekundären Wirkstoffen sind ihre Heilwirkungen oft nicht erklärbar bzw. nicht ausreichend erforscht.
So war es in den Alpen etwa sehr üblich, dass man die Silberdistelwurzeln, auch als Jägerbrot bekannt, für junge Burschen verwendete, damit deren Zeugungskraft weitere 40 Jahre lang erhalten blieb. Zudem hängte man diese Blüten auch an die Türen, damit dem Haus reicher Kindersegen beschert würde. Daneben wurde die getrocknete Wurzel beim Brotbacken ins Mehl gemischt, dies hatte zur Folge, dass der Magen und Darm gesund blieben.
Vieles, das ich in diesem Buch schreibe, ist nicht wissenschaftlich belegt. Aber alter Volksglaube hat über viele Jahrhunderte die Bauern und meine Familie gesund erhalten. Deshalb sind es auch „unwissenschaftliche" Anwendungen wert, weitergegeben zu werden. Meine Oma und meine Mutter handelten weitgehend intuitiv bzw. nach Überlieferung. Ich wollte mehr wissen und habe mich näher mit den Inhaltsstoffen der Pflanzen auseinandergesetzt.

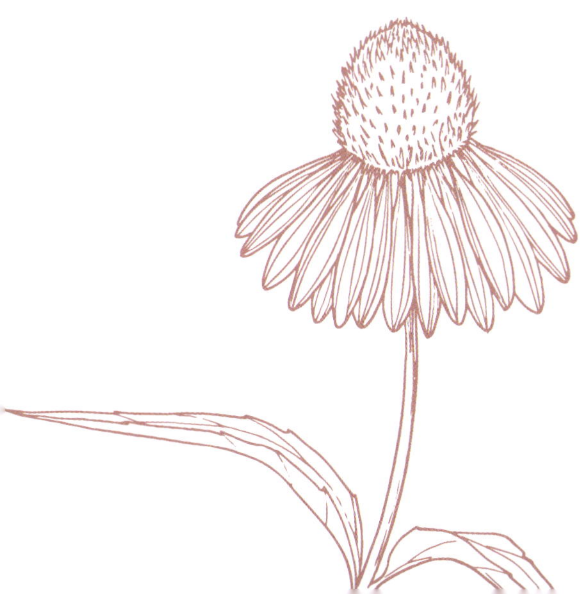

Einige der wichtigsten Inhaltsstoffe

Grundsätzlich wird zwischen primären und sekundären Inhaltsstoffen unterschieden. Primäre Inhaltsstoffe sind z. B. Zucker (Stärke), Eiweiß oder Fett. Sie ermöglichen das Leben der Pflanzen und von uns Menschen.
Sekundäre Inhaltsstoffe ermöglichen das Überleben der Pflanzen, sie werden von ihnen gebildet und dienen als Schutz gegen äußere Faktoren (Tiere, Viren, Bakterien, Pilze) sowie als Anlockmittel für die Fortpflanzung. Mensch und Tier können nur gesund bleiben, wenn sie genügend pflanzliche Nahrung zu sich nehmen. Einige Tiere sind immun gegen Pflanzengifte, die uns schaden würden. So können Ziegen, Rehe und Hirsche den Efeu, den Weißen Germer und viele Giftpflanzen mehr im Gegensatz zu uns Menschen bedenkenlos fressen. Aber etwas Gift enthalten alle Pflanzen, deshalb sollte man sie mit Maß und Ziel einsetzen. Eine Grundkenntnis über ihre Inhaltsstoffe ist gerade deshalb auch wichtig.

Bitterstoffe

Bitterstoffe ist ein Sammelbegriff für alles, was bitter schmeckt. Sie regen die Verdauung an und wirken vorwiegend im Magen-Darm-Leber-Galle-Bereich. Wir können bis zu 45 verschiedene Bitterstoffe auf unserer Zunge unterscheiden. Sie regen die Magensaftproduktion an und machen Speisen verdaulicher. Wir unterscheiden zwischen verschiedenen Bitterstoffgruppen: *Amara pura* oder *Amara amaro* sind reine Bitterstoffe, diese finden wir im Tausendgüldenkraut, im Enzian, in der Mariendistel, im Hopfen, im Löwenzahn und in der Benediktendistel. *Amara aromatica* sind Bitterstoffe mit einer ätherischen Ölverbindung, wie in der Schafgarbe, im Basilikum, in der Engelwurz, im Liebstöckel, Wermut, Rosmarin und Bohnenkraut. *Amara acria* sind Bitterstoffe, kombiniert mit Scharfstoffen. Man findet sie vor allem in exotischen Pflanzen, wie im Pfeffer, Chili, Galgant und Ingwer. *Amara adstringentia* sind zusammenziehende Bitterstoffe, wie sie in der Eichen- oder Faulbaumrinde vorkommen. *Amara mucilaginosa* finden wir im Isländisch Moos; diese Gruppe gehört zu den schleimlösenden Bitterstoffen. Weil Bitterstoffe auch oft in giftigen Stoffen enthalten sind (etwa in Alkaloiden oder Glykosiden), dachte man lange, dass alles, was bitter schmeckt, giftig wäre.

Gerbstoffe

Gerbstoffe sind häufig in Wurzeln, Rinden und Früchten, aber auch in Blättern zu finden. Sie wirken adstringierend, ziehen also die Schleimhäute und das Gewebe zusammen. Dies hilft bei Geschwüren, Verbrennungen, Frostschäden und Entzündungen. So helfen Gerbstoffdrogen bei Halsschmerzen, wenn man mit ihnen gurgelt. Bei eitrigen Wunden ist ein Bad mit gerbstoffhaltigen Pflanzen, bei Hämorrhoiden ein Teilbad nützlich. Auch Magen-Darm-Entzündungen und Durchfälle lassen sich mit Gerbstoffen behandeln. Sie bilden eine schützende Membran auf der Schleimhaut und nehmen somit den Bakterien ihren Nährboden. Schmerzen und Wundsekretion werden gemindert, Entzündungen gehemmt und kapillare Blutungen gestillt. Den Pflanzen selbst dienen sie als Fäulnisschutz. Aber Vorsicht, denn sie haben auch Nebenwirkungen: Bei zu langem Gebrauch oder zu hoher Dosis können sie die Leber und den Magen schädigen und zu Brechreiz führen. Typische Gerbstoffkräuter sind Eichenrinde, Blutwurz, Heidelbeere, Frauenmantel, Brombeerblätter, Hagebutte und Odermennig. Auch Nutzpflanzen wie Apfel, Kastanie, Tee und Kaffee beinhalten Gerbstoffe. Im Wein kennen wir sie als Tannine.

Ätherische Öle

Das Wort „ätherisch“ kommt von Ether und bedeutet flüchtig. Nahezu jede Pflanze, die stark riecht, enthält ätherische Öle. Diese verflüchtigen sich leicht und verschwinden bei Verdunstung vollständig. Bereits bei Zimmertemperatur verlieren Pflanzen die ätherischen Öle. Sie dienen nämlich als Sonnenschutz und sorgen dafür – z. B. bei jenen Kräutern, die im Mittelmeergebiet beheimatet sind (Macchia-Vegetation) –, dass sie nicht austrocknen. Es gibt viele unterschiedliche ätherische Öle mit zum Teil sehr starken Heilwirkungen. Wir können in einem einzigen ätherischen Öl bis zu 100 verschiedene Stoffe unterscheiden. Sie kommen in Öldrüsen, Ölzellen und Ölgängen der Pflanzen vor. Sie werden durch Dampfdestillation, Pressung oder in Form von Ölauszügen gewonnen. Bei der Dampfdestillation entstehen als Nebenprodukte Hydrolate. Ideal sind naturreine ätherische Öle, denn sie beeinflussen unseren Körper, indem sie über die Nase oder Haut aufgenommen werden und in unseren Blutkreislauf gelangen. Sie rufen Emotionen hervor und können auf Hormone und das Immunsystem Einfluss nehmen. Chemische Öle können unter Umständen vom Körper nicht mehr abgebaut werden und Schaden verursachen. Zudem sollten sie innerlich nicht ohne ärztliche Aufsicht verwendet werden, da sie bei Überdosierung toxisch wirken. Je nach Öltyp haben sie unterschiedliche Wirkungen. Sie erleichtern das Abhusten und wirken entzündungshemmend, krampflösend, harntreibend sowie kräftigend (im Falle von Magen, Darm und Leber). Typische Pflanzen mit ätherischen Ölen sind Rosen, Rosmarin, Salbei, Basilikum, Engelwurz, Zimt, Nelke, Kardamom, Kampfer oder Thymian.

Flavonoide

Bei Flavonoiden handelt es sich um gelbe Farbstoffe in den Pflanzen, auch wenn sie selten gelbe Blütenfarben hervorrufen. Zu ihnen gehört ein großer Teil der Blütenfarbstoffe. Es gibt etwa 8.000 Flavonoid-Verbindungen. Sie wirken teilweise recht unterschiedlich und sind ein fester Bestandteil unserer Nahrung. Einige unterstützen die Wirkung von Vitamin C, andere wirken auf Herz, Kreislauf und Leber. Manche sind harntreibend, gefäßerweiternd, blutdrucksenkend, gerinnungshemmend und gallenanregend. Flavonoide wirken antiallergisch, antiviral, antimikrobiell, antioxidativ, antiproliferativ und antikanzerogen. Neben den medizinisch verwendeten Pflanzen gibt es auch solche, die durch ihre Flavonoide als Färberpflanzen dienen, wie Birke, Brennnessel und Goldrute. Typische flavonoidhaltige Kräuter sind Kerbel, Arnika, Goldrute, Heidekraut, Hirtentäschel, Birkenblätter, Brennnessel, Holunderblüten und Lindenblüten. Aber auch in Moosen und Farnen, ja selbst in Tieren, kommen Flavonoide vor: Der Schmetterling etwa nimmt Flavonoide über die Nahrung auf, sie werden eingelagert und wir sehen dann ihr Farbenspiel auf den bunten Flügeln.

Senfölglykoside

Sie gehören zu jenen Glykosiden, die man Thioglykoside nennt. Sie werden durch spezifische Pflanzenenzyme gespalten. Senfölglykoside oder Glucosinolate sind über ein Schwefelatom verbrückt. Zusätzlich enthalten sie auch Stickstoff und verleihen somit vielen Kreuzblütlern wie Senf, Kohl und Kressen sowie Kaperngewächsen einen bitteren und scharfen Geschmack. Sie sind verdauungsfördernd und mehr oder weniger antibiotisch. Typische Pflanzen sind alle Senfgewächse (Schwarzer Senf, Weißer Senf), Kohlarten, Rettiche, Kressen und Kapern.

Cumarine

Cumarine zeichnen sich durch einen bestimmten Geruch aus, der jenem von frischem Heu ähnelt. Sie entstehen durch die Trocknung von Gras, deshalb sollte man beim Heubaden ein wenig vorsichtig sein: Neben Kopfschmerzen können Cumarine auch zu Herzrasen führen. Oral aufgenommen, verursachen sie in größeren Mengen Kopfschmerzen, Erbrechen, Schwindel und Schlafsucht. Einige hemmen die Blutgerinnung und helfen gegen Insektenbefall (z. B. Mottenkissen). Zudem stehen sie im Verdacht, Krebs zu fördern, deshalb verwendet man sie nicht mehr so häufig zum Aromatisieren von Speisen. Typische Pflanzen sind Waldmeister, Steinklee, Brotklee, Zimtkassie, Datteln, Tonkabohne,

Vanille und Ruchgräser. In der Familie der Doldenblütler (Petersilie, Sellerie, Wiesenbärenklau ...) sowie bei den Rautengewächsen (Bergamotte, Zitrone, Limette ...) finden wir Furocumarine, eine Untergruppe der Cumarine. Sie können starke Allergien und phototoxische Reaktionen hervorrufen, also bei Sonneneinstrahlung Hautreaktionen auslösen.

Schleimstoffe

Schleimstoffe sind eine Gruppe von unterschiedlichen Stoffen, – ihnen gemeinsam ist die Eigenschaft, Wasser aufzunehmen und schleimartige Substanzen zu bilden. Sie haben eine erweichende, reizmildernde und einhüllende Wirkung, die sie besonders bei Entzündungen der Schleimhäute wertvoll machen. Mit Schleimstoffen kann man Reizhusten, Halsschmerzen und einen Magen-Darm-Katarrh lindern, den Stuhlgang regulieren, den Blutzucker senken und die Abheilung von Wunden fördern. Sie werden auch bei Giftstoffen zum Aufsaugen dieser Substanzen eingesetzt. Typische Kräuter mit Schleimstoffen sind Huflattich, Spitzwegerich, Eibisch, Malve, Isländisch Moos, Lein, Königskerze und Flohsamen.

Saponine

Das Wort Saponin kommt von Seife *(sapo)*, dementsprechend sind Saponine seifenähnlich. Saponinhaltige Pflanzen und Stoffe wurden wie Seife bzw. als Seifenersatz benutzt (z. B. Seifenkraut). In der Heilkunde wirken Saponine schleimhautreizend, eignen sich als Brechmittel und wirken harntreibend. Zudem beschleunigen sie die Aufnahme anderer Wirkstoffe und sind daher als Beigabe in Kräutermischungen sehr beliebt. Vorsicht ist bei zu hoher Dosierung geboten, denn sie können stark giftig sein. Medizinisch werden sie bei Husten, als Venenmittel sowie als blut- und harntreibendes Mittel benutzt. Typische saponinhaltige Pflanzen sind Seifenkraut, Ringelblume, Linde, Taubnessel, Primel, Alpenveilchen, Efeu und Rosskastanie.

Chlorophyll

Chlorophyll ist der grüne Farbstoff in den Pflanzen. Es ist für Pflanzen überlebenswichtig, denn es ist für die Photosynthese zuständig. Man könnte sagen, es ist das grüne Blut der Pflanzen. Unter dem Mikroskop betrachtet, sieht es – bis auf seine Farbe – dem Hämoglobin des menschlichen Blutes zum Verwechseln ähnlich. Lassen wir es fluoreszieren, so leuchtet es rot, unser Hämoglobin hingegen grün. Auch für den Menschen ist das über die Nahrung aufgenommene Chlorophyll sehr wichtig: Es transportiert Sauerstoff schneller durch unser

Blut, hat antioxidative Eigenschaften, wobei freie Radikale eingefangen werden, und beinhaltet viele Vitalstoffe, da es mit anderen Vitaminen, Mineralstoffen und Spurenelementen verbunden ist.

Kieselsäure

Pflanzen aus der Familie der Schachtelhalme, Gräser und Raublattgewächse nehmen viel Kieselsäure aus dem Boden auf und lagern sie in der gesamten Pflanze ein. In den meisten Fällen ist Kieselsäure wasserlöslich und wird im menschlichen Körper für die Kräftigung des Bindegewebes sowie der Haare, Nägel und Haut benötigt, die ansonsten brüchig und spröde werden. Man kann solche Schäden innerlich und äußerlich mit Tee beheben.

Glykoside

Glykoside sind eine ganze Gruppe von hochwirksamen Stoffen, denen bestimmte Zuckerverbindungen gemeinsam sind. Es gibt hochwirksame giftige Glykoside, die auf das Herz wirken (Fingerhut), sowie weniger starke Glykoside, zu denen die Saponine, Flavone (Glykosidverbindung von bestimmten Flavonoiden) und Cumarine zählen. Amygdalin (eine Vorstufe von Blausäure) und Salicin, eine mit dem Wirkstoff von Aspirin, der Acetylsalicylsäure, verwandte Substanz, gehören ebenso zu dieser Inhaltsstoffgruppe. Glykoside kommen praktisch in allen Pflanzen vor. Vorwiegend sind sie in Wurzeln, Rinden und Früchten vorhanden, aber man findet sie auch in Blättern. Sie können manchmal gleich giftig sein wie Alkaloide und sind deshalb nicht zu unterschätzen. Typische giftige Kräuter sind Fingerhut, Maiglöckchen, Oleander, Weide und Faulbaum.

Alkaloide

Alkaloide sind nahezu die wirksamsten Stoffe im Pflanzenreich. Es handelt sich hierbei um spezifische Abbauprodukte der jeweiligen Pflanze. Sie können stark heilsam bis tödlich giftig sein. Bislang sind mehrere 1.000 Arten bekannt. Das Wort „Alkaloid“ stammt aus dem arabischen *al qualja* (Pflanzenasche) und dem griechischen *oides* (ähnlich). Man unterscheidet vier typische Arten – giftige Alkaloide, Genussmittel-Alkaloide, medizinische Alkaloide und psychoaktive Alkaloide; die zwei letzteren gehen gerne Hand in Hand, da sie für beide Anwendungsbereiche nutzbar sind.

Giftige Alkaloide

Aconitin (Eisenhut), Atropin (Tollkirsche), Strychnin (Brechnuss)

Genussmittel-Alkaloide

Koffein (Kaffee), Teein (Schwarztee, Grüntee), Nikotin (Tabak)

Medizinische Alkaloide

Kodein, Morphin (Mohn), Chelidonin (Schöllkraut), Atropin (Tollkirsche)
Manche Alkaloide werden auch als Rauschmittel verwendet. Dazu möchte ich kein Beispiel angeben, da sie bei falscher Dosierung sehr gefährlich sein können.

Solanine

Solanine gehören ebenfalls zu den Alkaloiden. Man findet sie in zahlreichen Hexenkräutern wie dem Schwarzen Nachtschatten, aber auch in vielen unserer Gartenfrüchte. Sie kommen hauptsächlich in den grünen Pflanzenteilen vor, aber auch unreife oder grüne Tomaten können Solanin beinhalten. Auf das Verdauungssystem wirken sie zwar giftig, doch äußerliche Anwendungen helfen bei Hautekzemen. Deshalb sollte man bei unseren „Lieblingsnahrungsmitteln“ immer darauf achten, dass sie im vollreifen Zustand gegessen werden. Typische solaninhaltige Pflanzen sind alle Nachtschattengewächse wie Kartoffeln, Tomaten, Auberginen, Paprika, Physalis u. a.

Es gibt noch weitere sekundäre Pflanzeninhaltsstoffe wie Anthozyane, Carotinoide, natürliche Antibiotika, Phenole sowie Vitamine, Mineralstoffe und Spurenelemente, die unseren Körper gesund erhalten.

Alpenpflanzen

— Wetter, Temperatur, UV-Strahlung und der wenig nahrhafte Humus tragen dazu bei, dass Alpenpflanzen oft mehr sekundäre Inhaltsstoffe als tiefer wachsende Pflanzen beinhalten. Für die extremen Anforderungen mussten die Pflanzen neue Überlebensstrategien entwickeln und dies macht sie vor allem für uns Menschen wertvoll. Bergbauern sagen, dass eine Bergheufuhre in etwa den gleichen Wert besitzt wie drei Talheufuhren. Die Butter oder der Käse der Almen ist meist gelber und reichhaltiger, da die Pflanzen und Kräuter in dieser Höhe mehr Nährwerte bzw. Heilkraft besitzen. Deshalb sammeln wir sie mit Ehrfurcht und Bedacht. Es gibt keinen Sommer, in dem ich nicht nach ihnen Ausschau halte. Unter den typischen Kräutern, die in meiner Familie gesammelt wurden, finden sich einige, die heute nicht mehr gesammelt werden können oder dürfen. Da viele unter Naturschutz stehen, lasse ich sie außen vor oder beschreibe sie nur dann, wenn es inzwischen Gartenformen davon gibt. Einige davon sind auch giftig, deshalb verwende ich sie nicht mehr.

Eine kleine Aufstellung der bis vor etwa 40 Jahren verwendeten Heilpflanzen:

- *Achillea moschata, Achillea millefolium* → **Bergschafgarbe und Gemeine Schafgarbe**
- *Alchemilla alpina, Alchemilla xanthochlora* → **Frauenmantelarten**
- *Allium schoenoprasum ssp. Alpinum* → **Berglauch**
- *Allium victorialis* → **Allermannsharnisch**
- *Antennaria dioica* → **Katzenpfötchen**
- *Aquilegia vulgaris* → **Akelei**
- *Arnica montana* → **Bergwohl (Arnika)**
- *Calluna vulgaris* → **Heidekraut**
- *Carum carvi* → **Bergkümmel**
- *Daphne alpinum* → **Seidelbast**
- *Dyras octopetala* → **Silbermantel**
- *Gentiana lutea, Gentiana acaulis, Gentiana punctata* → **Enzianarten**
- *Geum montanum* → **Bergnelkenwurz**
- *Helleborus viridis, Helleborus nigra* → **Christrosenarten**
- *Hepatica nobilis* → **Leberblümchen**
- *Hypericum hirsutum, Hypericum montanum, Hypericum maculatum* → **Johanniskrautarten**
- *Juniperus communis, Juniperus communis ssp. nana, Juniperus sabina* → **Wacholderarten**
- *Larix decidua* → **Lärche**
- *Meum athamanticum* → **Mutterkraut**
- *Picea abies* → **Fichte**
- *Pinus cembra, Pinus mugo* → **Zirbe, Latsche**
- *Plantago alpina, Plantago media, Plantago lanceolata, Plantago major* → **Wegericharten**
- *Potentilla aurea, Potentilla erecta, Potentilla rupestris* → **Fingerkrautarten – Blutwurz**
- *Primula auricula, Primula farinosa, Primula elatior, Primula veris* → **Schlüsselblumenarten**
- *Pulsatilla pratensis, Pulsatilla vulgaris, Pulsatilla vernalis* → **Kuhschellen, Schwefelanemonen**
- *Rhododendron ferrugineum, Rhododendron hirsutum* → **Alpenrosenarten**
- *Sambucus racemosa, Sambucus nigra* → **Holunderarten**
- *Solidago virgaurea* → **Echte Goldrute**
- *Sorbus aucuparia* → **Vogelbeere**
- *Urtica dioica* → **Brennnessel**
- *Viola tricolor* → **Stiefmütterchen**

Gesammelt werden unterschiedliche Teile der Pflanzen:

Da man in einigen Rezepten die lateinische Bezeichnung der Pflanzenteile findet, ist es wichtig, auch diese zu kennen oder nachschlagen zu können. Ich habe sie daher hier aufgelistet.

- *bulbus* → **Zwiebel**
- *cortex* → **Rinde**
- *flos, flores* → **Blüte, Blüten**
- *folium, folia* → **Blatt, Blätter**
- *fructus* → **Frucht**
- *herba* → **Kraut ohne Wurzel**
- *lignum* → **Holz**
- *nux* → **Nuss**
- *petala* → **Blütenblätter**
- *radix, tuber, rhizoma* → **Wurzel**
- *resina* → **Harz**
- *semen* → **Samen**
- *summitates* → **Zweige**
- *turiones* → **junge Triebe**

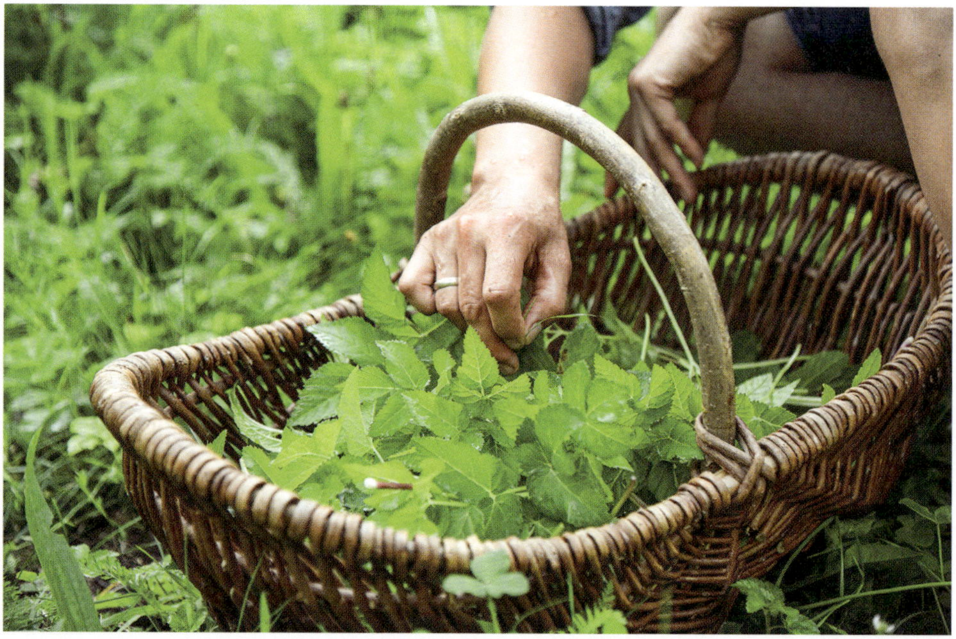

Das Sammeln

Gesammelt wird nur, was man wirklich kennt und braucht. Wenn man sich nicht sicher ist, sollte man das Kraut stehen lassen oder im Zweifelsfall einen Experten fragen. Bei vielen Pflanzen besteht Verwechslungsgefahr!
Gesammelt wird so, dass man den Bestand nicht dezimiert oder gefährdet. Ich nenne das „Sammeln wie ein Ureinwohner" – mit Respekt und Bewusstsein der Schöpfung gegenüber (kein Ausreißen, Abrupfen und Wegschmeißen). Zum Transport verwende ich einen Korb oder eine Stofftasche.
Gesammelt wird an schönen, sonnigen Tagen. Sollte es zuvor geregnet haben, dann werden die Kräuter zum sofortigen Verzehr, aber nicht für die Trocknung gepflückt. Blätter und Kraut sammelt man am besten am frühen Vormittag, nachdem der Tau abgetrocknet ist, Pflanzen in voller Blüte zur Mittagszeit. Früchte pflückt man, sobald sie reif sind, und Wurzeln gräbt man vorzugsweise im Herbst, eventuell auch im zeitigen Frühjahr.

Kleine Faustregel: Alle oberirdischen Teile von Kräutern sammelt man 2–3 Tage nach Neumond, alle unterirdischen Teile 2–3 Tage vor Neumond. So besitzen sie die volle Kraft. Junge Frühjahrskräuter haben mehr Kraft als jene im Spätherbst. Diese Pflückregel kann nicht bei allen Kräutern befolgt werden, vor allem nicht bei Blüten, die dann gesammelt werden müssen, wenn sie voll erblüht sind. Auch das Wetter spielt einem manchmal einen Streich.
Gesammelt wird an sauberen Stellen. Verschmutzte, von Insekten, Pilzkrankheiten etc. befallene und beschädigte Pflanzen werden nicht benutzt. Kräuter bitte nur dort sammeln, wo sie nicht belastet werden (nicht am Straßenrand, bei Obstwiesen, Mülldeponien, auf gedüngten Wiesen usw.).

Gesammelt werden keine Pflanzen, die unter Naturschutz stehen.

Wer besondere und geschützte Pflanzen verwenden möchte, sollte sie sich im Spezialfachgeschäft besorgen oder sie selber im Garten ziehen.
Übrigens: Eine Handvoll reicht als Tagesdosis völlig aus – weniger ist mehr! Und für den Vorrat sammelt man nur so viel, wie man den Winter über braucht.

Die vollkommen geschützten Pflanzen in Südtirol

Bei diesen Pflanzen handelt es sich um streng geschützte Pflanzen, von denen man überhaupt keinen Teil pflücken darf. Bei Zuwiderhandlung droht in Südtirol eine sehr hohe Mindeststrafe für jeden gepflückten Pflanzenteil. Da ich immer wieder damit konfrontiert werde, ist es mir ein Anliegen, dass all diejenigen, die mein Buch lesen, dies auch beachten. Natur- und Umweltschutz sind wichtig!

- *Achillea tomentosa* → **Filz-Schafgarbe**
- *Andromeda polifolia* → **Rosmarinheide**
- *Androsace spp.* → **Mannsschild; alle heimischen Arten**
- *Aquilegia einseleana* → **Kleinblütige Akelei, Dolomiten-Akelei**
- *Armeria alpina* → **Alpen-Grasnelke, Schlernhexe**
- *Artemisia nitida* → **Glänzende Edelraute**
- *Astragalus exscapus* → **Stängelloser Tragant**
- *Astragalus vesicarius* → **Blasen-Tragant**
- *Bombycilaena erecta* → **Falzblume**
- *Butomus umbellatus* → **Schwanenblume**
- *Campanula morettiana* → **Moretti-Glockenblume**
- *Campanula thyrsoides* → **Strauß-Glockenblume**
- *Carex appropinquata* → **Seltsame Segge**
- *Carex capitata* → **Kopf-Segge**
- *Carex chordorrhiza* → **Strick-Segge**
- *Carex disticha* → **Kamm-Segge**
- *Carex heleonastes* → **Torf-Segge**
- *Carex marittima* → **Simsen-Segge**
- *Carex punctata* → **Punkt-Segge**
- *Carex stenophylla* → **Schmalblättrige Segge**
- *Carex vaginata* → **Scheiden-Segge**
- *Centaurium spp.* → **Tausendgüldenkraut; alle heimischen Arten**
- *Centranthus angustifolius* → **Schmalblättrige Spornblume**
- *Cerinthe spp.* → **Wachsblume; alle heimischen Arten**
- *Cicuta virosa* → **Wasserschierling**
- *Chrysopogon gryllus* → **Goldbart**
- *Cyclamen purpurascens* → **Alpen-Zyklame**
- *Daphne spp.* → **Seidelbast und Steinröschen; alle heimischen Arten**
- *Dianthus spp.* → **Nelke; alle heimischen Arten**

- *Dictamnus albus* → **Diptam**
- *Dracocephalum spp.* → **Drachenkopf; alle heimischen Arten**
- *Drosera spp.* → **Sonnentau; alle heimischen Arten**
- *Ephedra helvetica* → **Schweizer Meerträubel**
- *Eriophorum gracile* → **Schlankes Wollgras**
- *Eritrichium nanum* → **Zwerg-Himmelsherold**
- *Gagea spp.* → **Gelbstern; alle heimischen Arten**
- *Gentiana spp.* → **Enzian; alle heimischen Arten**
- *Gratiola officinalis* → **Echtes Gradenkraut**
- *Helosciadium nodiflorum* → **Knotenblütiger Sumpfschirm**
- *Hierochloe odorata* → **Duft-Marienblume**
- *Ilex aquifolium* → **Europäische Stechpalme**
- *Inula britannica* → **Wiesen-Alant**
- *Iris sibirica* → **Sumpf-Schwertlilie**
- *Leontopodium alpinum* → **Edelweiß**
- *Leucojum vernum* → **Frühlingsknotenblume**
- *Lilium bulbiferum* → **Feuerlilie**
- *Lilium martagon* → **Türkenbund**
- *Lotus tenuis* → **Salz-Hornklee**
- *Myricaria germanica* → **Deutsche Tamariske**
- *Nuphar luteum* → **Gelbe Teichrose**
- *Nymphaea alba* → **Weiße Seerose**
- *Onosma helveticum subsp. Tridentinum* → **Trientner Lotwurz**
- *Orchidaceae* → **Orchideen; alle heimischen Arten**
- *Orlaya grandiflora* → **Großblütige Strahlendolde, Großblütiger Breitsame**
- *Orobanche spp.* → **Sommerwurz, Blauwürger; alle heimischen Arten**
- *Paradisea liliastrum* → **Paradieslilie, Weiße Trichterlilie**
- *Pedicularis hecquetii* → **Karst-Läusekraut**
- *Physoplexis comosa* → **Schopfteufelskralle**
- *Primula spp.* → **Primel, Schlüsselblume; alle heimischen Arten, inklusive** *Primula matthiola* → **Heilglöckchen; ausgenommen** *Primula elatior* → **Hohe Schlüsselblume,** *Primula veris* → **Frühlings-Schlüsselblume**
- *Prunella laciniata* → **Weiße Brunelle**
- *Pulsatilla spp.* → **Küchenschelle, Anemone; alle heimischen Arten**
- *Ranunculus lingua* → **Zungen-Hahnenfuß**
- *Rhaponticum scariosum* → **Echte Bergscharte**
- *Rhynchospora spp.* → **Schnabelbinse, Schnabelried; alle heimischen Arten**
- *Saxifraga spp.* → **Steinbrech; alle heimischen Arten**

- *Scheuchzeria palustris* → **Blumensimse**
- *Sparganium spp.* → **Igelkolben; alle heimischen Arten**
- *Swertia perennis* → **Sumpf-Tragant, Moorenzian**
- *Telephium imperati* → **Telephie**
- *Tozza alpina* → **Alpenrachen**
- *Trichophorum pumilum* → **Zwerg-Haarbinse**
- *Trifolium saxatile* → **Felsen-Klee**
- *Typha spp.* → **Rohrkolben; alle heimischen Arten**
- *Vaccinium oxycoccos agg.* → **Moosbeere**
- *Veronica teucrium* → **Großer Ehrenpreis**

Pteridophyta → **Farnpflanzen:**

- *Adiantum capillus veneris* → **Venushaar**
- *Botrychium spp.* → **Mondraute; alle heimischen Arten**
- *Ophioglossum vulgatum* → **Gewöhnliche Natternzunge**
- *Woodsia ilvensis* → **Rostroter Wimpernfarn**

Bryophyta → **Moose:**

- *Buxbaumia viridia* → **Grünes Koboldmoos**
- *Drepanocladus vernicosus* → **Firnisglänzendes Sichelmoos**
- *Mannia triandra* → **Dreimänniges Zwerglungenmoos**
- *Meesia longiseta* → **Bruchmoos**

Die teilgeschützten Pflanzen Südtirols

Diese Pflanzen darf man nur für den Eigenbedarf sammeln, also nicht in rauen Mengen. Zu beachten ist, welchen Teil der Pflanze man pflücken darf.

- *Achillea millefolium* → **Gewöhnliche Schafgarbe; oberirdische Pflanze**
- *Alchemilla spp.* → **Frauenmantel; oberirdische Pflanze**
- *Arctostaphylos uva-ursi* → **Echte Bärentraube; Blätter**
- *Betula pendula* → **Gewöhnliche Birke; Blätter**
- *Humulus lupulus* → **Echter Hopfen; junge Triebe**
- *Hypericum perforatum* → **Echtes Johanniskraut; oberirdische Pflanze**
- *Lamium album* → **Weiße Taubnessel, oberirdische Pflanze**
- *Rubus idaeus* → **Himbeere; Blätter**
- *Sambucus nigra* → **Schwarzer Holunder; Blüten**
- *Silene vulgaris* → **Aufgeblasenes Leimkraut, oberirdische Pflanze**
- *Taraxacum officinale* → **Gewöhnlicher Löwenzahn; gesamte Pflanze mit Blattrosette**
- *Tilia spp.* → **Linde; Blüte**
- *Tussilago farfara* → **Huflattich; Blüten und Blätter**
- *Urtica dioica* → **Große Brennnessel; oberirdische Pflanze**
- *Valerianella locusta* → **Vogerlsalat (Wildform); Blattrosette**

Wenn man all diese Auflagen berücksichtigt, kann man die diversen Pflanzen ohne Bedenken für die volksheilkundlichen Anwendungen nutzen.

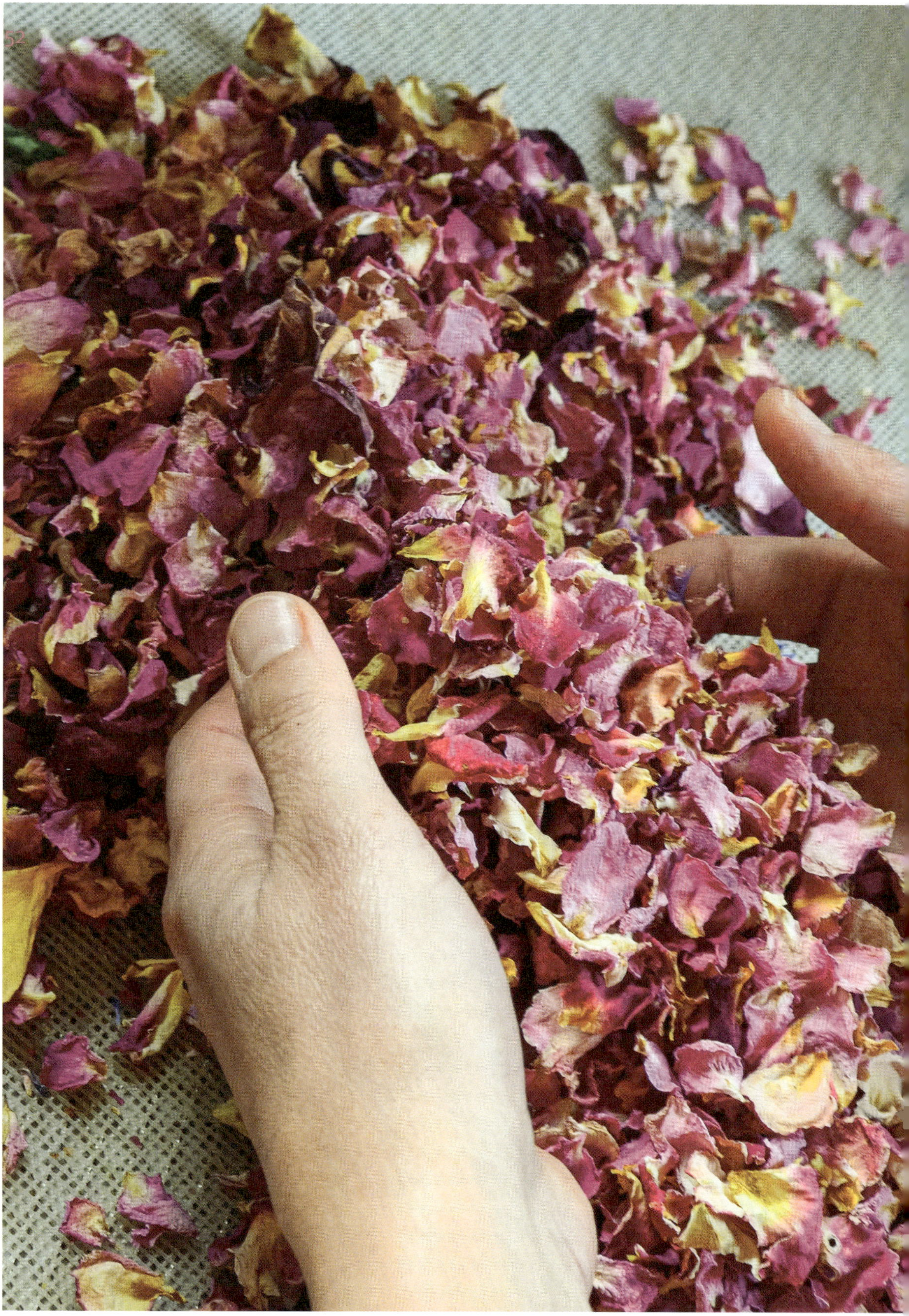

Heiltee

Die Anfänge des Heiltees sind schriftlich nicht belegt. Vermutlich waren es die Heilkundigen, Kräuterfrauen, Schamanen oder Druiden – wie auch immer sie heißen mögen –, die in ihren Zeremonien den Duft der Kräuter in heiße Getränke transferierten. Ob sie sich nun dessen bewusst waren, was sie geschaffen hatten, oder nicht, weiß man nicht. Erst der griechische Gelehrte und Arzt Dioskurides listet im 1. Jahrhundert n. Chr. in seinem Werk „De materia medica" erstmals 800 Heilpflanzen auf, aus denen sich Tee zubereiten lässt. Bis in unsere Zeit hat sich nichts daran geändert, sodass dieses Werk heute noch Gültigkeit besitzt. Die Zubereitung eines Heiltees ist dieselbe Kunst wie eine traditionelle Teezeremonie in Japan. Für den Genuss von Tee – und dabei handelt es sich nicht ausschließlich um Schwarztee, sondern auch um heiße Pflanzenaufgüsse – werden jährlich ca. 2,5 Millionen Tonnen Pflanzengut aufgewendet. Tee ist das zweithäufigste Getränk weltweit nach Wasser. Aber wie bereite ich eine solche Anwendung richtig zu? Das Allerwichtigste ist das Sammeln oder Kaufen von guten, naturbelassenen Heilkräutern, denn nur mit ihnen kann man auch einen guten Heiltee zubereiten. Falls man selbst sammelt, sollten die Kräuter schonend getrocknet und auch in diesem Zustand verwendet werden, denn frische Ware ist sehr schwer zu dosieren und es bedarf der Übung. Deshalb rate ich dazu, zu getrockneten Kräutern zu greifen, das ist einfacher.

Linke Seite: Getrocknete Rosenblüten als Zutaten eines frischen Heiltees

Pflanzen richtig trocknen

Meine Oma band die Kräuter meist zu Sträußen zusammen und hängte diese im Dachboden auf. Da es dort luftig und warm war, trockneten die Pflanzen schnell. Wer kein Dörrgerät besitzt, kann immer noch auf die herkömmliche Methode zurückgreifen. Ich trockne die Kräuter bei ca. 30 °C und im Dunkeln, dabei zupfe ich zuvor gerne die Blätter ab, da die Zweige meist nicht so schnell trocknen. So erspare ich mir das später notwendige Entfernen der Zweige; diese werden nämlich nicht verwendet.
Blüten und Früchte trockne ich auch schon mal bei 40 °C, mit Ausnahmen von Holunder-, Heidel-, Preisel- und Johannisbeeren. Diese brauchen eine Hitzeeinwirkung von 80–100 °C, damit ihre dicke Haut aufplatzt. Hierfür verwende ich den Backofen.
Wurzeln und Rinde werden bei ca. 40–60 °C getrocknet.
Wenn ich Apfelringe oder Birnenscheiben trockne, gebe ich sie zuvor in ein Zitronen-Essig-Wasserbad, damit sie nicht braun werden. Dann lasse ich sie gut abtropfen und lege sie auf die Darren (Trocknungsgitter) zum Trocknen. Bei anderen Früchten ist das Bad nicht nötig, diese lege ich gleich zum Trocknen in den Ofen.
Nach dem Trocknen friere ich die getrockneten Kräuter ca. 24–48 Stunden ein und lagere sie dann in Papiertüten an einem dunklen, trockenen Ort. Man sollte keine Gläser nehmen, denn darin ziehen sie Feuchtigkeit an, werden oft schimmelig und muffig. Auch die Farbe geht durch die Lichteinwirkung verloren. Alternativ zu Papiertüten kann man auch Leinensäcke oder Weißblechdosen verwenden.

Tee richtig aufgießen

Ich persönlich nehme nicht die herkömmliche Dosierung von 1 TL auf 1 Tasse Tee, sondern nach altbewährter Familientradition eine Dreifingerdosis pro Tasse und eine Fünffingerdosis pro Liter. Zudem übergieße ich die Kräuter nicht mit kochendem Wasser. Die genaue Zubereitung variiert je nach Pflanze und Anwendung.

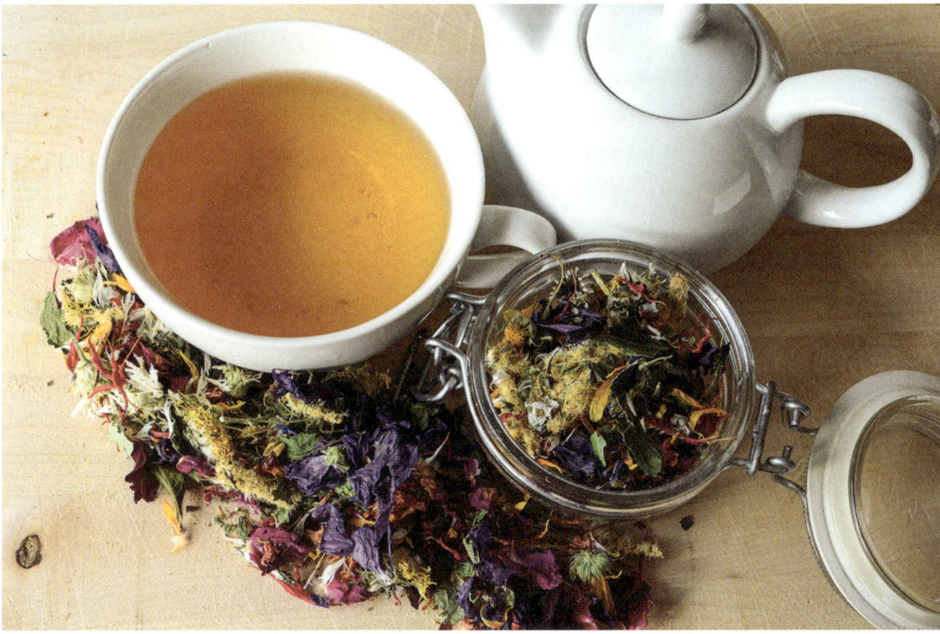

Richtig getrocknete Pflanzenteile ergeben einzigartige Heilteemischungen

Kräutertee mit krautigen Pflanzenteilen

Bei einem Tee mit Kräutern lasse ich das Wasser nur 70 °C heiß werden, dann überbrühe ich die Kräuter in der Tasse. Mir ist es wichtig, dass diese frei schwimmen, da sie so besser ihre Inhaltsstoffe an das Wasser abgeben können, danach filtere ich sie mit einem Sieb ab. Die Ziehzeit hängt davon ab, meist sind es 5 Minuten, wenn sich enthaltene Bitter- und Gerbstoffe lösen sollen, 10 Minuten. Bei Pflanzen, die ätherische Öle enthalten, lässt man den Tee abgedeckt ziehen. Diese Zubereitungsart nennt man Aufguss.

Abkochung des Tees

Eine Abkochung eignet sich für harte Pflanzenteile wie Wurzeln, Rinden und harte Fruchtschalen. In diesem Fall müssen die Pflanzenteile 20 Minuten leicht gekocht werden. Diese Zubereitung bezeichnet man auch als Dekokt.

Tee aus Schleimstoffdrogen

Bei diesen Pflanzen mit einem hohen Anteil an Schleimstoffen ist es wichtig, einen Kaltauszug zu machen und diesen auch nur lauwarm als Tee zu genießen. In einer Tasse Wasser auf Raumtemperatur lässt man die Kräuter 4–6 Stunden ziehen, ich bevorzuge eine ganze Nacht. Dann wärmt man den Auszug höchstens mundwarm an und trinkt ihn. Sollte die Wassertemperatur 40 °C überschreiten, verflüchtigen sich die Schleimstoffe. Zu diesen an Schleimstoffen reichen Pflanzen gehören die Primeln, der Wegerich, die Königskerze, die Malven und die Mistel. Den Kaltauszug nennt man auch Mazerat.
Bei manchen Erkältungs-Teemischungen kann es vorkommen, dass ich eine Tasse heiß überbrühe und eine Tasse als Kaltansatz durchziehen lasse, da diese vielleicht aus Schleimstoffdrogen und Kräutern mit ätherischen Ölen zusammengesetzt sind und so verschiedene Zubereitungen ermöglichen.

Einige meiner Teemischungen

Frauentee bei Menstruations- und Wechseljahrbeschwerden:
30 g Frauenmantelkraut / 30 g Himbeerblätter / 30 g Schafgarbenkraut / 30 g Zitronenmelisseblätter / 10 g Ringelblumenblüten / 10 g Rosenblüten

Bauchwehtee gegen Durchfall und Magen-Darm-Beschwerden:
30 g Brombeerblätter / 30 g Frauenmantelkraut / 30 g Kamillenblüten / 20 g Schafgarbenkraut / 20 g Ringelblumenblüten / 10 g Süßholzwurzel

Einschlaftee zur Beruhigung und Entspannung:
30 g Kamillenblüten / 30 g Holunderblüten / 30 g Melissenblätter / 20 g Lindenblüten / 20 g Ringelblumenblüten / 10 g Schlüsselblumenblüten / 10 g Rosenblüten / 5 g Lavendelblüten

Kindertee zur Appetitanregung und als gesunder Durstlöscher:
30 g Erdbeerblätter / 15 g Gänseblümchenblüten / 15 g Kornblumenblüten / 15 g Kamillenblüten / 30 g Ringelblumenblüten / 5 g Veilchen- oder Stiefmütterchenblüten

Erkältungstee bei Atemwegserkrankungen und grippalen Infekten:

30 g Himbeerblätter / 30 g Mädesüßblüten / 30 g Holunderblüten / 30 g Lindenblüten / 15 g Goldmelissenblüten / 15 g Sonnenblumenblüten

Hustentee bei Atemwegserkrankungen:

30 g Malven- oder Eibischblüten / 30 g Königskerzenblüten / 30 g Huflatttichblüten / 10 g Kornblumenblüten / 15 g Blütenkerzen der Esskastanie / 15 g Thymiankraut / 15 g Süßholzwurzel / 15 g Odermennigkraut

Kräftigungstee für Herz und Nerven:

30 g Holunderblüten / 30 g Ringelblumenblüten / 15 g Apfelschale / 15 g Kamillenblüten / 10 g Johanniskraut / 10 g Rosenblüten / 10 g Weißdornblüten oder -blätter

Alltagstee:

30 g Himbeer- und Erdbeerblätter / 15 g Brennnesselblätter / 10 g Goldmelissenblüten, 10 g Melissenblätter / 10 g Sonnenblumenblüten / 10 g Stiefmütterchenblüten / 10 g Johanniskraut

Stoffwechselanregender Tee:

20 g Brennnesselblätter / 20 g Schafgarbenkraut / 10 g Kornblumenblüten, / 30 g Lindenblüten / 10 g Labkraut / 20 g Gänseblümchenblüten / 10 g Ringelblumenblüten

Umschläge und Wickel

Alle Tees können auch als Umschläge verwendet werden, dazu braucht man Leinentücher in unterschiedlichen Größen. Je nachdem, welche Stelle behandelt werden soll, werden schmale oder breitere Bahnen verwendet. Nachdem der Tee erkaltet ist, weicht man das Tuch darin ein und wringt es aus. Dann umwickelt man die betroffene Stelle mit dem Tuch und legt ein weiteres, trockenes Tuch darüber. Um sich nicht zu erkälten, sollte man sich gut mit einer Decke zudecken. Bei Fieberwickeln gilt die Regel, diesen so lange auf dem Körper zu lassen, bis das Fieber sinkt. Dabei ist zu beachten, dass der Kranke vor der Anwendung nicht friert, andernfalls sollte man keinen Wickel benutzen. Bei Kindern werden lauwarme Wickel verwendet. Diese werden aber nicht mit Tee zubereitet, sondern mit Wasser und 1–2 EL Apfelessig. Den Wickel eine gute halbe Stunde drauflassen, dann abnehmen. Bei Wunden kann man den Umschlag mehrmals am Tag wiederholen. Bei einem Leberwickel reicht eine Anwendung am Tag.

Bäder und Waschungen

Für Teil- oder Vollbäder köchelt man 1 Handvoll Kräuter in 1 l Wasser, lässt sie gute 10 Minuten ziehen, filtert den Tee ab und schüttet ihn ins Badewasser. Mit dem Tee kann man auch eine Waschung der betroffenen Stellen vornehmen. Als Teilbad (z. B. ein Fußbad) bezeichnet man ein Bad, bei welchem nur ein Körperteil gebadet wird, während ein Vollbad mit dem gesamten Körper genommen wird.

Sitzbäder

Auch Sitzbäder gehören zu den Teilbädern. Sie kommen bei Problemen im Vaginalbereich und bei Blasenentzündungen zum Einsatz. Hierfür wird der warme Tee in einer kleinen Wanne mit so viel Wasser vermischt, dass man mit dem Gesäß bequem drinnen baden kann. Bei Blasenentzündungen kann man auch nur den heißen Dampf des Sitzbades wirken lassen („Kachele sitzen"). Auch bei kleineren Wunden ist ein Bad im lauwarmen Tee-Wasser-Sud angeraten. Bei den Sitzbädern handelt es sich meist um entzündungshemmende oder wundheilende Bäder.

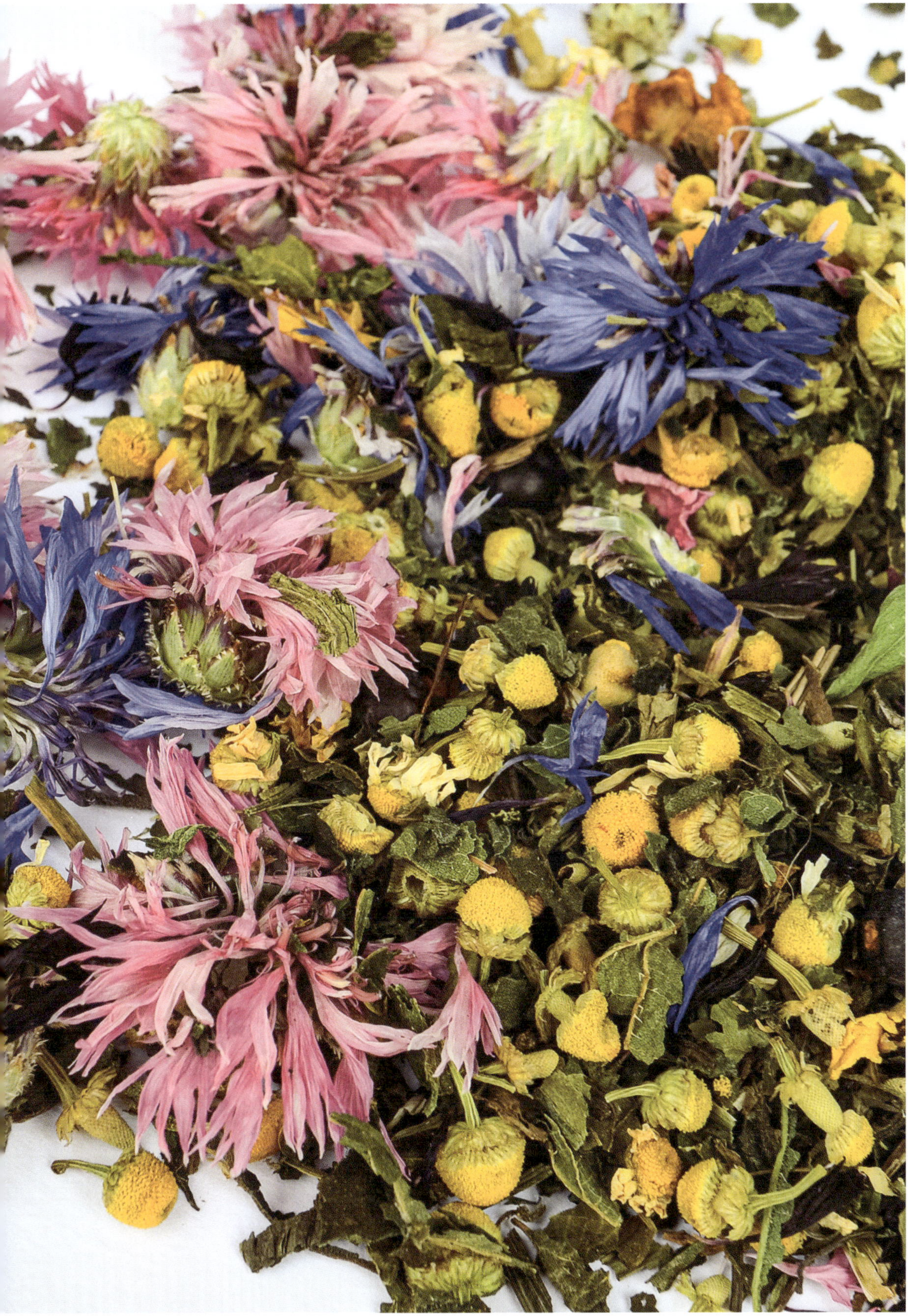

Sammelkalender

In den Monaten von Januar bis März sammelt man vorwiegend Rinden, Knospen, die Kätzchen der Weiden und Haselnuss sowie verschiedene Wurzeln. Je nach Witterung, Meereshöhe, Breitengrad und anderen Faktoren können die hier und in den folgenden Tabellen angegebenen Zeiträume auch variieren.

	Januar	Februar	März
Bärlauch			Blätter
Echte Brunnenkresse	Blätter	Blätter	Blätter
Fichte	Nadeln, Harz	Nadeln, Harz	Marbel
Gänseblümchen			Blüte
Gemeine Hasel	Kätzchen	Kätzchen	
Gemeiner Wacholder	Nadeln	Nadeln	
Gewöhnliche Vogelmiere	Kraut	Kraut	Kraut
Große Brennnessel		Wurzel	Blätter
Löwenzahn			Wurzel
Meerrettich	Wurzel	Wurzel	Wurzel
Tanne	Nadeln, Harz	Nadeln, Harz	Maispitzen
Winterlinde	Knospen	Knospen	
Zirbe	Nadeln, Harz	Nadeln, Harz	

Ab März bis Mitte September sammelt man die ersten Blüten, Sprossen, Blätter und Jungtriebe.

	April	Mai	Juni
Allermannsharnisch		Blätter	Blätter
Alpen-Edelweiß			Blüten
Alpen-Silbermantel			Kraut
Bärlauch	Blätter, Blüten		
Blutwurz	Wurzel		
Breitwegerich	Blätter	Blätter	Blätter
Dach-Hauswurz	Blätter, Rosette	Blätter, Rosette	Blätter, Rosette
Duftveilchen	Blüten	Blüten	
Eberraute		junge Triebe	junge Triebe
Echte Brunnenkresse	Blätter	Kraut	Kraut
Echte Goldrute	junge Triebe		Kraut
Echte Kamille			Blüten
Echte Walnuss	Blätter	Blätter	Blätter, grüne, unreife Nüsse
Echter Eibisch	Wurzel		Kraut
Echter Hafer		grüne Triebe vor der Blüte	grüne Triebe vor der Blüte
Echter Salbei, Wiesensalbei	Blätter	Blätter, Blüten	Blätter, Blüten
Echtes Johanniskraut			Kraut
Eingriffeliger Weißdorn	Blüten, Blätter	Blüten, Blätter	Blätter
Essigrose		Blüten	Blüten
Fichte	Maispitzen		
Gänseblümchen	Blätter, Blüten	Blätter, Blüten	
Gänsefingerkraut			Kraut

	April	Mai	Juni
Gemeine Hasel			Blätter
Gemeiner Beifuß			junge Triebe
Gemeiner Frauenmantel	Kraut	Kraut	Kraut
Gewöhnliche Vogelmiere	Kraut	Kraut	
Giersch	Blätter	Blätter	Blätter
Großblütige Königskerze		Blätter	Blätter
Große Bibernelle	Wurzel	Blätter	Blätter
Große Brennnessel	junge Triebe	junge Triebe	Blätter
Gundermann	Blätter	Blätter, Blüten	Blätter, Blüten
Hänge-Birke	junge Blätter	Blätter	Blätter
Heckenrose		Blüten	Blüten
Heidelbeere			Blätter
Kleine Klette	Wurzel	junge Triebe	junge Triebe, Blätter
Kleines Mädesüß			Blätter, Blüten
Küchenzwiebel		grüne Winter-heckenzwiebeln	reife Winter-zwiebeln, grüne Winter-heckenzwiebeln
Kulturapfel und Wildapfel	Knospen	Blüten	
Löwenzahn	junge Rosette, Knospen	Blätter, Blüten, Knospen	Blätter, Blüten
Meerrettich	Blätter	Blätter, Blüten	Blätter
Meisterwurz		junge Blätter, Wurzel	Blätter
Preiselbeere			Blätter
Quendel		Kraut	Kraut, Blüten
Rostblättrige Alpenrose			Blüten
Ruprechtskraut	junge Blätter	Kraut	Kraut
Schafgarbe	Blätter	Blätter	Blätter, Blüten

	April	Mai	Juni
Schlehe	Blüten		
Schlüsselblume	Blüten		
Schwarzer Holunder	Blätter	Blätter, Blüten	Blätter, Blüten
Silberwurz			Kraut
Spitzwegerich	Blätter	Blätter, Knospen	Blätter, Knospen
Tanne	Maispitzen		
Vogelbeerbaum		Blüten	Blüten
Weg-Malve	Kraut	Kraut	Kraut
Wilde Karde	Wurzel		
Wildes Stiefmütterchen	Blüten	Blüten	
Winterlinde	junge Blätter	Blätter	Blätter, Blüten

Sammelgut von Juli bis September:

	Juli	August	September
Allermannsharnisch	Blätter, Blüten		
Alpen-Edelweiß	Blüten		
Alpen-Silbermantel	Kraut	Kraut	
Arnika	Blüten	Blüten	
Blutwurz			Wurzel
Eberraute	Kraut	Kraut	Kraut
Echte Goldrute	Kraut	Kraut	
Echte Kamille	Blüten	Blüten	
Echte Walnuss			Früchte
Echter Eibisch	Blüten	Blätter, Blüten	Wurzel
Echter Hafer	Korn, Stroh	Korn, Stroh	
Echter Salbei, Wiesensalbei	Blätter	Blätter	Blätter

	Juli	August	September
Echter Steinklee	Kraut	Kraut	
Echter Wermut		Blätter, Blüten	
Echtes Johanniskraut	Kraut		
Eingriffeliger Weißdorn		Früchte	Früchte
Essigrose	Blüten	Blüten	
Gänsefingerkraut	Kraut	Kraut	Kraut
Garten-Stockrose	Blüten	Blüten	
Gelber Enzian		Wurzel	Wurzel
Gemeiner Beifuß	Blätter	Blätter	Blätter, Blüten
Gemeiner Frauenmantel	Kraut	Kraut	Kraut
Giersch	Blätter	Blätter	Blätter
Großblütige Königskerze	Blüten	Blüten	
Große Bibernelle	Blätter	Blätter	Wurzel
Große Brennnessel	Blätter	Blätter, Samen	Blätter, Samen
Gundermann	Blätter	Blätter	Blätter
Heckenrose		Früchte	Früchte
Heidelbeere	Blätter, Früchte	Blätter, Früchte	Blätter
Isländisch Moos	Flechte	Flechte	Flechte
Kleines Mädesüß	Blätter, Blüten	Blätter	
Küchenzwiebel		Zwiebel	Zwiebel
Kulturapfel und Wildapfel		Früchte	Früchte
Löwenzahn	Blätter	Blätter	Blätter
Meisterwurz	Blätter	Blätter	Wurzel
Preiselbeere	Blätter	Blätter, Früchte	Früchte
Quendel	Kraut	Kraut	Kraut
Roggen	Korn	Korn	Korn

	Juli	August	September
Rostblättrige Alpenrose	Blüten		
Ruprechtskraut	Kraut	Kraut	Kraut
Schafgarbe	Blätter, Blüten	Blätter, Blüten	
Schwarzer Holunder	Blätter	Blätter	Blätter
Silberdistel		Blüten	Blüten
Silberwurz	Kraut	Kraut	
Spitzwegerich, Breitwegerich	Blätter	Blätter, Samen	Blätter, Samen
Vogelbeerbaum		Früchte	Früchte
Weg-Malve	Kraut	Kraut	Kraut
Wiesen-Augentrost	Kraut	Kraut	Kraut

Von September bis Anfang November sind dann nur noch einzelne Pflanzen übrig, die man sammeln kann. Von Oktober bis Dezember werden wieder vorwiegend Wurzeln und Rinden gesammelt.

	Oktober	November	Dezember
Blutwurz	Wurzel		
Echte Brunnenkresse	Kraut	Kraut	Kraut
Gemeiner Beifuß	Kraut		
Große Bibernelle	Wurzel	Wurzel	
Große Brennnessel	Blätter, Samen		
Gundermann	Blätter		
Heckenrose	Früchte	Früchte	
Kleine Klette	Wurzel		
Kulturapfel und Wildapfel	Früchte	Früchte	
Löwenzahn	Wurzel	Wurzel	

	Oktober	November	Dezember
Merrettich	Wurzel	Wurzel	Wurzel
Schlehe	Früchte	Früchte	
Schwarzer Holunder	Rinde	Rinde	Rinde
Wilde Karde	Wurzel		
Zirbe			Nadeln, Harz

Rosi beim Kräutersammeln auf der Wiese

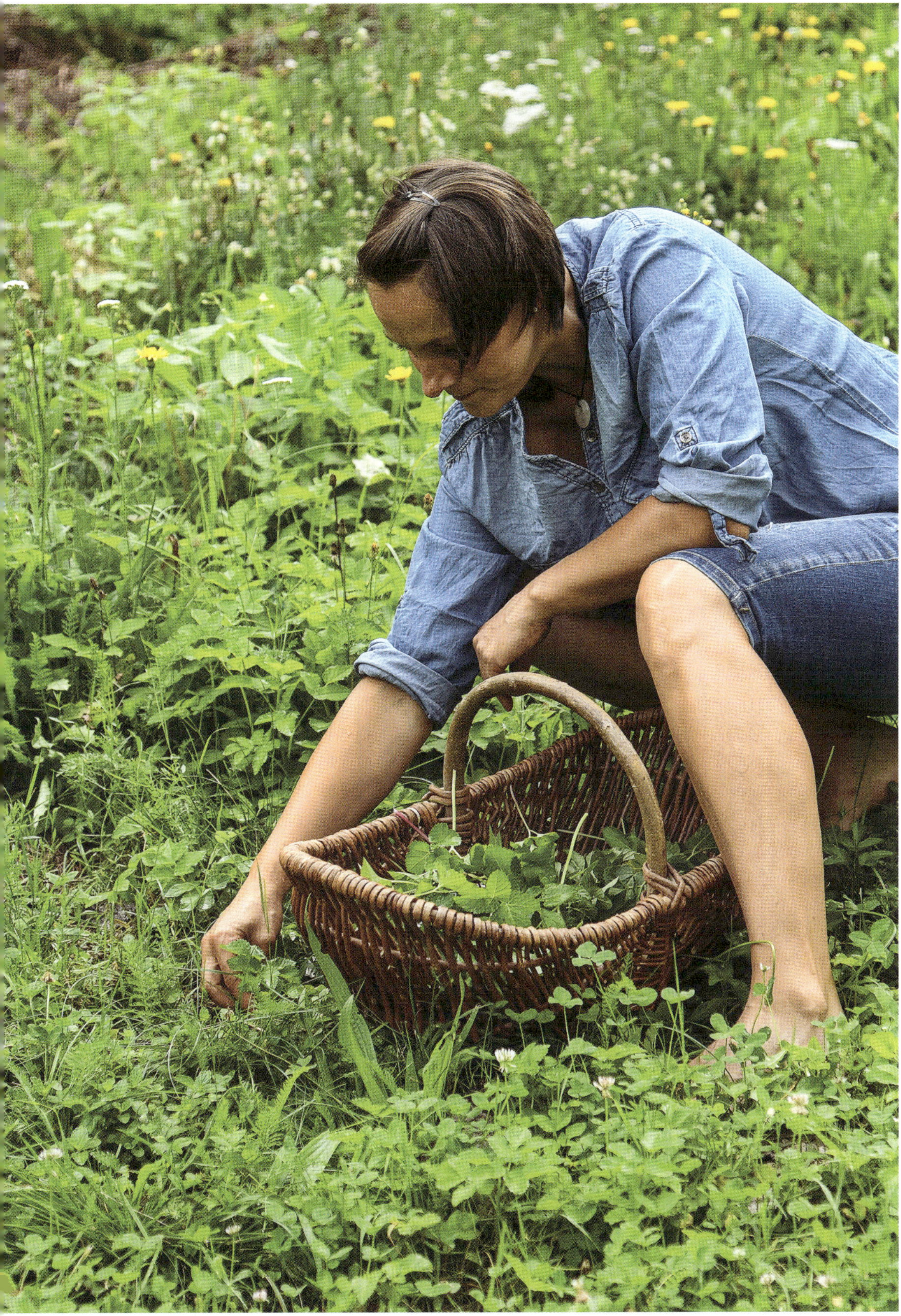

Grundrezepte

Ölauszüge und Salben

Für die Salbenherstellung braucht man nur wenige Zutaten. Trockene Kräuter und Olivenöl sind wegen der pflegenden Eigenschaften und der guten Haltbarkeit am besten geeignet. Wer möchte, kann auch auf ein anderes Öl (z. B. Mandel- oder Rapsöl), Bienenwachs, Kakaobutter, Lanolin, einen Tee, eine Tinktur oder ätherische Öle zurückgreifen. Ich bevorzuge für die Salbenherstellung den Kaltauszug der Kräuter, nur in wenigen Fällen verwende ich den Warmauszug, da in diesem Verfahren viele Inhaltsstoffe zerstört werden.
Ich fülle ein Schraubglas zu einem Drittel mit getrockneten Kräutern und gieße sie mit einem guten biologischen Olivenöl auf. Den Ölauszug stelle ich an einen warmen Ort in der Küche und lasse ihn dort 28 Tage lang stehen, ab und zu schüttle ich ihn. Warum nehme ich getrocknete Kräuter? Ganz einfach – diese schimmeln nicht. Man kann das Öl auch an ein Fenster stellen, dann aber an ein Nordfenster oder in den Schatten, damit es nicht ranzig wird. Mit einigen Pflanzen, wie etwa der Fetthenne oder der Hauswurz, sollte man eher Warm- als Kaltauszüge herstellen. Dafür fülle ich das Olivenöl in ein Glas und stelle dieses in ein Wasserbad. Dann gebe ich die Pflanzenteile hinein und erwärme alles langsam über einige Stunden. Die Temperatur des Öls sollte 60 °C nicht übersteigen, denn sonst verliert es seine wohltuenden Eigenschaften.
Nur ein einziges Öl stelle ich mit frischen, gut abgetrockneten Zweigen her: das Johanniskrautöl. Dabei achte ich darauf, dass es in den Tagen vor dem Sam-

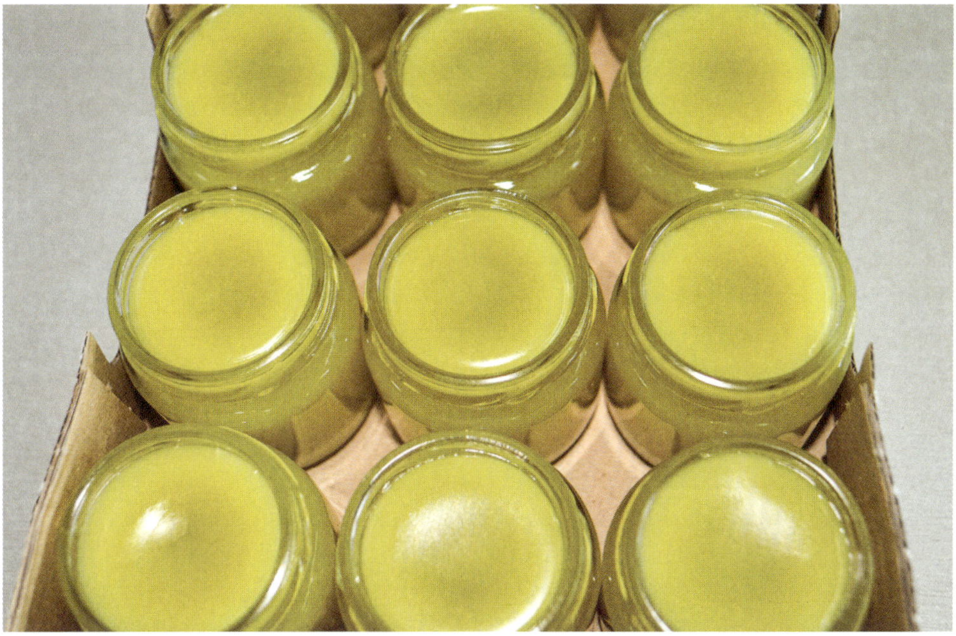

Selbst hergestellte Salben können, richtig gelagert, bis zu 2 Jahre haltbar sein

meln nicht geregnet hat und die Zweige gut trocken sind. Dann fülle ich sie in ein Glas und gieße mit einem biologischen Rapsöl auf. Beim Johanniskrautöl wird oft geraten, es in die Sonne zu stellen, damit sich das Öl rot färbt. Der rote Farbstoff bildet sich aber an einem warmen, aber schattigen Ort genauso. Sollte er fehlen, ist dies ein Zeichen dafür, dass das Kraut bereits vor dem Sammeln zu wenig Sonneneinstrahlung ausgesetzt war. Das Öl hat aber trotzdem seine Wirkung und ist nicht minderwertig, denn es kommt ja nicht nur auf den roten Farbstoff drauf an, sondern auf die gesamten Inhaltsstoffe der Pflanze.
Ist der Ölansatz fertig, filtriere ich das Ganze ab und lasse es gut abtropfen. Danach messe ich 25 ml des Öls ab, gebe dieses in ein Wasserbad und erwärme es dort. Sobald das Öl warm ist, gebe ich 5 g Bienenwachs dazu. Unter ständigem Rühren löse ich dieses auf und gebe in der Regel biologische Kakaobutter dazu. Noch bevor diese gelöst ist, nehme ich die Masse vom Herd und lasse sie unter Rühren etwas abkühlen. Dann füge ich 20 Tropfen ätherisches Öl dazu, je nach Rezept oder Geschmack. Stelle ich eine Salbe mit einem Tee oder einigen Millilitern Tinktur her, ersetze ich die Kakaobutter durch Lanolin oder gebe Lanolin in derselben Menge dazu wie Kakaobutter. Lanolin ist ein Emulgator und stellt die natürliche Verbindung zwischen dem Öl und der Flüssigkeit her. Dann fülle

ich die Salbe in ganz kleine desinfizierte Marmeladegläschen. Diese lasse ich eine Nacht lang offen, damit noch die Restwärme und die restliche Flüssigkeit entweichen können, dann verschließe ich sie und bewahre sie an einem kühlen, dunklen Ort auf (nicht im Kühlschrank!).

Tipp: Wichtig ist, alle Behälter und Utensilien vor der Salbenherstellung gut zu säubern bzw. zu desinfizieren und sauber zu arbeiten, eventuell mit Mundschutz und Handschuhen.

Cremen mit Wasser-Öl-Auszügen

Für die Wasserbasis einer Creme kocht man einen Tee und filtert diesen ab. Ich messe dann 100 ml ab und lasse diese auf ca. 40 °C abkühlen. Danach gebe ich 100 ml Kräuterölansatz oder die Ölbasis (reines Olivenöl, Mandelöl, Rapsöl ...) dazu und erwärme alles erneut im Wasserbad. Nun kommen 15 g Bienenwachs und 15 g Lanolin hinein. Unter ständigem Rühren (mit dem Mixer oder Pürierstab) lässt man die Masse abkühlen. Kurz vor dem Festwerden gibt man

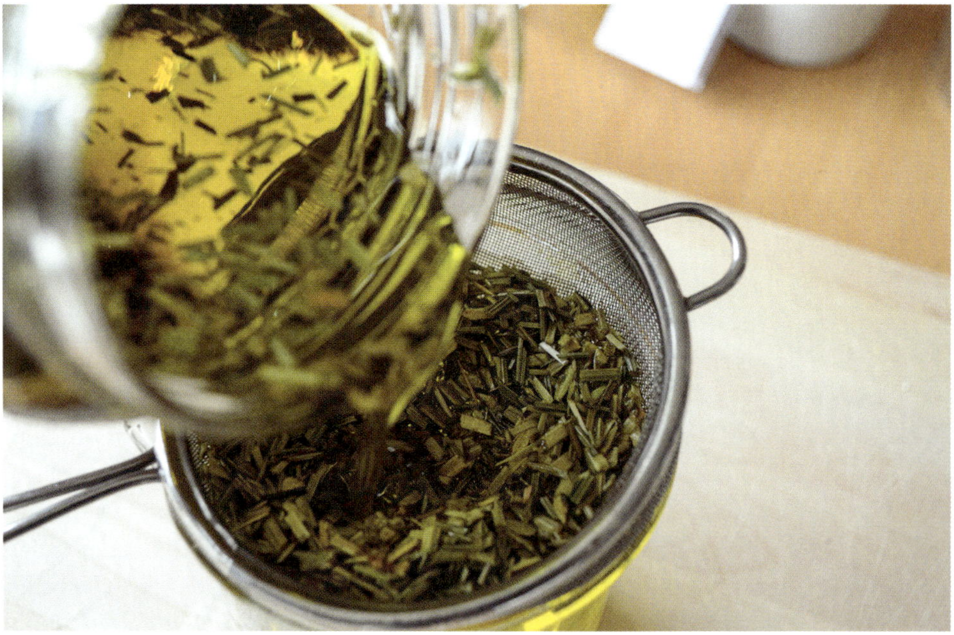

Ölansatz mit Steinklee

10–20 Tropfen ätherisches Öl hinein. Zuletzt füllt man alles in ein Gefäß, verschließt es sofort und lässt es abkühlen. Danach sollte das Gefäß dunkel und sehr kühl aufbewahrt werden. Diese Creme hält nur 3 Monate. Je nachdem, welche Tee- und Ölbasis die Creme hat, kann man sie als Gesichts-, Körper- oder Handcreme verwenden.

Seifen

Für die Seifenherstellung braucht man diverse Zutaten: trockene Kräuter, verschiedene Öle und Fette, hin und wieder einen Tee, Hydrolate oder eine Tinktur und schließlich noch einige ätherische Öle. Ich bevorzuge den Kaltauszug der Kräuter für die Seifenherstellung. Nur wenige Pflanzen werden als Warmauszug verwendet, da in diesem Verfahren viele Inhaltsstoffe kaputtgehen. Die Herstellung der Basisseife (der sog. Verseifungsprozess) ist etwas aufwendig, gefährlich und langwierig und würde an diesem Punkt zu weit gehen. Man kann aber eine Basisseife kaufen und dann die gewünschten Wirkstoffe in diese einarbeiten. Deshalb verwende ich bei kleineren Workshops meine reinen Na-

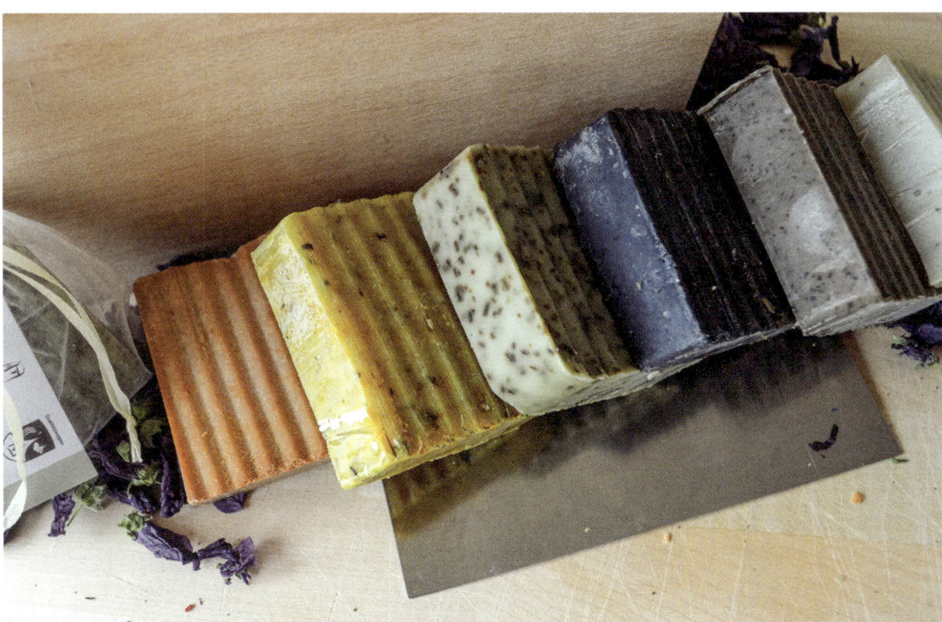

Von links: Blutwurz-, Ringelblumen-, Salbei-, Lavendel-, Rosmarin- und Nachtkerzenseife

turseifen, wie eine Olivenseife. Diese wird gerieben und dann mit den restlichen Zutaten verknetet. Vor allem Kindern, aber auch Erwachsenen macht das richtig Spaß.
Die Haut ist das größte Organ unseres Körpers. Die Inhaltsstoffe der Kräuterseifen, Salben, Cremen oder anderen Kosmetika gelangen über die Haut in den Körper. Deshalb sollten wir uns gut überlegen, womit wir sie behandeln, und nur ausgezeichnete Rohstoffe verwenden.

Tinkturen (Alkoholauszüge)

Für Tinkturen braucht man ein Schraubglas und 38-prozentigen Wodka. Dies reicht für den Normalverbraucher, denn bei einem höheren Alkoholgehalt müsste man den Alkohol mit einer Umrechnungstabelle, wie sie ein Apotheker verwendet, verdünnen. Also wähle ich gleich schon einen niedrigen Alkoholgehalt und belasse diesen in seiner Auszugsform.
Zunächst befülle ich das Glas zu drei Vierteln seines Füllvermögens mit frischen, klein gezupften Kräutern. Diese sollten sauber und frei von Ungeziefer und Pilzbefall sein. Dann gebe ich den Wodka darüber, sodass alles gut bedeckt ist. Das Glas stelle ich für 21 Tage an einen warmen Ort in der Küche. Jedes Mal, wenn ich daran vorbeikomme, schüttle ich es. Wenn die Pflanzen durchgezogen sind, filtere ich die Tinktur ab und fülle sie in dunkle Flaschen. Diese lagere ich an einem kühlen, dunklen Ort. Diese Tinkturen verwende ich tröpfchenweise. Bei einer Kur nehme ich 28 Tage lang 3-mal täglich 5 Tropfen ein. Sollte ich sie aber akut brauchen, dann nehme ich auch mal 20–25 Tropfen ein. Tinkturen lassen sich aus allen frischen Kräuterteilen zubereiten, aber auch aus Knospen, Wurzeln und Rinden.
Bei Knospentinkturen befüllt man das Glas gerade bodendeckend, füllt es mit dem Wodka auf und lässt es einige Tage stehen. Dann kann man die Tinktur bereits verwenden.
Wurzeln und Rinden sowie harte Pflanzenteile gebe ich bis zu einem Drittel Füllvermögen in ein Glas und übergieße sie mit 50- bis 60-prozentigem Alkohol. Nach 28 Tagen wird die Flüssigkeit abgeseiht und mit abgekochtem Wasser verdünnt. Ich mache das meist im Verhältnis 1 : 1.
Tinkturen sind also keine Hexerei. Sollte man keine frischen Kräuter zur Verfügung haben, dann funktioniert die Herstellung auch mit getrockneten Pflanzenteilen. Dabei befülle ich das Glas immer nur zu einem Drittel mit Pflanzen. Die restliche Verarbeitung bleibt dieselbe.

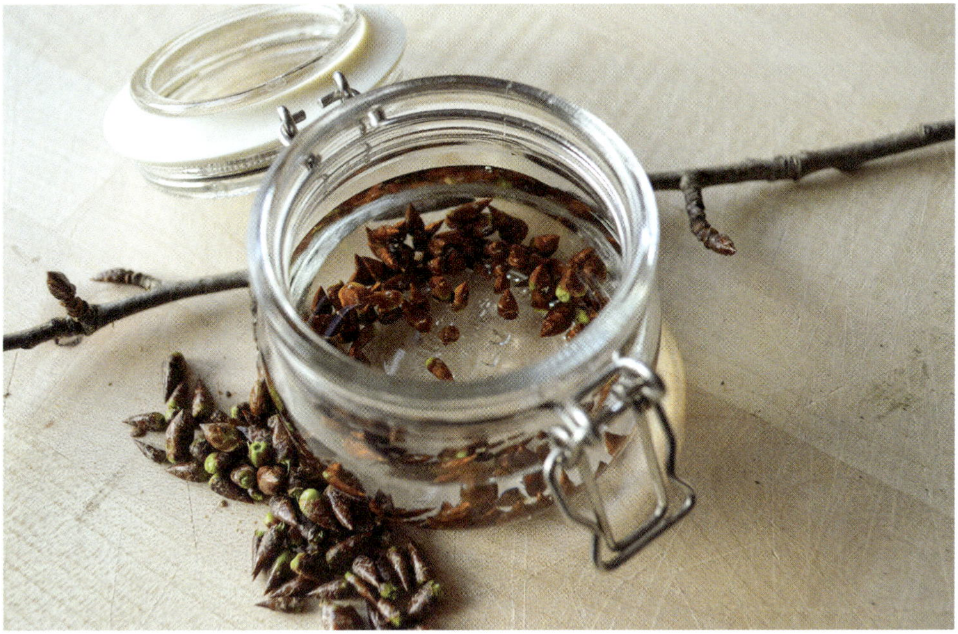

Pappelknospentinktur

Heilweine

Seit der Antike bis in die heutige Zeit werden bestimmte Auszüge mit Wein zubereitet. Diese Anwendung habe ich bereits in jungen Jahren bei meiner Großmutter kennengelernt. Sie kochte nicht nur für die Familienmitglieder Heilweine, sondern wandte diese auch bei den Haustieren als gängiges Hausmittel an. Noch vor nicht allzu langer Zeit war Wein ein täglich konsumiertes Getränk, das bereits Kinder zu sich nahmen. Dies lag auch daran, dass das Wasser aus den Brunnen, Seen und Flüssen mit Viren, Bakterien sowie Fäkalien verunreinigt war. So war es zum einen eine Selbstverständlichkeit, dass man Kräuter in Wein aufkochte. Zum anderen löst Heilwein ähnlich wie eine Tinktur die Inhaltsstoffe besser aus den Pflanzen heraus. Heute werden Heilweine nur mehr selten zubereitet, einige Rezepte verwende ich aber noch.

Andornwein

6 g Andornkraut / 20 g Anis / 1 l Weißwein

→ Die Kräuter im Mörser pulverisieren und in den Wein geben. Kurz aufkochen, 2–3 Stunden ziehen lassen, dann abseihen. Wird bei Atemwegserkrankungen getrunken.

Mein Herzwein

1 l guter Rotwein / jeweils 1 EL Herzgespannkraut / Weißdornblüten / Nussscheidewände / Petersilienkraut und Zitronenmelisseblätter / 1 gestrichener TL Lavendelblüten / 2–3 Gewürznelken / 1 kleine Zimtstange / 2 Kardamomkapseln

→ Alle Zutaten in einen Topf geben und 20 Minuten ganz leicht köcheln lassen. Über Nacht abkühlen lassen, danach abfiltern und abfüllen. Ich verwende den Herzwein bei Herzschwäche, als Kräftigungsmittel und nach einem grippalen Infekt.

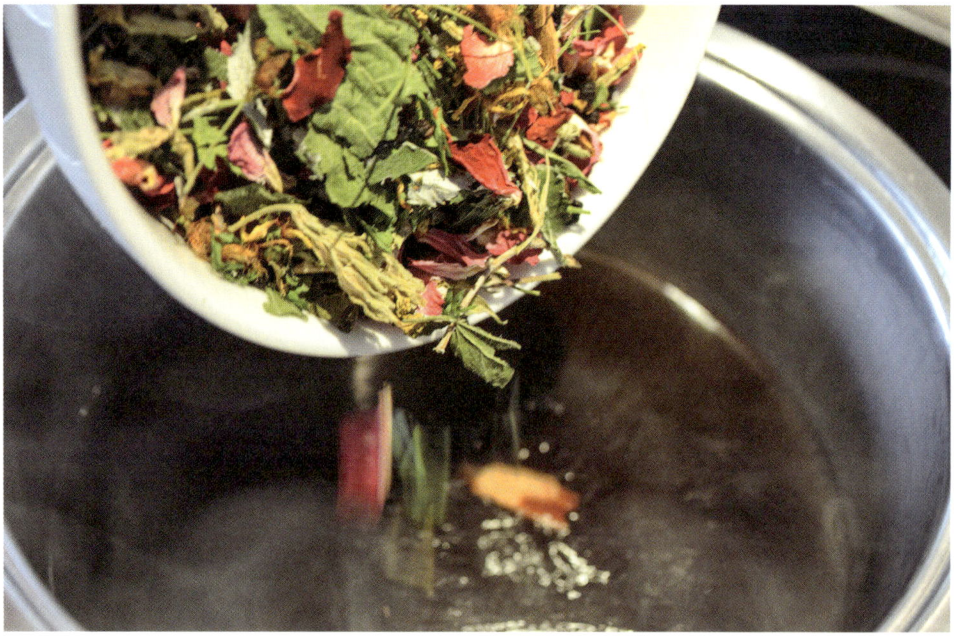

Bei einer Heilweinherstellung werden die Kräuter im heißen Wasser mitgekocht

Räucherungen

Die Anwendung von Pflanzen als Räucherdrogen ist etwa 70.000 Jahre alt. Zuerst führte man Räucherungen wohl vor allem im rituellen Rahmen durch, ehe man auch deren medizinische Effekte feststellte. So verräucherte man Wacholder während der Pestepidemien sowie Meisterwurz und Wermutarten bei Totenzeremonien, da sie eine desinfizierende Wirkung entfalteten. Bis heute führe ich auf meinem Hof immer noch Räucherungen mit verschiedenen heimischen Pflanzen durch. Dabei werde ich manchmal belächelt, aber Räuchern hat nichts mit Esoterik zu tun, sondern gehört zum bäuerlichen Alltag dazu. Diese einst ausgeprägte Tradition hat in meiner Familie auch heute noch einen hohen Stellenwert. Einige der im Folgenden aufgelisteten Pflanzen beschreibe ich im Buch nicht gesondert, aber sie sind Teil meiner Rituale. Die mir wichtigen Kräuter sind oben, die seltener verwendeten weiter unten aufgelistet. Ich habe auch nicht alle Räucherstoffe, -rituale und -tage aufgezählt, da ich ansonsten ein gesamtes Buch damit füllen würde.

Wichtige heimische Räucherpflanzen im Überblick:

Angelika (Wurzel)	kräftigend, revitalisierend, stärkend
Baldrian (Wurzel)	gegen innere Unruhe, Stress und Schlafstörungen
Beifuß (Kraut)	entspannend, lösend, wärmend, reinigend
Holunder (Holz, Rinde, Blüten)	entspannend, Freude spendend und revitalisierend
Hopfen (Zäpfen)	gegen Depressionen, Schlafstörungen und Nervosität
Johanniskraut (Blüten, Kraut)	stimmungshebend, gegen Depressionen
Kamille (Blüten)	entspannend, gegen Stress und innere Unruhe
Königskerze (Blüten, Blätter)	neutralisierend, stimmungshebend, bei herannahenden Gewittern
Lavendel (Blüten, Blätter)	reinigend, beruhigend, desinfizierend
Salbei (Blätter)	desinfizierend, lösend, helfend bei belastenden Gedanken und Emotionen
Schafgarbe (Blüten, Blätter)	kräftigend, krampflösend, fördernd für Geist und Seele
Quendel (Kraut)	vor Krankheiten schützend, Ungeziefer und Mäuse vertreibend, die Durchsetzungskraft fördernd
Wacholder (Nadeln, Holz, Beeren)	kräftigend, erweckend für den Geist, stärkend, desinfizierend
Wermut (Kraut)	motivierend, revitalisierend

Seltener verwendet

Brennnessel (Kraut)	schützend, bei Gewitter
Fichte (Nadeln, Harz)	keimtötend, desinfizierend, gegen innere Unruhe
Gundermann (Kraut)	desinfizierend, bei Erkältungen
Haselnuss (Blätter)	schützend, bei herannahendem Gewitter
Linde (Blüten)	bei grippalen Infekten, beruhigend
Meisterwurz (Wurzel)	kräftigend, stärkend, desinfizierend, ehemals wie Weihrauch bei Totenzeremonien verwendet
Rose (Blüten)	aphrodisierend
Tanne (Nadeln, Harz)	kräftigend, schützend, reinigend, gegen innere Unruhe

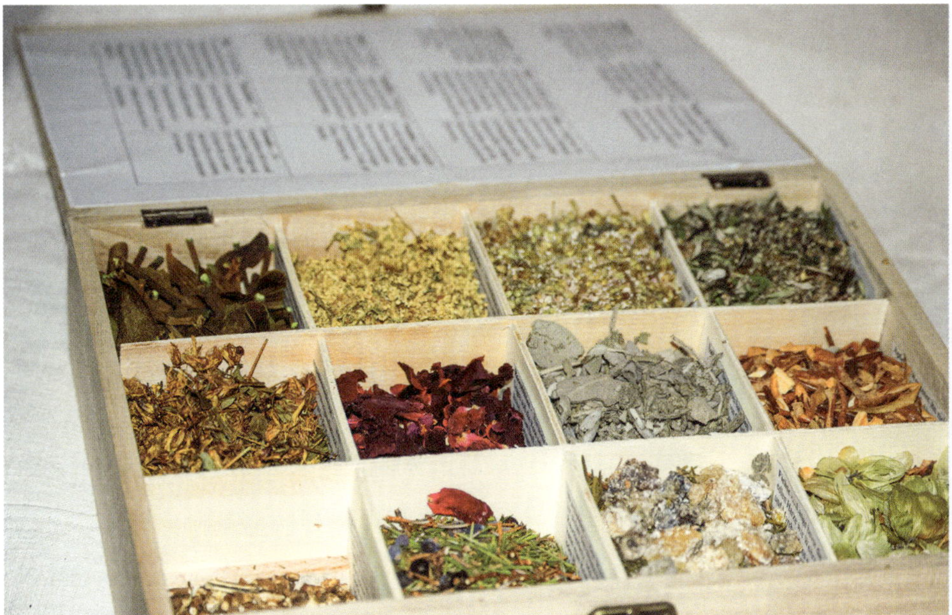

Räucherkasten für den Hausgebrauch

Färben mit Naturfarben

In meiner Familie wurden Wolle und Naturstoffe mit verschiedenen Pflanzen eingefärbt. Dabei wurden die Pflanzenteile im Wasser erwärmt und gekocht, sodass sich die Farbstoffe lösten und das jeweilige Material einfärbten. Stoffe kochte man mit den Pflanzen mit, Wolle hingegen weichte man über Nacht im abgekühlten Sud ein; das Kochen hätte nämlich aus der Wolle Filz gemacht („walchen"). Zum Haltbarmachen der Farben verwendete man Essigwasser, manchmal auch Urin oder Salzwasser. Nach dem Färben nahm man die Wolle aus dem Sud heraus und gab sie einige Stunden in das Essigwasser, damit die Farbe gefestigt wurde.

Typische Färberpflanzen meiner Familie:

Holunderbeere, Liguster, Schwarze Bauern-Stockrose, Kornblume, Rotkohl	Blautöne
Heidelbeere, Rotkohl, Malvenblüte	Violetttöne
Wacholderbeere, Johannisbeere, Schwarzer Nachtschatten, Weinraute, Spinat	Grüntöne
Apfelbaumrinde, Frauenmantel, Goldrute, Löwenzahn, Zwiebel, Rainfarn, Berberitzenrinde, Johanniskraut, Petersilie, Salbei, Ringelblume	Gelbtöne
Rote Bete, Klatschmohn, Geranienblüte	Rottöne
Walnuss, Eiche, Schwarz-Erle, Gallapfel, Eibe, Schwarztee, Kastanienrinde	Schwarz- und Brauntöne

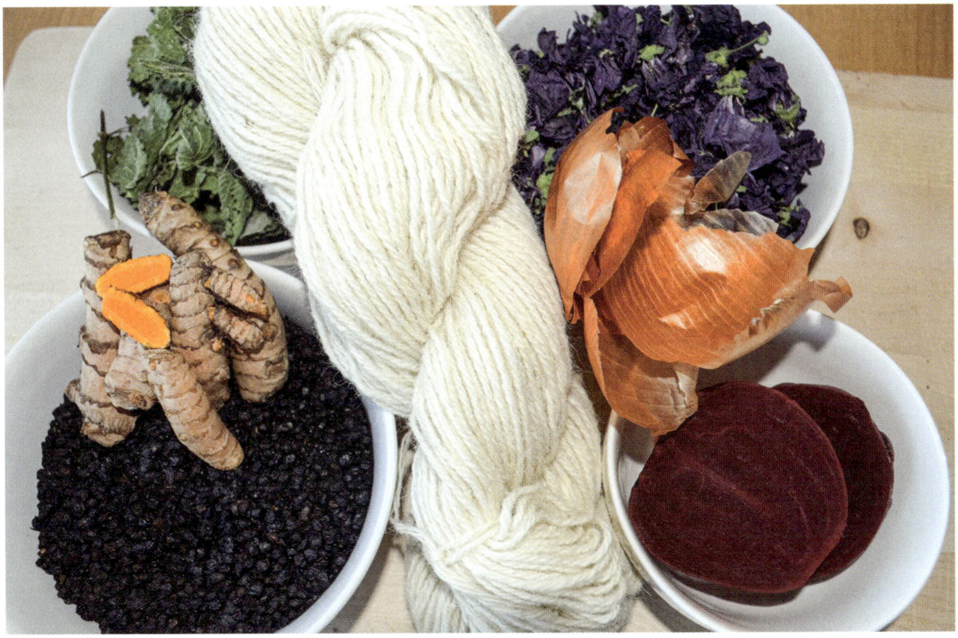

Färberpflanzen (im Uzs. von rechts unten): Rote Bete, Holunderbeeren, Kurkuma, Brennnessel, Malvenblüten, Zwiebelschalen

Die Familienkräuter

Meine Familie verwendet schon seit mehreren Generationen Pflanzen in der Hausapotheke, als Nahrung, zum Räuchern und Färben von Wolle und Kleidung. Auf diese Weise hat sie umfangreiches Wissen über die Anwendung von Kräutern zu Heilzwecken erworben. Ich habe das große Glück, einen Teil dieses Wissens zu bewahren und in der Anwendung lebendig zu halten – heute mehr denn je, denn ich musste am eigenen Leib erfahren, dass bei manchen Krankheiten die Schulmedizin nicht helfen kann. In den folgenden Pflanzenporträts beschreibe ich die Anwendung der Heilkräuter so, wie ich sie von meiner Familie und in meiner weiteren Ausbildung erlernt habe. Dabei spielen, wie ihr sehen werdet, viele verschiedene Aspekte eine wichtige Rolle.

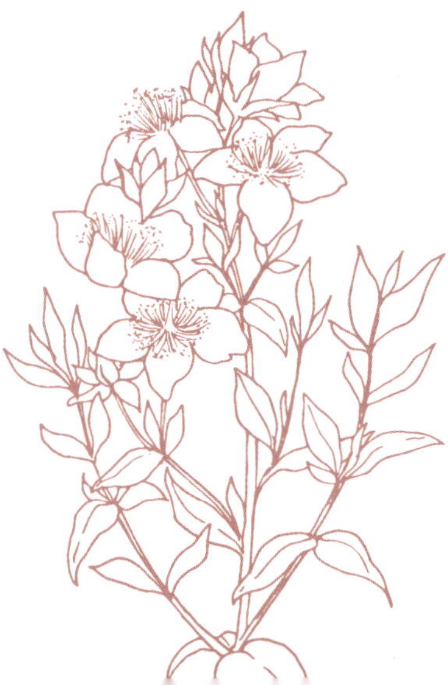

Allermannsharnisch

Lat.: Allium victorialis
Familie: Amaryllidaceae (Amaryllisgewächse)
Volksnamen: Alpenbärlauch, Bergknoblauch, Schutz aller Männer, Siebenhämmerlein, Sieglauch, Siegwurz, Wilde Alraune
Aussehen: Zwiebeln mit vielen netzartigen Faserhüllen; Stängel 30–60 cm hoch; Stängelblätter 1–3 cm lang, breit-lanzettlich, 10–20 cm lang und 3–6 cm breit, kaum gestielt; Blütenstand dicht kugelig, ohne Brutzwiebel, von den Hüllblättern nicht überragt; Perigonblätter gelblich grün bis weiß, ca. 0,5 cm lang, von den Staubblättern weit überragt; Blütenstiele 2- bis 3-mal so lang wie die Blüten; Frucht meist 6-samig.
Standort: grasige und felsige Hänge, steinige Böden, Hochstaudenfluren, montan – alpin
Sammelzeit: Blätter im Frühsommer

Volksglaube: Der Allermannsharnisch, auch Bergknoblauch genannt, wächst dort, wo es für den allgemeinen Knoblauch zu kalt und rau ist. Er gehört wie der Bärlauch zu den Lauchgewächsen und wird von der Bergbevölkerung auch als Alpenbärlauch bezeichnet. Er war in alter Zeit kein großes Heil-, aber ein wichtiges Zaubermittel. Durch die Fasern, die die Zwiebel umkleiden, symbolisiert diese Pflanze ein undurchdringliches Kettenhemd, was ihr auch den Namen Harnisch verleiht. Auch trugen Krieger stets eine Zwiebel um ihren Hals, damit sie vor Verletzungen geschützt blieben. Wenn man sich die Blüte dieser unscheinbaren Pflanze genauer ansieht, so glaubt man, einen Morgenstern vor sich zu haben. Damit meine ich nicht den Himmelskörper, sondern die alte Kriegswaffe. Und sehen die Blätter nicht aus wie eine Lanze oder gar ein Schwert? Vielleicht nutzte man sie genau deswegen als Schutzpflanze. So gibt es im Alpenraum unzählige Sagen, in denen sich verfolgte Zwerge in die Berge flüchten und sich in den Allermannsharnisch verwandeln. Eine besondere Kraft wurde den Zwiebeln zugeschrieben, wenn man sie am 15. August, an Mariä Himmelfahrt, sammelte und heimlich unter den Altar legte. Sobald der Kelch den Altartisch berührte, sollte die Pflanze die Macht erhalten, unverwundbar zu machen. Solange man diese Zwiebel bei sich trug – so meinte man im gesamten Alpenraum –, blieb man schuss- und stichfrei. Dieser Volksglaube hatte besonders während des Ersten Weltkrieges eine sehr große Bedeutung. Einst soll ein Bursche seine Seele an einen Schadenszauberer verpfändet haben, wenn er dafür ein heilbringendes Kraut für seine todgeweihte Braut be-

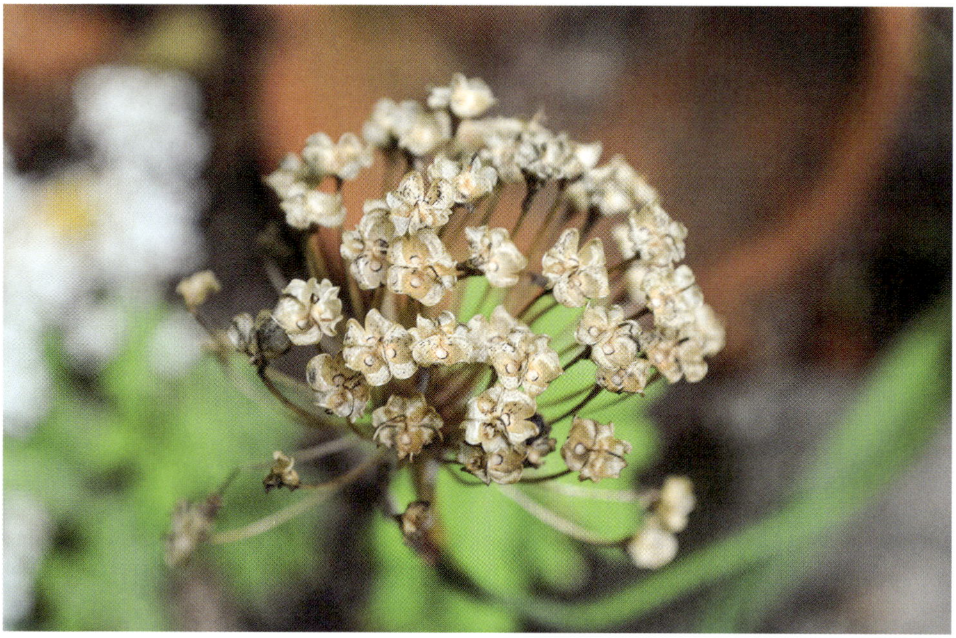

kommen würde. In der Herbalmagie soll man mit dieser Wurzel auch Wetterhexen und hartnäckigen Bergnebel verbannen können. Lange wurden aus den Zwiebeln des Allermannsharnischs sogenannte Alraunenamulette hergestellt, denen Zauberkraft zugesprochen wurde. Noch heute glauben manche jungen Mädchen, dass sie noch im selben Jahr heiraten werden, wenn sie sich an Himmelfahrt eine Zwiebel graben.

Volksheilkunde und Medizin: In der Volksheilkunde wurde der Allermannsharnisch ähnlich wie der Bärlauch verwendet. Er ist ein Kraut für die Entschlackung und Blutreinigung. Die Bauern kauten ihn während des Mähens und ihre Frauen kochten Suppen damit. Heute wird er von der einheimischen Bevölkerung auch zu Pesto verarbeitet. In früheren Zeiten nahm man ihn erfolgreich gegen Skorbut ein. Neuesten Studien zufolge soll er noch wirkungsvoller als sein Verwandter, der Bärlauch, sein. Er besitzt eine große Menge an Selen, Flavonoiden und Ascorbinsäure. So kam er auch als menstruationsförderndes und kräftigendes Mittel bei Geburten zum Einsatz. Da er sehr blutstillend wirken soll, verwendete man ihn bei Thrombosen und Blutungen.

Familienwissen: Da bei uns im Passeiertal kein Bärlauch beheimatet ist, dient der Allermannsharnisch bis heute als dessen Ersatz. Wie der Name Bergknoblauch („Bergknoufl") schon andeutet, wird er als Würzmittel verwendet. Die Blätter werden zu Pesto, in Kräutersalzen, „Tschottn" (Hüttenkäse) und Käse verarbeitet. Wie der Bärlauch wird er für die Blutzirkulation und -reinigung sowie für die Herzkräftigung herangezogen, indem man ihn einfach verzehrt.

Allermannsharnisch-Omeletten

100 g Mehl / 100 ml Milch / 1 Prise Salz / 2–3 Eier / 1 Handvoll gehackte Allermannsharnischblätter / etwas Butter

→ Das Mehl mit der Milch glatt rühren, Salz dazugeben und zuletzt die Eier und den Allermannsharnisch unterheben. In eine gebutterte heiße Pfanne geben und die Omeletten einzeln dünn auf beiden Seiten herausbacken. Man kann sie zusätzlich mit Schinken und Käse füllen oder wie Frittaten als Suppeneinlage verwenden.

Allermannsharnisch-Pesto

1–2 Handvoll Allermannsharnischblätter / 1–2 Handvoll Gierschblätter / 50–150 ml Olivenöl nach erwünschter Konsistenz / Salz und Pfeffer nach Belieben

→ Alle Zutaten in ein hohes Gefäß geben und mit dem Pürierstab durchmixen, je nach erwünschter Konsistenz nimmt man mehr oder weniger Olivenöl. Passt sehr gut auf Brot, zu Nudeln, als kaltes Salatdressing oder in die Kräuterbutter. Für eine längere Haltbarkeit sollte man das Pesto am besten einfrieren.

Alpen-Edelweiß

Lat.: Leontopodium alpinum
Familie: Asteraceae (Korbblütler)
Volksnamen: Almsternerl, Bauchwehblume, Federweiß, Irlweiß, Wollblume
Aussehen: 3–20 cm hoch, unverzweigt; ganze Pflanze weißfilzig und spinnwebig behaart; Stängel gleichmäßig geblättert; Blätter schmal-lanzettlich, gegen den Grund verschmälert, bis 5 cm lang und 8 mm breit; Blütenköpfchen 5–7 mm lang und ca. ebenso breit, zu 2–10 doldig gehäuft; Blüten gelblich, röhrenförmig; Gesamtblütenstand von 5–15 sternförmig ausgebreiteten Hochblättern umgeben; Früchte ca. 1 mm lang.
Standort: steinige Rasen, Felsbänder, auf Kalkböden, subalpin – alpin
Sammelzeit: Blüten im voll erblühten Zustand im Juli

Wissenswertes: Wer glaubt, das Edelweiß sei nur in den Alpen beheimatet, liegt falsch. Wir finden es etwa auch in den Pyrenäen, Karpaten, am Balkan oder im Apennin. Sogar im Himalaya wird es in der Volksheilkunde verwendet. Das Edelweiß ist ein Einwanderer, der nach der Eiszeit aus den Steppengebieten Asiens nach Europa gekommen ist. Bei uns in den Alpen war es hochgeschätzt und wäre beinahe ausgerottet worden. Wer es gerne als Volksheilmittel benutzen möchte, sollte es sich in den Garten holen. Es gedeiht sehr gut an trockenen Stellen und kommt jedes Jahr, wenn auch sehr spät, zum Vorschein. Eine Studie der Universität Innsbruck im Himalaya hat ergeben, dass sich die Inhaltsstoffe der Alpen-Edelweiße nicht von jenen im Himalaya unterscheiden, selbst bei gezüchteten Pflanzen. Letztere sind meist grünlicher, da sie einer anderen Sonneneinstrahlung ausgesetzt sind und den extremen Schutz nicht mehr benötigen.
Die Behaarung und das Filzig-Weiße an der Pflanze dienen allein dem Schutz – man könnte meinen, dass sie sich so flauschig verpackt vor allem gegen Kälte abschirmen will. In großen Höhen ist aber die UV-Strahlung auch deutlich höher und so schützt sich das zarte Gewächs mit der Behaarung vor dem Austrocknen. Die Scheinblüte in Form eines Sterns verblüht nie, während uns im Inneren die eigentliche Blüte aus gelben Punkten entgegenleuchtet. Genau diese ständige Blüte war es, die das Edelweiß als Liebespfand so bedeutend machte. Einige ließen ihr Leben beim Versuch, der Angebeteten ein Edelweiß zu bringen. Hatte man es aber erfolgreich gepflückt, so trug es die Geliebte als Medaillon um den Hals. Es galt als Symbol für immerwährende und aufopfernde Liebe.

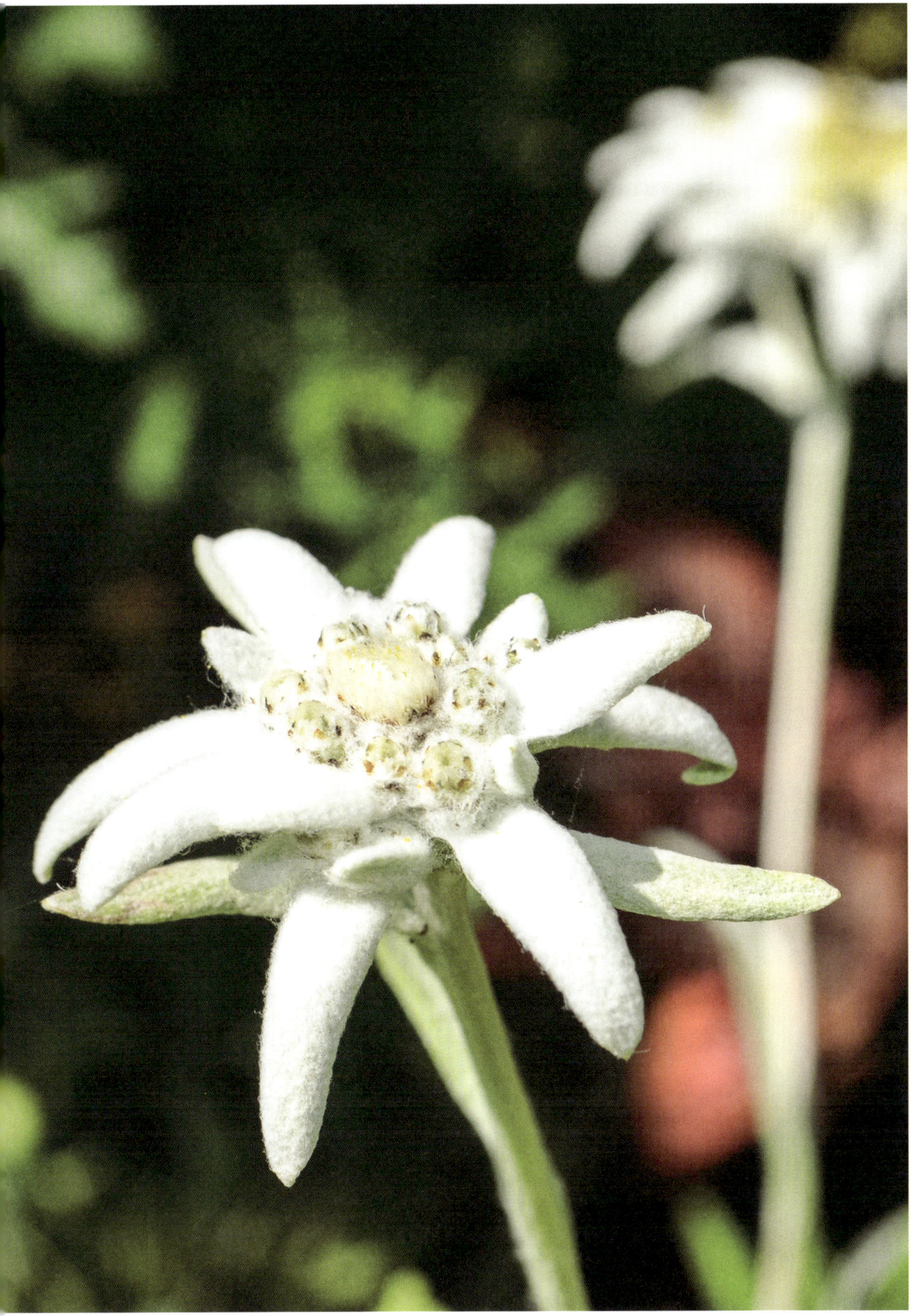

Volksglaube: In so manchem Pflanzenzauber oder Ritual war das Edelweiß eine unverzichtbare Zutat. Alten Überlieferungen und Mythen zufolge blieb der Träger des Edelweißes – gleich der unvergänglichen Natur der Pflanze selbst – stets unversehrt und mutig, weshalb es auch in den Saum eingenäht wurde. Man glaubte auch, dass es Wohlwollen und Dankbarkeit bei den Mitmenschen bewirke. Als altes Schutzmittel oder Schutzzauber war es häufig in Gebrauch. Noch heute fühlt man sich bei Ausflügen in die Berge geschützt, tragen die Bergrettung und der Alpenverein doch das Edelweiß als Logo. Zufall oder doch Schutzzauber – wer weiß das schon? Auch bei den Haflingerpferden ist es als Brandzeichen angebracht, bei denen es vermutlich ebenso eine schützende Wirkung entfalten soll.

Volksheilkunde und Medizin: Im gesamten Alpenraum wurde das Alpen-Edelweiß bei Magenleiden, Bauchschmerzen, Verdauungsbeschwerden, Durchfall, Harnwegsinfektionen, Lungenleiden, Meningitis und Vergiftungen eingesetzt. Dabei wurde es stets in Milch aufgekocht. Es wurde als Ruhrkraut eingestuft. Heute weiß man durch Untersuchungen, dass die Inhaltsstoffe eine antibakterielle Wirkung haben und Schwellungen und Entzündungen schneller abheilen lassen. Auf *Enterococcus faecium* (eine Darmbakterienart), *Escherichia coli* (Verursacher von Durchfallerkrankungen), *Pseudomonas aeruginosa* (Verursacher von Magen-Darm- sowie Harnwegserkrankungen, Lungenentzündungen und Meningitis) zeigte die Anwendung von Edelweiß einen klaren Erfolg. Damit ist auch bestätigt, dass die Volksheilkunde richtig lag. In meiner Familie war die Edelweißmilch häufig in Gebrauch, zum einen bei Magen-Darm-Problemen, zum anderen bei Entzündungen im Hals- und Bronchienbereich.

Familienwissen: In meiner Familie ist es üblich, Edelweißblüten in der Hausapotheke aufzubewahren. In Milch aufgekocht werden sie bei schweren Lungenleiden mit etwas Honig getrunken. Von meiner Mutter und Großmutter weiß ich, dass auch angebliche Vergiftungen auf diese Weise kuriert wurden. Ich verwende das Edelweiß in meinen Salben und Bädern.

Edelweißmilch

2 Edelweißblüten / 1 Tasse Milch

→ Die Edelweißblüten kurz in der Milch köcheln und ca. 10 Minuten ziehen lassen.

Wenn die Milch auf Trinktemperatur abgekühlt ist, noch 1 TL Honig dazugeben.

Edelweiß-Gurgelspülung

2 Edelweißblüten

→ Die Edelweißblüten mit etwas heißem Wasser übergießen, abkühlen lassen und dann zum Gurgeln des Mund-Rachen-Raums verwenden. Noch einen kleinen Löffel Apfelessig dazu und die Desinfektion ist komplett.

Edelweiß-Wundbad

5–6 Edelweißblüten / 1 l Wasser / etwas Sahne / 1 Tasse Totes-Meer-Salz

→ Das Wasser mit den Edelweißblüten kurz aufkochen, dann in das Badewasser gießen. Etwas Sahne und das Meersalz dazugeben, dann darin baden.

Heute wird das Edelweiß nicht mehr als Heilmittel benutzt bzw. nur mehr von jenen Personen, die um seinen Nutzen wissen. Da es auch auf die Haut eine positive antioxidative Wirkung hat, finden wir es vor allem in Kosmetika.

Alpen-Silbermantel

Lat.: Alchemilla alpina
Familie: Rosaceae (Rosengewächse)
Volksnamen: Bergfrauenmantel, Schafsuppen, Silbersinau, Sternblattl
Aussehen: 10–30 cm hoch, aufrecht, mit niederliegenden sterilen Seitentrieben; grundständige Blätter 5- bis 7-teilig, Abschnitte 1–3 cm lang, vorne gezähnt, die mittleren bis zum Grunde getrennt oder höchstens 3 mm verwachsen, beiderseits dicht silberglänzend behaart; alle Blüten mit Tragblättern, in dichten Knäueln, seitliche Blütenstiele nur 0,5–2 mm lang.
Standort: Weiden, Rasen, Felsen, Schutt und Silikat, montan – alpin
Sammelzeit: das Kraut im Juli

Volksglaube: Anders als der Name vermuten ließe, gedeiht der Silbermantel nicht ausschließlich in den Alpen. Man findet ihn auch auf der Iberischen Halbinsel, im Uralgebirge, in Island, Schottland und Skandinavien. Dort wächst er bereits etwas über Meereshöhe, während er bei uns unterhalb der Waldgrenze kaum anzutreffen ist. Als Silbermantel kennen wir zwei Arten, den Kalk-Silbermantel *(Alchemilla Conjuncta)* und den Silikat-Silbermantel *(Alchemilla alpina)*. Sie unterscheiden sich bis auf den bevorzugten Standort und einige kleine Abweichungen im Aussehen kaum voneinander.
Im Brauchtum wiesen die Sennerinnen ihre Freier damit ab, indem sie ihnen das Kräutlein schenkten, was ihm den Namen „Nimmanix" gab, was aber auch sie selbst vor deren Rache schützen sollte. Der Silbermantel galt nicht nur bei uns im Alpenraum als Zauberpflanze, sondern auch bei den Kelten, die ihn als „Becher des Druiden" bezeichneten. Im Alpenraum benutzte man ihn als magischen Spiegel.

Volksheilkunde und Medizin: Die kleine Schwester des Frauenmantels steht ihrer großen Schwester in keiner Heilanwendung nach. Neben den oben genannten Anwendungszwecken soll sie eine stärkere Wirkung als diese haben und antibiotisch wirken. Der Wirkstoff Agrimoniin soll zudem der Entstehung von Brustkrebs entgegenwirken. Kurzum: Der Silbermantel wirkt zusammenziehend, entzündungshemmend, antibakteriell, fungizid, wundschlussfördernd und wundheilend.
Er wurde zum Stillen jeglicher Blutung eingesetzt und war daher auch in der Frauenheilkunde ein typisches Hausmittel: Frauen nahmen nach der Geburt,

im Wochenbett oder bei nicht enden wollendem Blutfluss ein Bad aus Silbermantel.
Ebenso wird er bei hormonellen Stimmungsschwankungen, Fruchtbarkeitsstörungen, Wechseljahrbeschwerden, Eierstockentzündungen und für die Rückbildung sowie Straffung des Beckenbodens eingesetzt.
Zudem sagt man Silber- und Frauenmantel nach, dass sie den Blutzucker senken. Maria Treben, aber auch Pfarrer Künzle verabreichten ihren Patienten, die unter latenter Übelkeit litten, einen zu gleichen Teilen aus Schlüsselblume und Silbermantel bestehenden Tee. Latente Übelkeit ist häufig das erste Anzeichen für Pankreasschwäche, die zu Diabetes führen kann.

Familienwissen: In meiner Familie gilt dieses Gewächs als noch wertvoller als der Gemeine Frauenmantel, da es schwieriger zu finden ist. Wir verwenden es aber auf dieselbe Art und Weise. Die folgenden Rezepte aus der Hausapotheke kann man auch mit den normalen Frauenmantelarten zubereiten.

Silbermantelbad nach einer Geburt

2 Handvoll getrockneter Silbermantel / 1 Handvoll getrocknete Kamillenblüten

→ Alles gemeinsam kurz aufköcheln und 10 Minuten ziehen lassen. Abseihen und auf Körpertemperatur abkühlen lassen. In ein Sitzbad geben und darin baden oder alternativ in einem Nachttopf auskühlen lassen und sich über den warmen Dampf setzen.

Teemischung bei Eileiter- und Eierstockentzündung

40 g Silbermantel / 30 g Johanniskraut / 30 g Kamille / 10 g Schöllkraut (Vorsicht: giftig, vor allem in höheren Dosen!) / 20 g Hopfenzapfen / 20 g Echtes Labkraut (ersatzweise Waldmeister)

→ 1 gehäuften TL der getrockneten Mischung mit ¼ l Wasser überbrühen, 5 Minuten ziehen lassen und 3 Wochen lang täglich jeweils 3 Tassen davon trinken.

Bärlauch

Lat.: Allium ursinum
Familie: Amaryllidaceae (Amaryllisgewächse)
Volksnamen: Ramsel, Waldlauch, Zigeunerlauch
Aussehen: Zwiebeln länglich, von Häuten umgeben; Stängel 20–40 cm hoch; Blätter grundständig, lang gestielt, mit eilanzettlicher, bis 20 cm langer Spreite; Blütenstand doldig, ohne Brutzwiebeln, von den Hüllblättern meist nicht überragt; Perigonblätter weiß, 1 cm lang, von den Staubblättern nicht überragt; Frucht meist 6-samig.
Standort: feuchte Laubwälder (Auwald), kollin – montan
Sammelzeit: Blätter von März bis Ende April

Wissenswertes: Bärlauch wächst im Schatten von Auwäldern und braucht einen kalkhaltigen Boden. Da bei uns im Laufe der letzten Jahrhunderte diese Wälder fast gänzlich verschwunden sind – nur im Unterland bestehen noch einige wenige Auwälder –, ist der Bärlauch vielerorts in Vergessenheit geraten.

Volksglaube: Bei unseren Vorfahren war Bärlauch ein Wildgemüse und Heilkraut. Von Rom bis ins Germanenreich wurde er hoch verehrt – bei den Germanen gab es sogar eine eigene Lauch-Rune. Im 8. Jahrhundert verordnete Karl der Große den Anbau von Bärlauch per Gesetz. Ab dem 17. Jahrhundert geriet die Pflanze langsam in Vergessenheit, bis sie im 20. Jahrhundert von Kräuterpfarrer Johann Künzle neu entdeckt wurde. Bärlauch war ein beliebtes Mittel gegen Gifte aller Art und durch seinen auffallenden Geruch auch gegen die bösen Mächte. Durchtriebene Hexen, schlaue Dämonen, ja sogar der Teufel fürchteten sich vor diesem Kraut. Die Bärlauchzwiebeln wurden in Stuben gehängt, wo sie ansteckende Krankheiten anziehen sollten. Zum Schutz trugen auch Kinder Bärlauchzwiebelchen um den Hals.

Volksheilkunde und Medizin: Bärlauch enthält schwefelhaltige ätherische Öle. Sie desinfizieren die Atemwege und wirken sich günstig auf die Blutgefäße, besonders in den Beinen und im Gehirn, aus. Diese Öle sind auch in Knoblauch und Zwiebel enthalten. Senfölglykoside, Flavonoide, Chlorophyll, viele Vitamine (vor allem Vitamin C), Mineralstoffe (besonders viel Eisen), Magnesium und Mangan unterstützen den Magen- und Darmbereich. Die Lebertätigkeit wird angeregt. Bärlauch wirkt immunisierend, entzündungshemmend, verdauungsregulierend, -beruhigend und zugleich -anregend. Bärlauch macht Speisen halt-

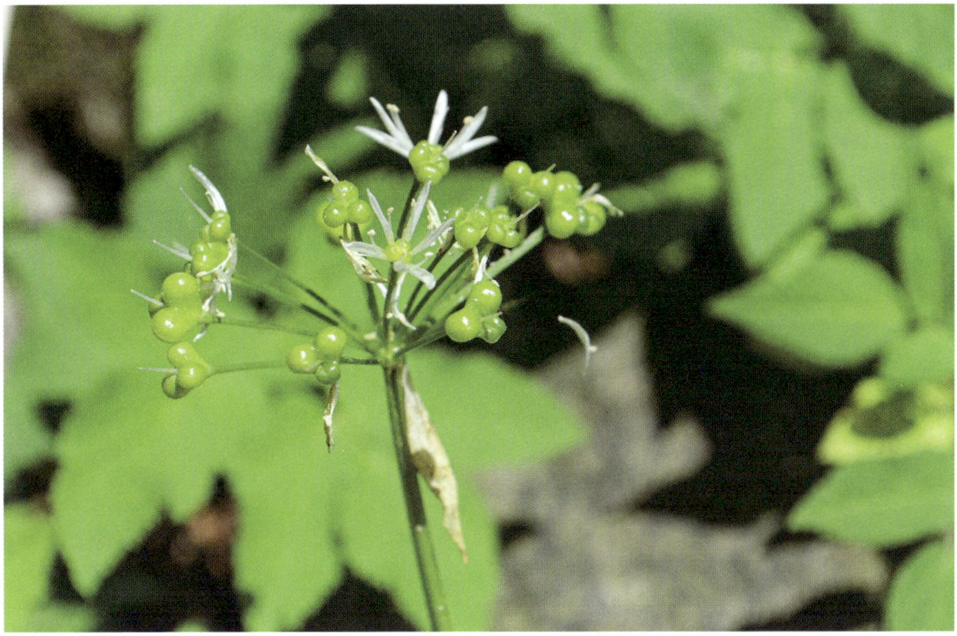

bar und leichter verdaulich. Er senkt den Cholesterinspiegel und den Blutdruck. Außerdem hat er Einfluss auf die heute recht häufig vorkommenden Fettstoffwechselstörungen.

Tipp: In den letzten Jahren hat Bärlauch wieder an Wert gewonnen und ist in der Küche ein wahrer Frühjahrshit. Wer sich Bärlauch besorgen möchte, kann ihn kaufen oder ganz leicht im Garten selbst ziehen. Man sollte dafür ein schattiges Plätzchen wählen, eventuell unter einem Haselbusch. Die Pflanzen besitzen kleine Zwiebeln, die man in Kräuterfachgeschäften kaufen kann. Die Pflanzen sind mehrjährig, und gefällt ihnen der Standort, so vermehren sie sich rasch.

Vorsicht: Bärlauch sollte auf jeden Fall Blatt für Blatt gepflückt werden, da man ihn leicht mit dem Maiglöckchen und der Herbstzeitlose verwechseln kann, die beide hochgiftig sind. Bärlauch besitzt nur ein Blatt an einem Stiel, während bei Maiglöckchen und Herbstzeitlose mehrere Blätter an einem Stiel sitzen. Im Zweifelsfall sollte man ein Pflanzenbestimmungsbuch zu Rate ziehen oder auf das Pflücken verzichten – eine Verwechslung ist hier wirklich gefährlich!

Familienwissen: Meine Familie verwendet Bärlauch wie Knoblauch hauptsächlich für die Küche, aber auch als Tinktur. Diese kommt bei mir im Rahmen einer Frühjahrs-Entschlackungs-Kur zum Einsatz. Da das Kraut als Tee nicht schmeckt, wird es gegessen. Bärlauch kann man – besonders wenn man den Geschmack von Knoblauch mag – in diverse Speisen einarbeiten: In Suppen, Quark, Butter, Salaten oder als würziger Spinat schmeckt er hervorragend. Man sollte ihn bis spätestens zur Walpurgisnacht am 30. April abgeerntet haben, denn danach zieht er sich zurück und verliert an Kraft und Geschmack.

Bärlauch-Brennnessel-Aufstrich

50 g Sonnenblumenkerne / 50 g Pinienkerne / 3 Handvoll Bärlauchblätter / 2 Handvoll Brennnesselblätter / 3–4 EL Crème fraîche / 100 ml Olivenöl / 1 EL Limettensaft / 1 EL Limettenabrieb / Salz / Pfeffer

→ Die Sonnenblumen- und Pinienkerne in einer beschichteten Pfanne ohne Fett leicht anrösten, dann herausnehmen. Die Bärlauch- und Brennnesselblätter grob hacken und mit den Kernen und der Crème fraîche pürieren. Langsam das Öl zugießen und weitermixen, bis eine feine Paste entsteht. Zuletzt in eine Schüssel geben und den Saft sowie den Abrieb der Limette unterrühren, dann mit Salz und Pfeffer abschmecken. In kleine Gläser füllen. Als Brotaufstrich verwenden, passt aber auch als Pesto zu Nudeln.

Bärlauchbutter

125 g Bärlauchblätter / 250 g Butter / 2 TL Senf / 2 EL Zitronensaft / 1 EL Zitronenabrieb / Salz / Pfeffer

→ Die Bärlauchblätter entstielen und hacken, dann mit der Butter in einem Mixer pürieren. In eine Schüssel geben und mit den restlichen Zutaten gut verrühren. In kleine Gläser füllen und in den Kühlschrank stellen oder mit einem Spritzbeutel auf ein Blech kleine Häufchen aufspritzen und in das Gefrierfach geben. Mit dieser Butter verleiht man beim Anbraten Gemüse, Fisch und Fleisch ein angenehmes Bärlaucharoma.

Bärlauchessig

1–2 Handvoll Bärlauchblätter / 1 l Apfelessig

→ Blätter im Essig ansetzen und nach 21 Tagen abfiltern. Zum Würzen von Salaten.

Bärlauchpesto

3 Handvoll Bärlauchblätter / 2 Handvoll Gierschblätter (ersatzweise Petersilie) / Salz und Pfeffer nach Belieben / 150–200 ml Olivenöl je nach erwünschter Konsistenz / 1 Handvoll Mandeln

→ Alle Zutaten in einer Küchenmaschine pürieren, bis sich eine homogene Masse bildet. Diese in Eiswürfelformen oder saubere Gläser füllen und einfrieren. Ich verwende dieses Pesto auch gerne zum Würzen von Suppen und Soßen sowie als Brotaufstrich.

Bärlauchsalz

1–2 Handvoll Bärlauchblätter und -blüten / insgesamt 1 Handvoll Sauerampfer-, Giersch-, Löwenzahn- und Gundermannblätter zu gleichen Teilen / 100 g Salz

→ Alle Zutaten gut im Mörser zerstoßen. Danach auf einem Backblech ausbreiten und bei ganz niedriger Temperatur im Backofen antrocknen lassen, dann in Gläschen abfüllen. Zum Würzen von Fleisch, Fisch, Gemüse und Salaten.

Bärlauchtinktur (zur Ausleitung von Schwermetallen)

2–3 Handvoll Blätter / 150 ml Wodka

→ Die zerkleinerten Blätter in ein Schraubglas geben, mit dem Wodka übergießen und nach 21 Tagen abfiltern. Für eine Entgiftungskur 28 Tage lang 3-mal täglich 5 Tropfen einnehmen.

Blutwurz

Lat.: Potentilla erecta
Familie: Rosaceae (Rosengewächse)
Volksnamen: Fünffingerkraut, Ruhrwurz, Terpentill, Tormentill, Waldfingerkraut
Aussehen: Stängel 15–60 cm, niederliegend bis aufsteigend; Blätter 3- bis 5-zählig, mit verkehrt-eiförmigen, am Grunde keilförmigen, grob gezähnten Teilblättern; Stängelblätter größer als die grundständigen, sitzend oder sehr kurz gestielt; Blüten gelb; Durchmesser ca. 1 cm, 4-zählig, einzeln auf 2–6 cm langen dünnen Stielen.
Standort: Moore, Wiesen, Weiden, kollin, subalpin – alpin
Sammelzeit: Wurzel im Spätsommer, im Herbst oder im zeitigen Frühjahr

Wissenswertes: Das aus der Familie der Rosengewächse stammende Kraut wächst an feuchten, nassen Plätzen am besten. Es wird 10–60 cm groß, ihr Wurzelstock ist knollig, etwa daumendick, innen rot, außen braun und etwa fingerlang. Die Blüte ist gelb und das einzige Rosengewächs mit vier Kronblättern (Blütenblätter). Die Blutwurz blüht den ganzen Sommer über, die Wurzeln hingegen werden im Herbst oder zeitigen Frühjahr ausgegraben.

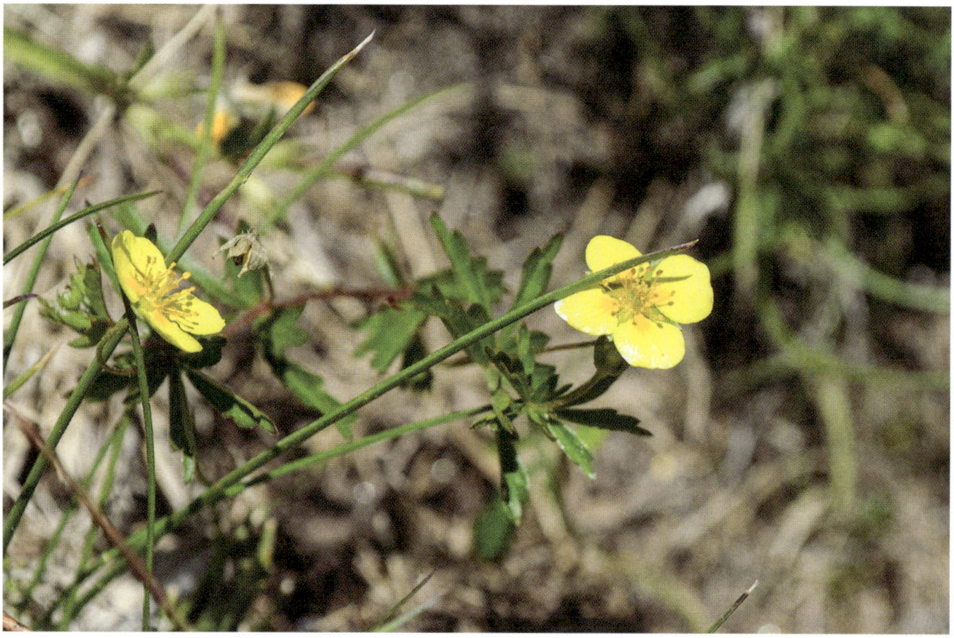

Volksglaube: Bereits unsere Vorfahren kannten diese Pflanze und ihre Wirkung. Alte Sagen und Märchen begleiten die Blutwurz. Die wohl bekannteste ist jene um die Entstehung der Pflanze: Beowulf, ein angelsächsischer Held, soll im dunklen moorigen Waldmeer dem Riesen Grendel (Titan des Wassers) die Hand abgetrennt und ihn somit besiegt haben. Diese pflanzte er in die Erde und aus ihr soll die Blutwurz (Fünffingerkraut) entstanden sein. Im Mittelalter glaubte man daran, dass das Kraut Glück beschere und dem Träger all seine Wünsche erfülle. Jules Lachaume sah in diesem Kraut einen „Fingerzeig" zärtlicher Mutterliebe. Deshalb gilt es als christliches Attribut der „zupackenden" Mütterlichkeit Marias. In manchen Gegenden ziehen noch heute Frauen zu Mariä Himmelfahrt in den Wald hinaus, um bei zu starken Blutungen die Wurzel auszugraben.

Volksheilkunde und Medizin: Alte Namen dieser Pflanze weisen auf deren Verwendung hin, wie etwa Bauchwehwurz, Ruhrwurz und Blutwurz. In der Volksheilkunde wurde und wird sie immer noch verwendet, ihre Heilwirkungen sind schmerzlindernd und entzündungshemmend, blutstillend (auch bei inneren Blutungen), kräftigend, wundheilend und hautpflegend. Wegen der starken Gerbstoffe (Tormentillsäure) wirkt die Blutwurz stark zusammenziehend. Deshalb wird sie bei Ruhr und anderen Durchfallerkrankungen eingesetzt. Ich habe sehr gute Erfahrungen mit ihrer Anwendung gegen Erbrechen oder andere Magenprobleme gesammelt.

Familienwissen: Schon der Name Blutwurz verrät, für welche weiteren Zwecke man diese Wurzel noch verwendet hat. Sie wirkt auch blutbildend und wurde bei schwächlichen Kindern mit unverdautem Stuhlgang angewendet. Deshalb habe ich ein sehr altes überliefertes Rezept in mein Teesortiment aufgenommen. Ich verwende es bei Erbrechen und Durchfall, die nach einer Tasse Blutwurztee oder der Einnahme einer Blutwurztinktur fast schlagartig aufhören. Die Einnahme sollte aber dennoch für einige Zeit fortgesetzt werden. Hält der Durchfall länger als 3–4 Tage an oder ist er gar blutig, sollte ein Arzt aufgesucht werden. Aber auch wenn eine Magen-Darm-Grippe im Umlauf ist, setze ich Blutwurz vorbeugend ein. Als mein Onkel im Alter von eineinhalb Jahren an einem ruhrartigen Durchfall erkrankte und ihm nichts zu helfen schien, setzte man in auf einen Nachttopf mit Blutwurzeltee. Bereits der Dampf dieses Tees half, den Durchfall zu stoppen. Einige Löffel Tee gab man ihm zusätzlich zur Einnahme und siehe da: Er wurde innerhalb kurzer Zeit gesund.
Dem noch nicht genug: Ich kann noch von weiteren Erfolgen mit diesem Kraut

berichten. Mein Ehemann litt unter einer chronischen Mandelentzündung. Nach der Einnahme mehrere Antibiotika beschlossen wir, dieses alterprobte Mittel anzuwenden. Nach einiger Kurzeit zeigte es seine Wirkung – die Mandelentzündung war gebannt. Seitdem verwendet unsere gesamte Familie dieses Rezept zum Gurgeln. Halsschmerzen werden schon nach kurzen Anwendungen gestoppt.
Auch bei entzündlichen Hautleiden, wie z. B. einer eitrigen Wunde, kommt der Tee oder die Tinktur zum Einsatz. Bis jetzt habe ich immer feststellen können, dass diese Anwendungen zu einer schnellen Linderung beitragen.

Blutwurzel-Teemischung

20 g Blutwurz-Wurzel / 20 g Gänsefingerkraut / 20 g Kamillenblüten / 20 g Odermennigkraut / 20 g Frauenmantelkraut

→ 1–2 TL dieser getrockneten Mischung mit 1 Tasse Wasser überbrühen, 10 Minuten ziehen lassen, abseihen und mehrmals täglich 1 Tasse davon trinken. Hilft bei Durchfallerkrankungen.

Blutwurz-Wundbad

1 kleine Handvoll Blutwurz-Wurzel / 1 l Wasser

→ Das Wasser mit der Wurzel ca. 20 Minuten leicht aufköcheln. Abkühlen und die zu behandelnde Stelle darin baden; falls sie unzugänglich ist, ein Tuch in den Sud tauchen und dieses um die betroffene Stelle wickeln.

Breitwegerich

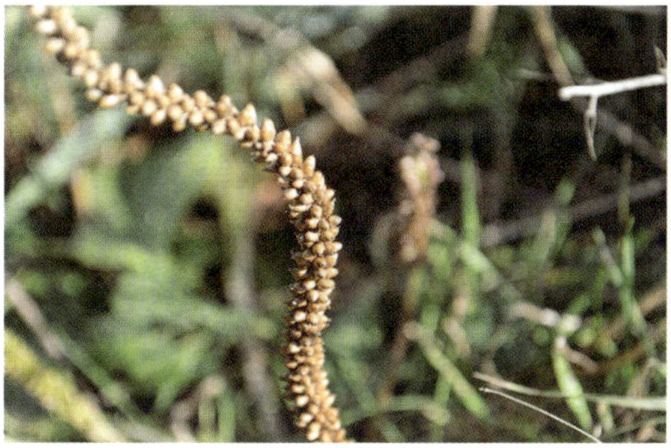

Lat.: Plantago major
Familie: Plantaginaceae (Wegerichgewächse)
Volksnamen: Wegheil, Soldatenblatt
Aussehen: 2–30 cm hoch; Ährenstiel nicht länger als die Blätter, diese in grundständiger Rosette, breit-eiförmig, gestielt, 5- bis 9-nervig; Ähre schmal-zylindrisch, 2–20 cm lang; Einzelblüten ca. 2 mm lang, kahl, mit 4 gelblichen Zipfeln; Staubblätter zuerst lila, dann braungelb; Frucht 3–4 mm lang.
Standort: Wege, Grasplätze, Läger, kollin – subalpin
Sammelzeit: Blätter von März bis Oktober, Samen im reifen Zustand

Familienwissen: Den kleineren, aber nicht weniger bekannten Breitwegerich möchte ich nicht vergessen. So erzählte mir mein Großvater einmal, dass die Soldaten ein Blatt davon in die Schuhe legten, damit die Füße nicht wund wurden. Das hilft übrigens sehr gut, denn man bekommt wirklich keine Blasen – und sollte mal eine bereits vorhanden sein, dann hilft die Blattauflage, dass diese schneller abheilt. Eine weitere Anwendung lernte ich auf einer Busfahrt nach Meran kennen. Ein älterer Bauer setzte sich zu mir und es dauerte nicht lange und wir redeten über Kräuter. Dabei fielen mir grüne Haare in seinem Ohr auf und ich dachte mir: „Oh, der hat aber schmutzige Ohren, schon lange nicht mehr gewaschen!" Er bemerkte meinen Blick und erklärte mir, was es mit den grünen Haaren auf sich habe. So werden die Blattnerven vom Blatt ausgezogen, zu einem Knäuel gezwirbelt und ins Ohr gesteckt. Man braucht schon einige Blätter, um einen einigermaßen schönen Knäuel zu erhalten. Dieser soll dem Bauern zufolge gegen Schwerhörigkeit, Ohrensausen und Entzündungen helfen, Letzteres kann ich bestätigen. Nach Erzählungen von Gästen, welche an meinen Kräuterwanderungen teilgenommen haben, war dies wohl im gesamten europäischen Raum ein typisches Hausmittel. Schließlich sammle ich auch den Samen des Breitwegerichs: Dieser europäische Flohsamen ersetzt den indischen und kann bei Darmträgheit gut in Müslis, Brotaufstriche oder Salate eingearbeitet werden.

Dach-Hauswurz

Lat.: Sempervivum tectorum
Familie: Crassulaceae (Dickblattgewächse)
Volksnamen: Barba Jovis, Dachwurz, Donnerbart, Donnerkraut, Hauslauch
Aussehen: 10–60 cm hoch; wie bei allen Sempervivum-Arten Stängel dicht beblättert und mit einer grundständigen Rosette; Rosettenblätter sehr starr, auf den Flächen kahl, am Rande bewimpert, meist mit roten Spitzen; Blüten trüb-hellrot, Durchmesser 2–3 cm; Kronblätter meist 12, allmählich zugespitzt, 2,5- bis 4-mal so lang wie die Kelchblätter.
Standort: Felsen, Mauern, Dächer, kollin – subalpin
Sammelzeit: Blätter von Mai bis September

Volksglaube: Neben der medizinischen Verwendung diente die Hauswurz auch zum Schutz: Man pflanzte sie auf die Dächer der Häuser, wahrscheinlich um diese vor Blitzeinschlägen zu bewahren. Möglicherweise konnte das in den Blättern gespeicherte Wasser im Falle eines Brandes auch eine schnelle Ausbreitung des Feuers verhindern.

Volksheilkunde und Medizin: In der Bevölkerung und bei wenigen alten Heilern finden wir die Hauswurz als kühlendes, fiebersenkendes, entzündungshemmendes, krampflösendes, wundheilendes, erweichendes und beruhigendes Mittel.

Familienwissen: In unserer Familie stand eine Hauswurz das ganze Jahr über zur Verfügung, da ihre fleischigen Rosetten selbst im Winter zu finden sind. Meine Oma verwendete sie bei verschiedenen Krankheiten. Der Saft aus den Blättern wurde gegen Ohrenschmerzen in die Ohren geträufelt, im gequetschten Zustand wurden die Blätter bei Wunden, Verbrennungen und zum Erweichen von Hühneraugen aufgelegt. Aber auch bei Sonnenbrand wird die Hauswurz heute noch zum Kühlen von geröteten Stellen verwendet, entweder pur oder mit Quark als Wickel. Das spendet Feuchtigkeit, hemmt Entzündungen, ist leicht schmerzstillend und beruhigt die Haut. Die gebrochenen Blätter verwende ich auch wie eine Gurkenmaske oder trage den Saft direkt auf mein Gesicht auf. Dies ist ein altes Familienrezept. Wer den Saft nicht direkt verwenden möchte, kann eine Salbe oder Creme herstellen.

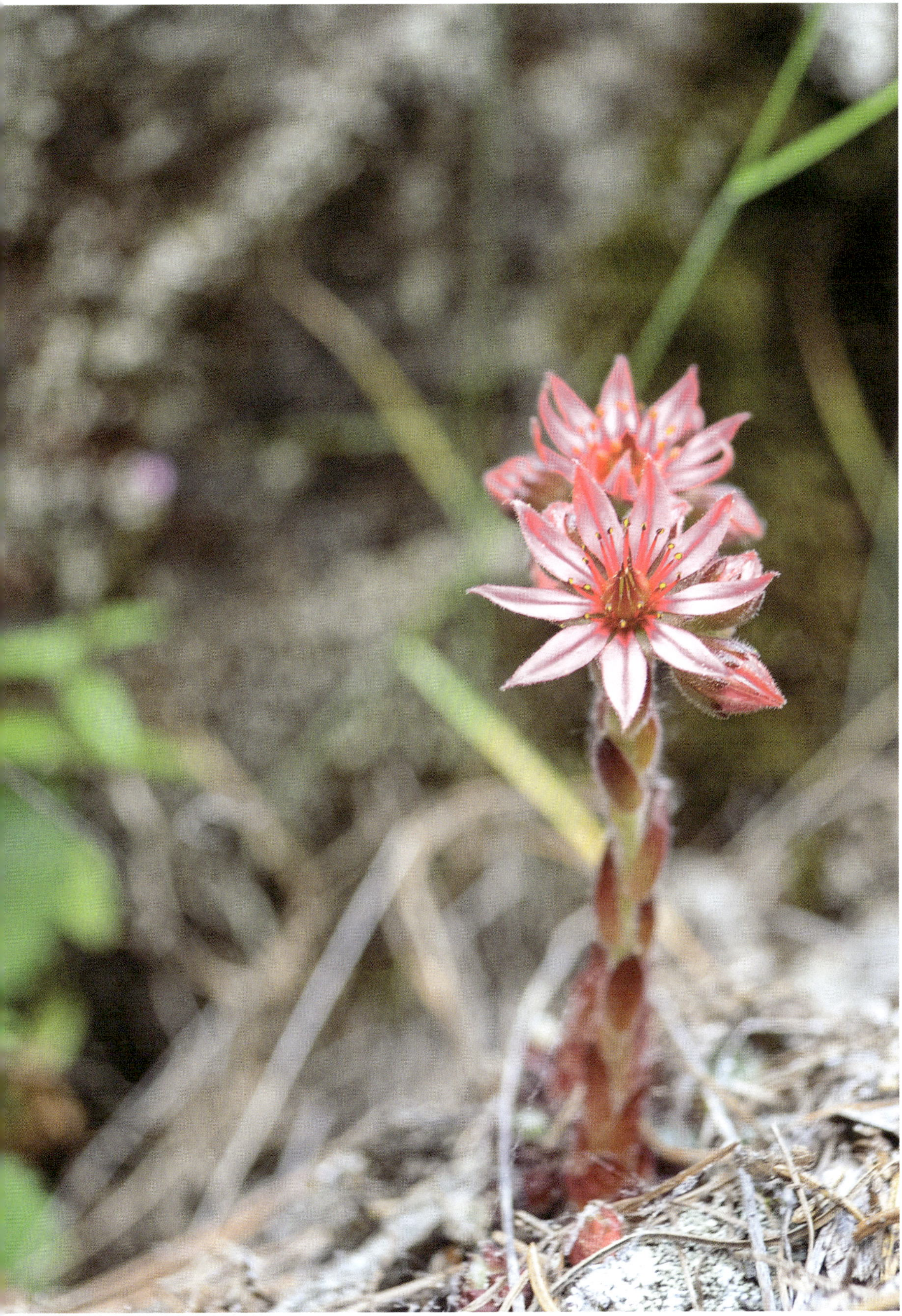

Duftveilchen

Lat.: Viola odorata
Familie: Violaceae (Veilchengewächse)
Volksnamen: Märzveilchen, Wildes Stiefmütterchen
Aussehen: 5–15 cm hoch, ohne Stängel, aber mit langen, oberirdischen Ausläufern, die meist nicht blühen; Blätter rundlich-nierenförmig bis breit-eiförmig, ca. gleich lang wie breit, Blattstiel mit rückwärts anliegenden Haaren; Nebenblätter breit-lanzettlich bis eiförmig, mit einzelnen Fransen, sonst meist kahl; Blüten dunkelviolett, wohlriechend, Sporn meist gerade; Kelchblätterstumpf; Frucht stumpf, dicht kurzhaarig, am Boden liegend.
Standort: Gebüsche, Waldränder, schattige Orte, kollin – montan
Sammelzeit: Blüte und Blätter im März und April, Wurzeln von September bis Oktober

Volksglaube: Sobald die Sonne im Frühjahr etwas kräftig und die Luft lauer wird, schauen uns an Wegrändern, in lichten Wäldern und auf Wiesen die blau-lilafarbenen Blüten des Veilchens entgegen. Schon fast schüchtern erscheinen sie uns, wenn sie zwischen alten Grashalmen, Blättern und Moos her-

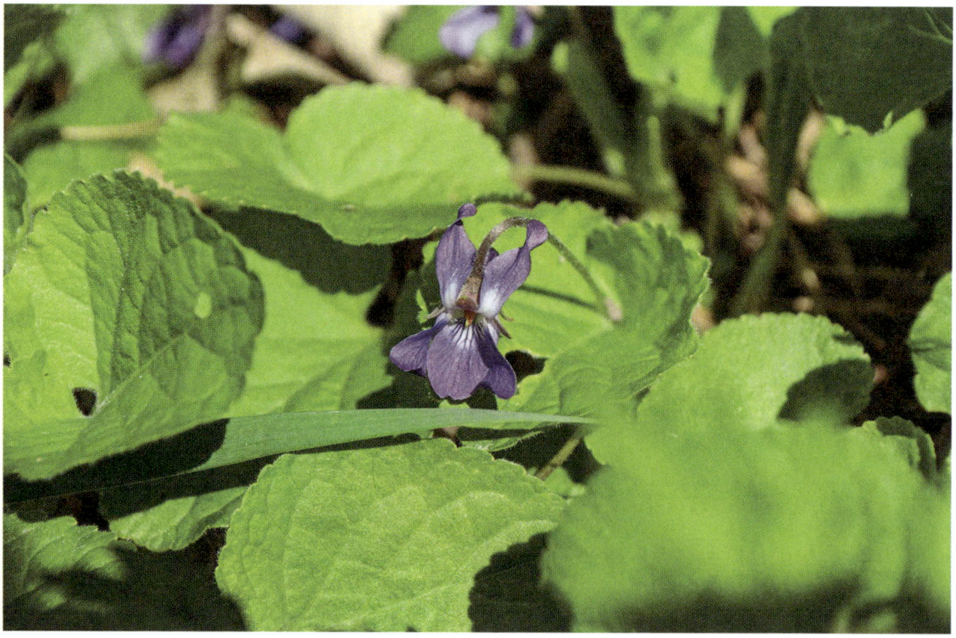

vorlugen. Und wenn dann noch der Wind sanft über sie hinwegstreicht, nehmen wir einen angenehmen Duft wahr. Nicht alle Veilchenarten duften so intensiv wie das Duftveilchen, aber eines haben sie alle gemeinsam, nämlich ihre heilende Wirkung. In der griechischen Mythologie schreitet Aphrodite, die Veilchenbekränzte, über die Erde und in ihren Fußtritten sprießen die ersten Veilchen. Laut Sigmund Freud soll der Name Veilchen vom englischen Wort „violate" (vergewaltigen) abstammen: So assoziierte er Träume von Frauen, in denen Veilchen vorkamen, mit der Angst vor wilden sexuellen Belästigungen. Im 18. und 19. Jahrhundert war das Veilchen ein Symbol für Sittsamkeit und zärtliche Gefühle. Für Shakespeare stand es vielleicht deshalb für die Unschuld, da die Blüten unfruchtbar sind und nicht bestäubt werden. Sie sind ganz und gar auf Ameisen angewiesen, die ihre klebrigen, überzogenen Samen in ihren Bau schleppen und dort die äußere Hülle fressen. Der Samen bleibt unversehrt und kann im Nest der Ameisen keimen. Wer einmal genauer hinschaut, wird um den Veilchenstock oder in dessen Nähe ein Ameisennest finden.

Volksheilkunde und Medizin: Bereits in der griechischen und römischen Antike trugen Gäste einen Kranz aus Veilchen. Der Duft sollte vor Rausch und Kater bewahren. Hildegard von Bingen rührte stets eine Veilchensalbe gegen Kopfschmerzen an. Zudem löst der Duft die Angst und fördert den Schlaf. Auch Krebszellen in der Prostata reagieren auf den intensiven Duft. Die Heilwirkung des Veilchens ist abführend, hustenstillend, schleimlösend, erweichend, entzündungshemmend (vor allem im Rachenraum) und dämpft hitziges Fieber. So rieten die alten Gelehrten Veilchenessig, -sirup oder -tee gegen Kopfschmerzen und Nervenleiden, aber auch gegen hitzige Krankheiten an. Veilchenpastillen dienten zur Erfrischung und Pflege des Mund-Rachen-Raums, wurden und werden noch heute aber auch gegen Husten eingesetzt.

Familienwissen: Ich mache jedes Jahr mehrere Ansätze aus dem gesamten Kraut und nutze die Wurzel für Tee oder Tinkturen. Veilchensirup oder -honig verwende ich als Hustensirup oder für einen Aperitif, Veilchenessig zum Gurgeln bei Halsschmerzen und als Wickel bei Wunden, Geschwüren und Ausschlägen. Schon bevor es Impfungen gab, braute man aus dem Kraut einen Tee gegen Bronchialkatarrhen, Husten, Heiserkeit, Schnupfen und Keuchhusten. Ebenfalls zum Einsatz kommt das Duftveilchen als Badezusatz bei Rheuma und als Auflage bei Kopfschmerzen und Migräne. Es enthält nämlich mit der Salicylsäure ein natürliches Schmerzmittel. Als Weinansatz lindert es Gicht und Rheuma, kräftigt aber auch das Herz und beugt Blutarmut vor, zudem regt es den Körperfluss an.

Auch in der Küche darf das Veilchen nicht fehlen, denn sein Duft verleiht den Speisen eine besondere Note und sein Verzehr ist allemal gesund. Aber auch kandierte Blüten auf Desserts setzen einen besonderen Akzent.

Veilchenessig

3–4 Handvoll Duftveilchen / ½ l Apfelessig / 2 EL Honig

→ Die Veilchenblüten in ein Glas geben, den Apfelessig darübergießen und den Honig dazugeben. Mindestens 5–6 Wochen an einem warmen Ort stehen lassen, ab und zu schütteln. Abfiltern, in Flaschen füllen und kühl und dunkel lagern. Salat bekommt mit diesem Essig eine feine blumige Note.

Veilchen-Frühlings-Butter

150 g frische Butter / Salz / Pfeffer (bevorzugt grüner Pfeffer) / 1 TL Zitronensaft / 1 Handvoll Veilchenblüten / 1 Handvoll Frühlingskräuter wie Bärlauch, junge Schafgarbe, Gänseblümchen

→ Die zimmerwarme Butter mit dem Salz, Pfeffer und Zitronensaft glatt rühren. Die Blüten und Kräuter klein hacken und unter die weiche Butter heben. In einen Spritzbeutel füllen und auf ein Blech aufspritzen, dann in den Kühlschrank stellen oder einfrieren.

Veilchensirup

800 g Zucker / 5–6 Handvoll frische Veilchenblüten / 2 TL Zitronensaft

→ Den Zucker in 1 l Wasser auflösen und 15 Minuten kochen, bis ein schöner Sirup entstanden ist. Den heißen Sirup vom Herd nehmen, die Veilchen hineingeben und langsam den Zitronensaft dazuschütten. Über Nacht ziehen lassen, abfiltern und nochmals erwärmen, heiß in Flaschen abfüllen.

Veilchenwein

1 l guter Wein (bevorzugt Rotwein) / jeweils 1 Handvoll Veilchen- und Schlüsselblumen-blüten

→ Alle Zutaten im Wein kurz köcheln, dann über Nacht durchziehen lassen, abfiltern und in eine Flasche abfüllen. Im Kühlschrank lagern und täglich einen kleinen Schluck davon einnehmen. Hilft gegen Gicht, Rheuma und Schmerzen.

Veilchenzucker

2–4 Handvoll getrocknete Veilchenblüten / 250–300 g Zucker

→ Die Blüten im Mörser zerstoßen und mit dem Zucker vermischen. Veilchenzucker wird in der Küche ähnlich wie Vanillezucker für Kekse, Desserts und Kuchen verwendet.

Eberraute

Lat.: Artemisia abrotanum
Familie: Asteraceae (Korbblütler)
Volksnamen: Eberreis, Stabwurz
Aussehen: 40–120 cm hoch, oben graufilzig, unten holzig, mit Zitronengeruch; untere Blätter 2-fach fiederschnittig, 3–8 cm lang, mit fadenförmigen Zipfeln, die obersten oft ungeteilt; Blütenköpfe zahlreich, kurz gestielt, Durchmesser 2–4 mm, mit gelben Röhrenblüten, ohne Zungenblüten, in einer dichten, auffällig beblätterten Rispe.
Standort: Ödland, Mauern in warmen Lagen und an Wegrändern, kollin
Sammelzeit: Kraut von Juni bis August

Familienwissen: Da dieses Kraut eher selten anzutreffen ist, kennen es nur wenige. In meiner Familie wird es genauso wie seine Verwandten bei Magen-Darm-Problemen, Verdauungsstörungen, Appetitlosigkeit, Blähungen, Durchfällen und gegen Darmparasiten eingesetzt. Ich persönlich verwende lieber die Eberraute als den Wermut, da sie leicht nach Zitrone duftet und auch in Speisen eingearbeitet werden kann. In kleinen Dosen verleiht sie Fisch, Fleisch, aber auch Gemüse eine frische Zitrusnote.
In meinem Garten ist die Eberraute nur eines von vielen Artemisia-Gewächsen, alle haben einen eigenen Duft. Ich pflanze sie gerne zu Rosen und Sträuchern, da sie Ungeziefer fernhalten.

Tipp: Im Kleiderschrank hilft die Eberraute gegen Motten.

Echte Arnika

Lat.: Arnica montana
Familie: Asteraceae (Korbblütler)
Volksnamen: Altvatermark, Bergwohl, Donnerblume, Fallkraut, Kraftwurz, Krieger, Mönchskappe, Wolferlei, Wundkraut
Aussehen: 20–60 cm hoch, unverzweigt oder oben mit 2, selten 4 Seitenästen; Stängel drüsig; grundständige Blätter in einer Rosette, eiförmig bis lanzettlich, ganzrandig, ungestielt; Stängel mit einem Paar, selten mit 2–3 Paaren sitzender, gegenständiger Blätter; Köpfe einzeln, Durchmesser 4–8 cm, mit dunkelgelben Zungen- und Röhrenblüten; Früchte 6–7 mm lang, mit ca. 8 mm langen, gelblichen Pappusborsten.
Standort: Bergwiesen, Weiden, saure Moorböden, montan – alpin
Sammelzeit: Zungenblüten oder voll erblühten Kopf im Juli

Wissenswertes: Mittlerweile ist die Arnika nur mehr in den Alpen und den Voralpengebieten zu finden, in den restlichen Teilen Europas ist sie ausgestorben. Das hängt auch damit zusammen, dass in vielen Gebieten keine Huftiere mehr über die Weiden laufen, die die Pflanze durch das Drauftreten verbreiten würden.

Volksglaube: Arnika war früher in ganz Nordeuropa beheimatet. Ihr Verbreitungsgebiet erstreckte sich von der Nord- und Ostsee bis in die Alpen. Südlich dieses Bergmassivs kannte man die Arnika nicht, sie ist in der Mittelmeerflora gänzlich fremd. Aus diesem Grund wird man diese Medizinpflanze auch in keinem antiken Kräuterbuch finden. Bei den nordischen Volksstämmen dürfte diese Pflanze seit Langem eine besondere Rolle als Heil- und Zauberpflanze gespielt haben. Arnika wird bis heute in Mittel- und Nordeuropa zur Sommersonnwende und vor allem in Südtirol zum „Dreißigenbuschen“ gesammelt. Der Name „Dreißigenkraut“ bezieht sich auf die Tage zwischen Mariä Himmelfahrt, dem 15. August, und Mariä Namen, dem 12. September. Diese Tage werden als Frauendreißiger bezeichnet.
Als die Sonnwendkräuter im Mittelalter in Johanniskräuter umbenannt wurden, wurden auch die heidnischen Götter zu Dämonen. An Johanni, dem 24. Juni, wurden die Felder mit Arnikabüscheln abgesteckt. Damit wollte man die Fruchtbarkeit in den Äckern erhöhen. Ebenso wollte man den „besser: Bilvisschnitter“, einen Getreidedämon, verjagen, der vor allem an Johanni sein

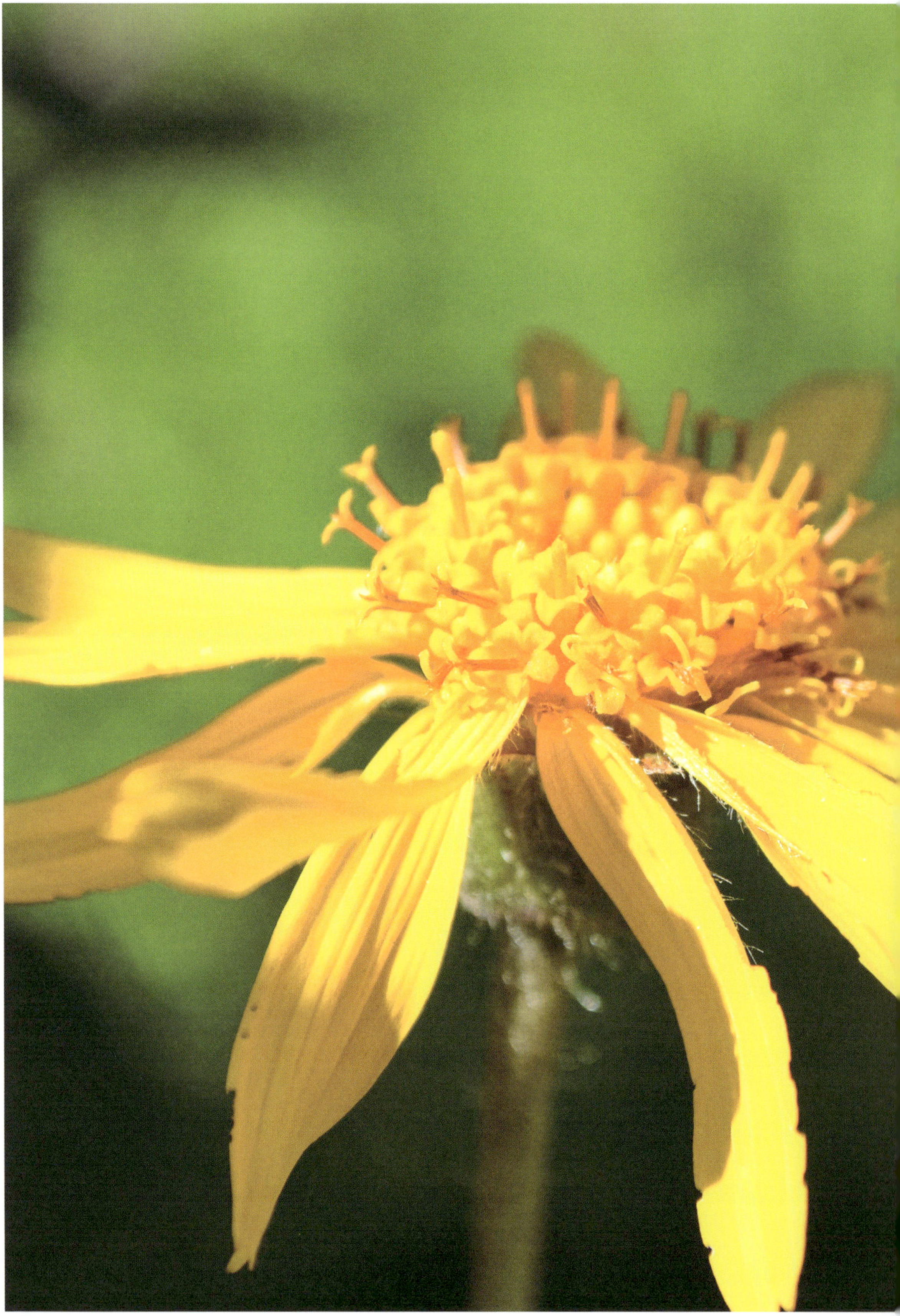

Unwesen trieb. Dabei war Bilwis in der germanischen Mythologie kein Dämon, sondern ein Priester, der das Korn mit der Hilfe von Arnika vor dem „Kornwolf" (einem alten Dämon, der das Korn fraß) schützte. Manche Volksnamen wie etwa Kraftwurz, Krieger, Altvatermark, Fallkraut, Wundkraut, Wolferlei, Donnerblume oder Bergwohlverleih weisen auf den Gebrauch des Zauberkrautes hin. Man hat es den jungen Kriegern in die Kleidung eingenäht, um sie vor Verletzungen und Tod im Krieg zu bewahren. Ich verräuchere oder verbrenne die Arnika immer noch gerne zur Sonnwende.

Volksheilkunde und Medizin: Arnika wirkt entzündungshemmend, schleimlösend, fiebersenkend, harntreibend, abführend, gefäßerweiternd und festigend. Aber auch bei Herzbeschwerden und Venenleiden wird sie in der Medizin eingesetzt. Sie verbessert die Durchblutung und kräftigt das Herz. Selbst nach einem Herzinfarkt regeneriert man mit Arnika besser. Dabei sollte man jedoch nicht eigenmächtig handeln, sondern mit einem Facharzt vorab über den Einsatz von Arnika sprechen.

Tipp: Man kann dieses Heilkraut auch in den Garten pflanzen, auch hier gibt es einige Fachbetriebe, die solche Pflanzen anbieten. Entweder man bekommt unsere heimische *Arnica montana* oder die amerikanische Art *Arnica chamissonis,* die sich in den Inhaltsstoffen kaum unterscheidet.

Vorsicht: Dort, wo sie noch wächst, steht die Arnika unter Naturschutz. In Südtirol gehört sie zu den teilgeschützten Pflanzen, das heißt, dass man zehn Stiele sammeln darf. Seit einigen Jahren ist unsere Arnika aber mit einer hochgiftigen Florfliegenlarve verseucht. Man sollte die Blüte daher gut kontrollieren, bevor man sie pflückt, denn selbst in Alkohol gelegt sondert die Larve ihre Giftstoffe ab und schädigt den menschlichen Organismus.

Familienwissen: Ich verwende beide Arnikasorten – *Arnica montana* und *Arnica chamissonis* – in meinem Kräuteranbau und in meinem Haushalt. Man hat die Arnika schon immer bei Verstauchungen, Prellungen, Muskel- und Gelenkbeschwerden, Zerrungen, Quetschungen, stumpfen Traumata und kleinen Wunden eingesetzt. Bei offenen Wunden gilt es, Vorsicht walten zu lassen, denn auch diese Heilpflanze enthält Giftstoffe. Eine Arnikasalbe oder -tinktur sollte also nicht direkt auf offene Wunden aufgetragen werden. Ich verwende die Arnika auch in einer speziellen Kräutermischung zum Inhalieren. Sie wirkt entzündungshemmend, schleimlösend und fiebersenkend. Arnika wird bei jeglicher Verletzung eingesetzt. Selbst nach einer Operation nehme ich sie in Form von Globuli ein – die Wunden verheilen nicht nur schneller, auch der Schmerz wird gestillt und einer Genesung steht nichts mehr im Wege.

Arnikaöl

1 gute Handvoll getrocknete Arnikablüten / 1 l Olivenöl

→ Arnikablüten in einem Glasgefäß in Öl ansetzen und für 3–4 Wochen an einen warmen, aber nicht sonnigen Platz stellen. Danach filtern und in eine dunkle Flasche abfüllen. Ich bevorzuge das Öl gegenüber dem alkoholischen Auszug. Es kann gut verrieben werden und verdampft nicht. Man kann aber auch mit Arnikaschnaps Umschläge machen.

Arnikasalbe

25 ml Arnikaöl / 5 g naturreines Bienenwachs / 5 g Kakaobutter (ersatzweise Lanolin)

→ Den Ölansatz langsam im Wasserbad erwärmen, nach und nach das Bienenwachs und die Kakaobutter unter Rühren dazugeben. Wenn sich alles aufgelöst hat, in kleine Gläschen abfüllen.

Arnika-Inhalation

10 g Kamillenblüten / 10 g Erdbeerblätter / 10 g Minzblätter (Pfefferminze finde ich zu intensiv, besser geeignet ist die Marokkominze) / 10 g gemischte Wacholdernadeln und -beeren / 10 g Käsepappelkraut (ersatzweise eine andere Malvenart) / 10 g Schafgarbenkraut / 10 g Arnikablüten / 10 g Rosmarinnadeln / 10 g Fichtennadeln (ersatzweise Tannennadeln) / 10 g Bibernellwurzel

→ Aus 1 Handvoll Kräuter 1 l Tee zubereiten, dann so warm wie möglich den Dampf unter einem Tuch inhalieren. Vorsicht: Ist der Dampf zu heiß, noch etwas warten. Nach dem Inhalieren noch einige Minuten unter dem Handtuch verbleiben und etwas abkühlen, ansonsten besteht die Gefahr, sich noch stärker zu erkälten.

Echte Brunnenkresse

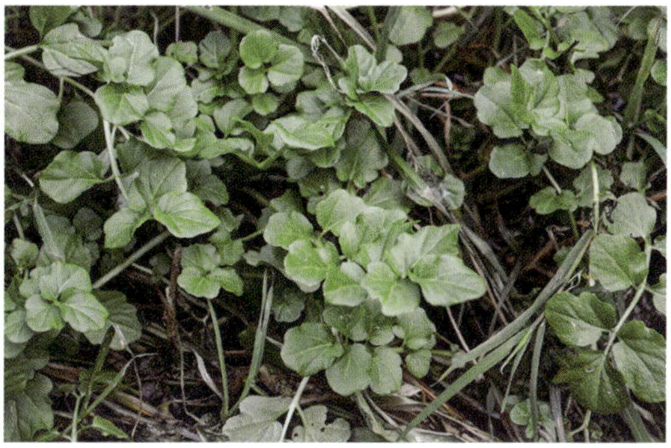

Lat.: Nasturtium officinale
Familie: Brassicaceae (Kreuzblütler)
Volksnamen: Bachkresse, Sante du corps, Wasserkresse
Aussehen: Stängel 30–90 cm, kriechend oder aufstehend, verzweigt, kahl; Blätter gefiedert, mit 1–4 Fiederpaaren und größerem Endabschnitt; Blüten weiß; Kronblätter 3,5–5 mm lang, nach der Blüte verfärben sie sich lila; Staubbeutel gelb; Früchte stabförmig, etwas nach oben gebogen, 13–18 mm lang und 2,5 mm dick; Stiel kürzer als die Frucht, waagrecht abstehend oder rückwärts gerichtet; Samen in jedem Fach 2-reihig.
Standort: Gräben, Bäche, subalpin
Sammelzeit: Triebe von September bis April

Wissenswertes: Botanisch gehört diese tolle Pflanze zu den Senfgewächsen (Kreuzblütlern). Sie hat eine antibiotische Wirkung und kann durch ihre Senföle unser Immunsystem kräftigen. Man findet sie das ganze Jahr über an kleinen Bachläufen, daher wird sie auch als Bachkresse bezeichnet. Im Sommer geht sie in Blüte und zieht sich etwas zurück. Das Wasser muss lupenrein sein und sehr gute Trinkwasserqualität haben, ansonsten würde diese Pflanze nicht gedeihen.

Volksglaube: Mythischen Überlieferungen zufolge waschen sich Nymphen und Wassernixen in der Nähe von blühender Brunnenkresse. Die fortschwemmende und reinigende Kraft der Pflanze, die nur im fließenden Wasser gedeiht, hat ihr den Ruf beschert, Hexen und Krankheitsdämonen abzuwehren. Brunnenkresse ist das Symbol für unverdrossene Ausdauer, Beständigkeit in allen Dingen des Lebens sowie Reinheit und Reinigung.

Volksheilkunde und Medizin: Hildegard von Bingen setzte die Brunnenkresse bei Rheuma und schlechter Haut ein. Die Pflanze wirkt sehr harntreibend und wird als natürliches Antibiotikum bei Blasenentzündung verwendet. Wenn man eine entzündliche Nierenerkrankung hat, sollte man allerdings darauf verzichten. Ebenso wirkt sie abführend, blutreinigend, immunisierend, wundheilend, fiebersenkend, schleimlösend, stärkend, stimulierend und aktivierend.

Familienwissen: Brunnenkresse sollte man immer an Ort und Stelle waschen. Auch wenn man sie auf dem Markt kauft, sollte man sie vor Gebrauch unter fließendem Wasser gründlich reinigen. Schon eine Nacht im Kühlschrank nimmt sie uns übel und durch das Erhitzen setzt sie nur einen kleinen Teil ihrer famosen Inhaltsstoffe frei. Das Idealste wäre, sie sofort nach der Ernte zu verspeisen. Brunnenkresse ist neben anderen Senfgewächsen wie Meerrettich, Rettich, Radieschen, Gartenkresse und Rucola ein klassischer „Durchputzer" und bestens für eine Darmsanierung geeignet. Der Stoffwechsel wird angeregt, das Immunsystem bekommt einen Frischekick und vor allem der Verdauungstrakt wird positiv beeinflusst. Auch Leber und Galle profitieren von der Brunnenkresse. Sie legt sich mit Keimen und Parasiten an, die wir zwar nicht bewusst wahrnehmen, die aber unsere Gesundheit belasten. Auch die Lunge kann wieder durchatmen und das Drüsensystem wird unterstützt. Meine Mutter zufolge entfaltet Brunnenkresse eine ausgleichende Wirkung auf die Schilddrüse. Zudem senkt sie Fieber und kann deshalb auch bei fiebrigen Infekten eingesetzt werden.

Brunnenkresse-Butter

30 g Brunnenkresse / 125 g weiche Butter / 1 Prise Salz / 1 TL Limettenabrieb

→ Die Brunnenkresse säubern, ganz fein hacken und in eine Schüssel geben. Danach den Abrieb der Limette sowie die Butter und das Salz hinzufügen. Mit einem Schneebesen alles zusammenrühren, auf ein Stück Folie geben und zu einer Rolle formen. Nach guten 3 Stunden im Kühlschrank lässt sich die Butter ganz leicht von der Folie lösen und man kann sich Scheiben herunterschneiden. Passt sehr gut zu hellem Bauernbrot.

Brunnenkresse-Salatdressing

1 Handvoll Brunnenkresse / Salz / Pfeffer / Essig und Olivenöl nach Belieben / 1 EL Honig / 1 EL Senf

→ Ein Schraubglas mit den Zutaten befüllen, gut verschließen und schütteln, bis sich alles gut vermischt hat. Passt zu allen grünen Salaten.

Grüngetränk

1 Handvoll Brunnenkresse / 100 ml Buttermilch (ersatzweise Kefir)

→ Buttermilch und Brunnenkresse gemeinsam mixen und über den Tag verteilt trinken. Je frischer die Brunnenkresse, desto intensiver der Geschmack. Ich füge gerne eine Prise Salz und etwas Pfeffer hinzu.

Kalte Brunnenkresse-Suppe

2 Handvoll Brunnenkresse / 1 Salatgurke / 1 Knoblauchzehe / 2 Tomaten / Saft von 1 Limette / 100 g Sahne / 50 g Schmand / 3 EL Olivenöl / Salz / Pfeffer

→ Die Blätter der Brunnenkresse abzupfen und kurz abbrausen, dann trocken schütteln. Die Gurke schälen, entkernen und würfeln, 2 EL davon auf die Seite geben. Knoblauch abziehen und klein schneiden. Von den Tomaten das Kerngehäuse entfernen und ebenfalls würfeln, auch hier 2 EL zur Seite geben. Nun alle Zutaten unter Zugabe von etwas Wasser im Mixer vermengen. Eventuell die Suppe nochmals mit Wasser verdünnen, bis die gewünschte Konsistenz erreicht ist. Mit Salz und Pfeffer abschmecken und 2–3 Stunden im Kühlschrank durchziehen lassen. Vor dem Servieren mit den Gemüsewürfeln bestreuen und eventuell geröstete Brotscheiben dazu reichen.

Kartoffelsalat mit Brunnenkresse

5–6 festkochende Kartoffeln / 1–2 Handvoll Brunnenkresse / Öl / Essig / Salz / Pfeffer

→ Kartoffeln kochen und nach dem Abkühlen schälen und in Scheiben schneiden. Kresse fein zupfen oder schneiden und mit Öl, Essig, Salz und Pfeffer anrichten. Wer Fleischbrühe zur Hand hat, kann auch etwas davon dazugeben. Diesen Kartoffelsalat lieben selbst meine Kinder. Da die Brunnenkresse sehr würzig ist, kann man auf Zwiebeln verzichten.

Echte Goldrute

Lat.: Solidago virgaurea
Familie: Asteraceae (Korbblütler)
Volksnamen: Goldene Jungfer, Himmelsbrand, Wundkraut
Aussehen: 6–120 cm hoch, nur oben verzweigt; Stängel und Blätter kurz behaart bis fast kahl; Blätter wechselständig, breit- bis schmal-lanzettlich, grob gezähnt bis fast ganzrandig, die unteren meist in einen geflügelten Stiel verschmälert; Blüten gelb; Köpfe mit Zungen- und Röhrenblüten, in einer dichten, endständigen, allseitwendigen Rispe; zwei Unterarten: Gewöhnliche Goldrute und Alpen-Goldrute.
Standort: lichte Wälder, Gebüsche, steinige Wiesen, Weiden, Zwergstrauchheiden, kollin – alpin
Sammelzeit: in voller Blüte im Sommer

Wissenswertes: Die Goldene Jungfer oder der Himmelsbrand *(Solidago virgaurea)* ist unsere einheimische, europäische Goldrute. Es gibt noch die kanadische Vertreterin *(Solidago canadensis)*, welche im Jahre 1645 bei uns eingebürgert wurde. Während die heimische Goldrute immer seltener anzutreffen ist, säumen die kanadischen Goldruten unsere Bäche. Da sie ohne große Ansprüche gedeihen und pro Trieb bis zu 15.000 Samen bilden können, haben sie sich sehr stark verbreitet. Ein weiterer Verbreitungsweg erfolgt über die Wurzeln. Immer wieder steht die Pflanze im Verdacht, Allergien auszulösen. Mit Unrecht, denn der Pollen ist schwer und klebrig, sodass er nicht vom Wind erfasst werden kann. Was die Inhaltsstoffe anbelangt, ist die kanadische der europäischen Art sehr ähnlich. Für den Hausgebrauch eignet sie sich allemal.

Volksheilkunde und Medizin: Bei der Echten Goldrute und ihrer amerikanischen Schwester *(Solidago gigantea)* ist der wissenschaftliche Nachweis erbracht, dass sie bei Harnwegsinfektion helfen. Sammeln kann man deshalb alle Arten, zumal sie auch gleich verwendet werden.

Familienwissen: Am Ende des Sommers entfaltet sich die volle Pracht der Goldrute und man kann sie an Waldrändern und auf kargen Wiesen finden. Seit Menschengedenken wird das Kraut in voller Blüte gesammelt und schonend getrocknet, um mit dem Tee den Körper durchzuspülen. Meine Oma färbte mit der Goldrute Wolle und Stoffe olivgrün und verwendete sie in der Küche. Auch ihre Heilkräfte waren und sind nicht von der Hand zu weisen: So wird sie –

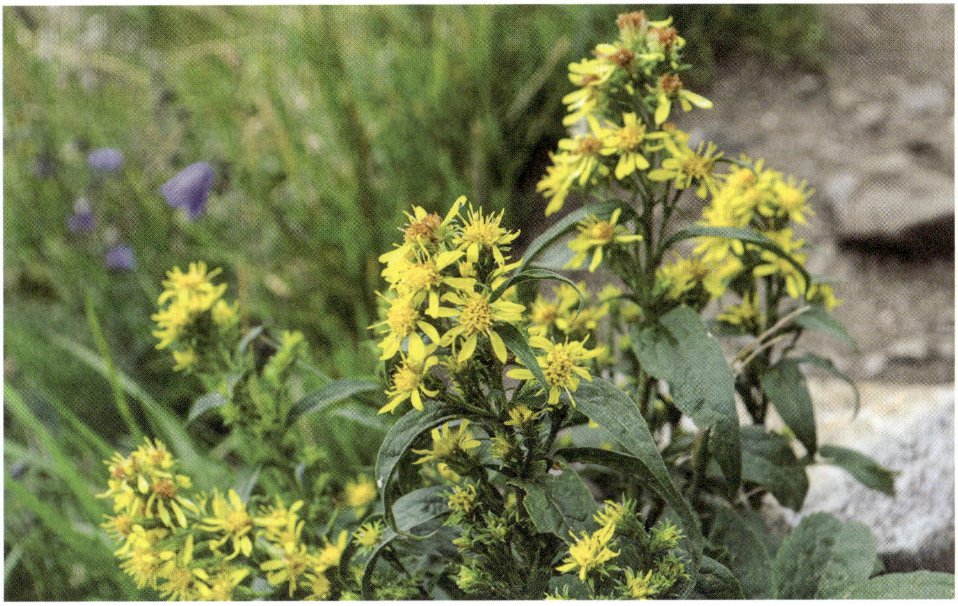

sofern der Patient nicht fiebert – häufig bei Entzündungen der Harnwege eingesetzt. Sie dient als Durchspülungstherapie bei jeglichem Infekt der Niere und Blase. Vorbeugend nimmt man die Goldrute auch, um die Bildung von Nierengrieß und Harnsteinen zu vermeiden. Und selbst bei der Behandlung einer Reizblase zeigt sie sich als hilfreich. Es verwundert also kaum, dass die Goldrute eines der beliebtesten Kräuter gegen Blasen- und Harnwegserkrankungen ist. Neuerdings wird sie als Aquareticum eingestuft, das heißt, dass sie wassertreibend wirkt, aber keine Nährsalze ausspült.

Besonders gut ist die Goldrute für Menschen geeignet, die schon alt und schwach sind, sowie Kinder, da diese sehr wenig trinken und essen. Man sollte sie aber nicht bei eingeschränkter Herz- und Nierentätigkeit, Nierenentzündungen und Ödemen einsetzen. Bei Schwangeren und Stillenden sollte die Anwendung auf jeden Fall mit einem Arzt abgesprochen werden. Frisch gequetschte Blätter können bei Insektenstichen den Juckreiz mildern. Ebenso kann man sie als Auflagen, Umschläge und Tinktur bei Wunden einsetzen. Laut meiner Großmutter soll die Goldrute als Heftkraut Wunden verschließen und diese schneller abheilen lassen. Man grub das Kraut zu Mariä Heimsuchung (2. Juli) aus, besprengte die Wunde mit Weihwasser und sprach dabei folgenden Spruch: „Unsere Liebe Frau geht dreimal über das Land, sie trägt den Himmelsbrand in der Hand." Also auf zum Sammeln und nicht erschrecken, wenn die Blüten beim Trocknen ausflocken; dies tut ihrer Wirkung keinen Abbruch.

Blasentee

30 g Goldrutenkraut / 30 g Ackerschachtelhalm / 20 g Bärentraubenblätter / 20 g Birkenblätter / 20 g Brennnesselblätter / 10 g Minze

→ Alle Zutaten miteinander vermengen und für eine Tasse 1 TL mit Wasser überbrühen. 5 Minuten ziehen lassen und bis zum frühen Nachmittag verteilt 2–3 Tassen davon trinken.

Blüten und junge Triebe der Goldrute werden, ob als Würze (schmecken fein herb) oder als Gemüse, in der Wildkräuterküche verwendet. Probiert es doch einmal aus!

Frittierte Goldrutenspitzen

2–3 Handvoll frisch getriebene Goldrutenspitzen / Frittieröl /
für den Teig: 120 g Mehl / 120 ml Bier / 1 Eigelb / Pfeffer / 1 TL Olivenöl / 1 Eiweiß / Salz

→ Für den Teig alle Zutaten bis auf das Eiweiß in einer Schüssel zu einem glatten Teig verrühren. Das Eiweiß mit einer Prise Salz steif schlagen und unter die Masse heben. Dann die Triebspitzen eintauchen und im heißen Öl frittieren.

Echte Kamille

Lat.: Matricaria chamomilla
Familie: Asteraceae (Korbblütler)
Volksnamen: Gramillen, Haugenblume, Hermännchen, Kammerblume, Kuhmelle, Mutterkraut
Aussehen: 15–40 cm hoch, kahl, sehr stark aromatisch; Blätter 2- bis 3-fach fiederschnittig, mit linealen Zipfeln; Blütenköpfe einzeln, Durchmesser 1,5–2,5 cm; Zungenblüten weiß, 5–10 mm lang, Röhrenblüten gelb; Blütenboden kegelförmig, ohne Spreublätter, hohl; Früchte 1–1,5 mm lang, kahl, nicht abgeflacht, mit 3–5 weißen Rippen, meist mit kurzem, gezähntem Rand, seltener mit häutigen Pappusschuppen.
Standort: Äcker, Ödland, Wegränder, kultiviert im Garten, kollin – subalpin
Sammelzeit: Blüten von Mai bis August

Volksglaube: Die Echte Kamille war dem germanischen Gott Balder geweiht, der dem Göttergeschlecht der Asen angehört und die strahlende Frühlingssonne repräsentiert. An Sonnwende und Johanni warf man das Kraut in das lodernde Feuer, um Schutz für die kürzer werdenden Tage zu erbitten.

Volksheilkunde und Medizin: Die Kamille und ihre nahen Verwandten waren bereits im Altertum ein sehr wichtiges Heilkraut. Die Kamille wirkt entzündungs- und erkältungshemmend, wundheilend, entgiftend, abführend, menstruationsregulierend, schmerzlindernd, krampflösend und beruhigend. Bis heute ist sie eines der meistverwendeten Kräuter, sei es in der Volksheilkunde oder in der Medizin.

Familienwissen: Ein Bauerngarten ohne Kamille ist kaum vorstellbar. So war es bereits bei meiner Großmutter. Jedes von uns Kindern musste täglich in den Garten hinuntergehen und die erblühten Kamillen absammeln. Meist war es auch eine kleine Strafe für Unartigkeiten, aber im Winter war dann jeder froh über den Kamillentee. Wir verwenden diesen bis heute bei Erkältungen, grippalen Infekten, zum Inhalieren, bei Wunden, zur Beruhigung der Haut und des Magens, gegen Bauchweh, Übelkeit und Nervosität sowie Einschlafstörungen. Waren wir Kinder krank, sollte der Tee das Schwitzen befördern und Entzündungen abheilen lassen. Sehr häufig werden in unserer Familie auch die Strahlenlose und Römische Kamille verwendet.

Rollkur mit Kamillentee

1 TL Kamillenblüten

→ Die Blüten mit 1 Tasse Wasser überbrühen und 10 Minuten ziehen lassen. Den Tee etwas abkühlen lassen und dann schluckweise trinken. Sich dann mit dem Rücken auf den Boden legen, sich auf die rechte Seite, dann auf den Bauch und zuletzt noch auf die linke Seite drehen. Dabei immer einige Minuten in der jeweiligen Position verweilen. Hilft bei Magenschmerzen und Bauchkrämpfen.

Aber auch als Inhalation und Badezusatz gegen diverse Erkrankungen ist die Echte Kamille aus dem Hausgebrauch nicht mehr wegzudenken. Als Umschlag ist sie bei Hautentzündungen, Rötungen, Ausschlägen und Wunden gut einsetzbar. Wer viel unterwegs ist, kann aus Magnesium oder Heilerde und den pulverisierten Blüten einen Wund- und Fußpuder zubereiten. Zudem hat meine Oma Kamillenblüten auch in Milch oder Molke erwärmt und bei Entzündungen zur Spülung von Augen und Mund verwendet.

Wund- und Fußpuder

100 g Magnesiumpulver oder weiße Heilerde / 20 g pulverisierte Kamillenblüten / 10 Tropfen ätherisches Kamillenöl

→ Alle Zutaten gut vermischen und in ein Glas geben. Bei starker Schweißbildung und kleineren Wunden auftragen.

Tipp: Kamillentee ist auch ein sehr wirksames Mittel, um Pflanzen von Läusebefall zu befreien.

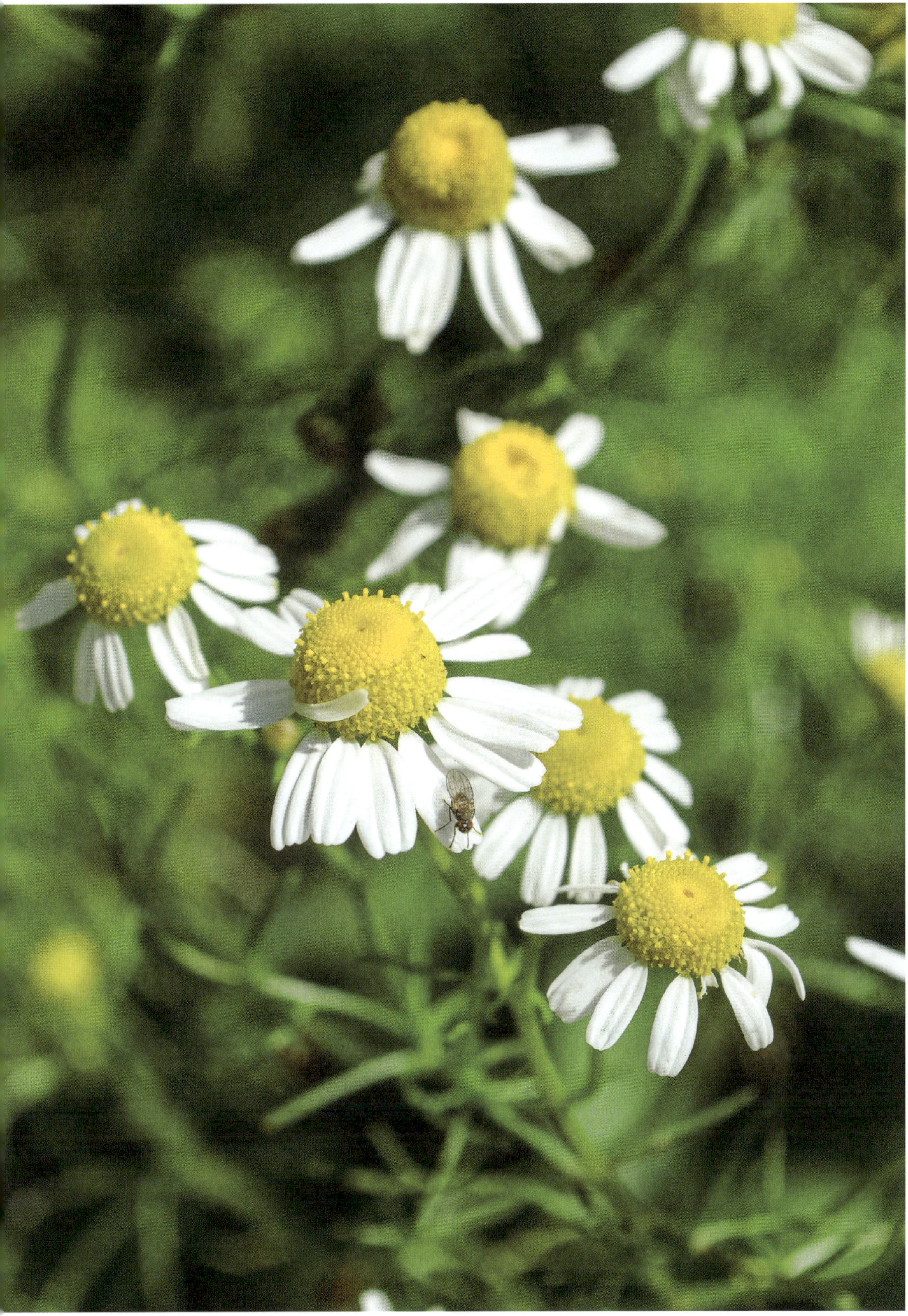

Echte Walnuss

Lat.: Juglans regia
Familie: Juglandaceae (Walnussgewächse)
Volksname: Welschnuss
Aussehen: Bis 25 m hoher Baum mit grauer Rinde; Blätter unpaarig gefiedert, mit 5–9 ovalen, ganzrandigen, unterseits in den Nervenwinkeln bärtigen Teilblättern; männliche Blüten in bis 10 cm langen, hängenden Kätzchen in vorjährigen Blattwinkeln, weibliche zu 2–3 endständig an diesjährigen Trieben; Steinfrucht mit grüner, fleischiger, sich lösender Schale und brauner, holziger Innenwand.
Standort: kultiviert und gelegentlich verwildert, kollin – montan
Sammelzeit: Blätter von Mai bis Juni, grüne Nüsse im Juni, Fruchtschalen von Juli bis August, reife Früchte und Rinde im Herbst

Wissenswertes: Wir unterscheiden zwischen *Juglans nigra* und *Juglans regia.* Die erste Sorte ist in Nordamerika beheimatet. In Europa kommt sie eher selten vor und dann zumeist in Parkanlagen. Die Sorte *Juglans regia* stammt aus Vorderasien und wurde von den Griechen nach Europa gebracht.

Volksglaube: Bei den Griechen galt die Nuss als „Speise der Götter“ und war ein Fruchtbarkeitssymbol. Wie sie bei den Griechen dem Zeus, so war sie bei den Römern dem Jupiter geweiht - von diesem erhielt sie auch den Namen *Juglans,* abgeleitet von *Jovis glans* (Eichel des Jupiters). Viele Mythen ragen sich um die Walnuss. So verwandelte sich etwa Kariya, eine griechische Titanin und Geliebte des Dionysos, nach ihrem Tod in den Walnussbaum. In der römischen Mythologie hingegen überlebte sie als Carmenta, eine aus Nüssen wahrsagende Nymphe, welche dem Volk das Alphabet und den Kalender schenkte. Sie wurde 110 Jahre alt und mit göttlichen Ehren bestattet. In Campolongo (Friaul) soll ein Nussbaum gestanden haben, der nach der Einführung des Gregorianischen Kalenders zur Freude des Papstes umgehend seine Blütezeit änderte und diese der Reform anpasste. Der deutsche Name „Walnuss“ kommt von „Welschnuss“, der wiederum von einem Keltenstamm aus Italien abstammt. „Welsch“ bedeutet so viel wie fremdsprachig, aus der Fremde stammend. Durch die Kelten gelangte der Baum in den Norden Europas und wurde dort dem Frühlingsgott Freyr geweiht. So war es auch Brauch, dass man im Mittelalter zur Geburt eines Kindes einen Walnussschössling pflanzte.

Volksheilkunde und Medizin: Die Walnuss hatte und hat immer noch den Ruf, die Manneskraft zu stärken. Daneben wird sie auch vorbeugend bei Prostataproblemen eingesetzt. Sie ist reich an ungesättigten Fettsäuren, Mineralien, Spurenelementen und Vitaminen. So wurde sie seit eh und je als Edelholzlieferant, Nahrungsmittel und Heilpflanze verwendet. Sie wirkt entzündungshemmend, augenheilend, blutreinigend, antiseptisch, beruhigend und regenerierend bei Hauterkrankungen.

Familienwissen: Es werden Rinde, Blätter, Schale, Scheidewand (holzige Trennwand, welche die essbaren Nusshälften teilt) und die Frucht selbst verwendet. Alle verwendeten Teile unterstützen den Entgiftungsapparat und die Verdauung. Die Walnuss wird vorbeugend bei Diabetes Typ 2 verwendet. Sie kräftigt das Herz und schützt vor Infarkten und Arterienproblemen.

Walnuss-Herzwein

1 l guter schwerer Rotwein / 2 EL Nussscheidewände / 1 EL Weißdorn / 1 EL Herzgespann / 1 EL Zitronenmelisse / 1 TL Petersiliensamen / 1 TL Lavendelblüten / 1 Zimtstange / 1 TL Gewürznelken / 1 TL Piment / 1 TL Kardamom

→ Alle getrockneten Zutaten im Wein 20 Minuten auf kleiner Flamme aufkochen. Über Nacht ziehen lassen und am darauffolgenden Tag abfiltern und abfüllen.

Die Blätter werden als Waschung bei Läusen, Krätze, Milchschorf, Geschwüren und Abszessen verwendet. Der Tee aus den Blättern wird innerlich bei Krampfadern, Halsschmerzen und Stirnhöhleneiterung eingesetzt, äußerlich zum Spülen und Färben der Haare, bei Haarausfall, rheumatischen Beschwerden, geschwollenen Füßen sowie Frostbeulen.

In unserer Küche sollte diese gehaltvolle Nuss auf keinen Fall fehlen. Sie verfeinert Salate, vor allem mit Roter Bete, und passt gut zu Käse, Fleisch und Nachspeisen. 2–3 Nüsse am Morgen erhalten die Gesundheit. Man kann sie ins Müsli, Joghurt oder in einen Fruchtsalat geben.

Johanninüsse

500 g grüne Walnüsse / für den Zuckersirup: 500 g Zucker / ¼ l Wasser / ½ Zimtstange / 3 Gewürznelken / 10 Pimentkörner / 3 Kardamomkapseln / ½ kleingeschnittene Zitrone

→ Die grünen Nüsse am besten vor Ende Juni sammeln, da sie zu dieser Zeit innen noch keine harte Schale besitzen. Mit einer dicken Nadel die Nussschale einstechen, dann in ein großes, weites Glas geben und mit Wasser auffüllen. 2 Wochen lang das Wasser 2-mal täglich wechseln. Nach diesem Zeitraum die Nüsse 20 Minuten im frischen Wasser weich kochen und in Gläser abfüllen. Aus allen Zutaten den Sirup herstellen und die Nüsse damit übergießen, dann gut verschließen und 20 Minuten im Wasserbad einkochen. 6 Monate ruhen lassen.

Tipp: Nüsse werden sehr schnell schlecht, aus diesem Grund werden sie auch behandelt. Ich rate dazu, biologische Nüsse zu kaufen, diese zu knacken und in Dosen einzufrieren.

Echter Eibisch

Lat.: Althaea officinalis
Familie: Malvaceae (Malvengewächse)
Aussehen: 50–150 cm hoch, meist verzweigt, samtig-filzig behaart; Blätter im Umriss 3- bis 5-eckig, mit spitzen Lappen oder ungeteilt, unregelmäßig gezähnt; Blüten zu mehreren, kurz gestielt in den Blattwinkeln; Außenkelchblätter 6–9, allmählich verschmälert, am Grunde verwachsen; Kronblätter blassrosa bis weiß, 1,5–2,5 cm lang, etwa doppelt so lang wie der Kelch; Frucht dicht behaart und fein gerippt, Durchmesser 5–8 mm.
Standort: meist im Garten kultiviert, selten ausgewildert, kollin
Sammelzeit: Wurzel von März bis April und Oktober bis November, Blüten und Blätter von Mai bis September

Volksheilkunde und Medizin: Er wird wegen seiner Schleimstoffe bei Husten, Atemwegserkrankungen sowie Magen- und Darmleiden eingesetzt.

Familienwissen: Um die Schleimstoffe in der Pflanze nicht zu schädigen, ziehe ich beim Eibisch den Kaltauszug vor. Er hilft gegen Heiserkeit, Husten und

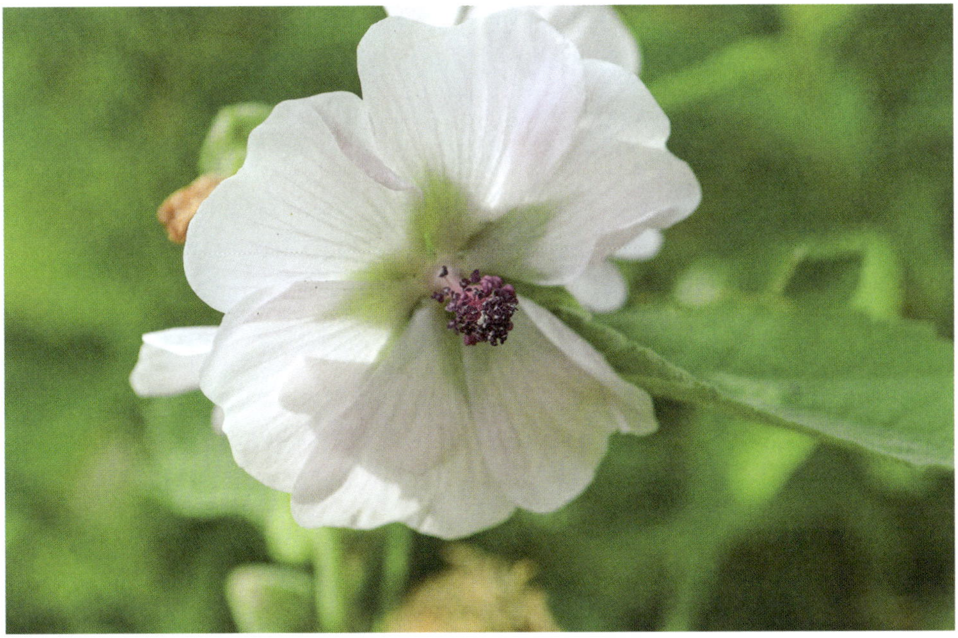

Atemwegserkrankungen. Zudem wird er bei uns auch zur Beruhigung des Magens und bei Durchfall verwendet.
Marshmallows haben ihren Ursprung in der Volksheilkunde, denn sie dienten als Hustenbonbon. Das folgende Bonbonrezept ist altbewährt.

Husten-Marshmallows

2 Handvoll Eibischwurzeln / 200 ml Wasser / 2 Eiweiß / 1 Prise Salz / 120 g Zucker / 1 EL Honig

→ Über Nacht die Eibischwurzeln im Wasser einweichen, am darauffolgenden Tag hat sich ein gallertartiger Schleim gebildet. Diesen abschöpfen und in eine Schüssel geben. Das Eiweiß mit dem Salz zu Eischnee schlagen und löffelweise den Eibischschleim, Zucker und Honig unterrühren, bis sich eine glänzende Masse gebildet hat. Danach auf ein mit Backpapier ausgelegtes Backblech streichen und bei 100 °C ca. 30 Minuten im Backofen trocknen. Herausnehmen und in Stücke schneiden.

Tipp: Da die Pflanze gerne von Rost befallen wird, schütze ich sie präventiv mit einem Spritzmittel aus Ackerschachtelhalmsud und Milch. Sollte sie sehr stark befallen sein, schneide ich sie im Frühsommer nochmals zurück, damit sie nachtreiben kann. Das gilt für alle Malvenarten.

Zudem verwende ich auch die Garten-Stockrose, die häufig als Zierpflanze im Garten gezogen wird. Die Blüten aller Malvenarten dienen mir zum Verfeinern von Salzen, Salaten oder als Farbstoff für Sirupe und Tees.

Echter Hafer

Lat.: Avena sativa
Familie: Poaceae (Süßgräser)
Volksnamen: Biwen, Flöder, Haber, Hover
Aussehen: 60–150 cm hoch; Blätter 5–12 mm breit; Blütenstand eine lockere Rispe; Ährchen meist über 2 cm lang, 2-blütig, nach dem Blühen hängend, bei Reife nicht zerfallend; die beiden gleich großen Hüllspelzen schließen die Blüten vollständig ein; Deckspelzen kahl, nicht gekielt, an der Spitze mit 2 häutigen, bis 2 mm langen Zähnen, oft nur die untere mit bis 4 cm langer Granne oder diese unbegrannt.
Standort: Wegränder, Schuttplätze, kultiviert und verwildert, kollin – montan
Sammelzeit: grünes Haferkraut vor der Blüte von Mai bis Juni, Haferfrucht von August bis September

Wissenswertes: Seit ca. 5.000 Jahren wird Hafer in den menschlichen Siedlungen angebaut, er ist vermutlich die jüngste Getreideart. Da der Hafer aber immer als Beigabe von anderen Getreidesorten erwähnt wird, ist er nur ein Sekundärprodukt.

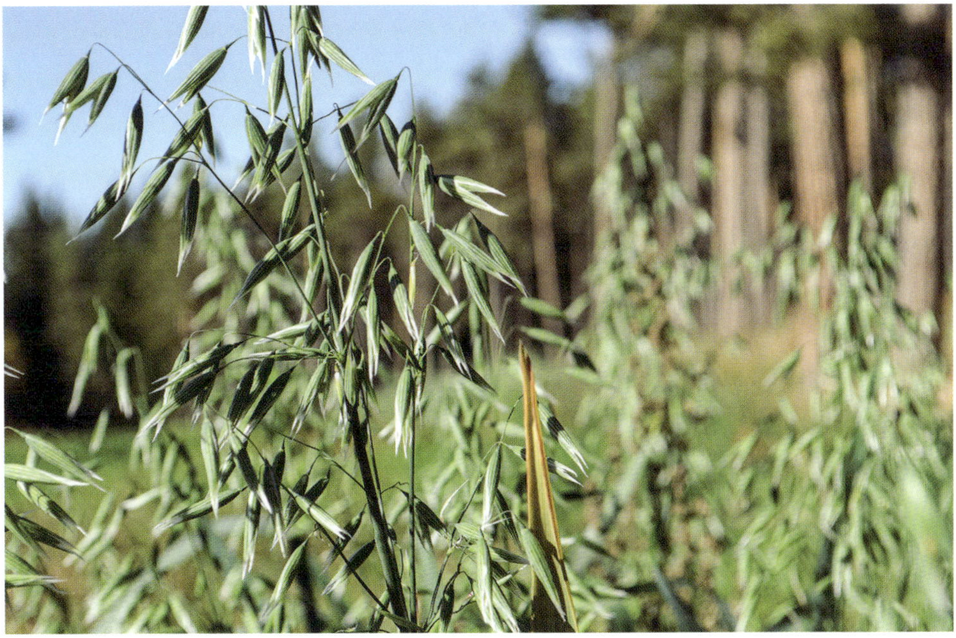

Volksglaube: Die Germanen verzehrten in den Wintermonaten den kräftigenden Haferbrei - „Habermus" -, um gesund zu bleiben. Aber auch bei ihren Göttern war das Getreide nicht unbeliebt, so kaufte man sich von der Todesgöttin Hel mit einem Sack Hafer frei. Vielleicht stellt man aus diesem Grund noch mancherorts eine Schüssel „Habermus" für die Toten bereit.

Volksheilkunde und Medizin: Bis heute hat sich der Haferbrei als bewährte Krankenspeise gehalten und auch das Haferstroh dient nach wie vor therapeutischen Anwendungen. Die Heilanwendungen des Hafers sind vielfältig - er wirkt kräftigend, aufbauend, entgiftend, verdauungsregulierend, blutzuckersenkend und antidepressiv.

Familienwissen: Meine Mutter erzählte mir, dass die Bauern einst auf der Fläche eines ganzen Ackers Hafer anbauten, zu unterschiedlichen Zeiten schnitten und die Pflanze vom grünen Kraut bis zum Stroh hin nutzten. Das unreife grüne Kraut wurde vor der Blüte geerntet und getrocknet und daraus der sogenannte Grüntee hergestellt. Mit seinen kräftigenden Vitalstoffen diente er - vor allem nach einer langwierigen Krankheit - zur Aktivierung des Organismus. Daneben kann man ihn zur Entwässerung des Körpers, zur Linderung von Rheuma und Gicht, zur Anregung des Stoffwechsels sowie bei Blasenschwäche oder Entzündungen einsetzen. Für Letztere ist besonders eine Anwendung als Sitzbad sehr geeignet.

Hafergrünteesitzbad

1 Handvoll Hafergrüntee und getrocknete Frauenmantelblätter zu gleichen Teilen

→ Die Kräuter mit 1 l kochendem Wasser übergießen und ca. ¼ Stunde ziehen lassen. Dann abseihen und so warm wie möglich darin baden. Wirkt leicht schmerzstillend und entzündungshemmend.

Hafergrüntee

1 EL Haferkraut / ¼ l Wasser

→ Das Kraut mit Wasser überbrühen und 15 Minuten ziehen lassen. 3-mal täglich 1 Tasse trinken. Hilft bei Blasenproblemen, wirkt entwässernd und kräftigt das Bindegewebe.

Hafertinktur

10 EL frisches grünes Haferkraut / ¼ l Wodka

→ Alle Zutaten in ein Schraubglas geben und 21 Tage bei Zimmertemperatur ziehen lassen, dann abfiltern und in kleine Fläschchen füllen. Setze ich bei Schlafstörungen und Depressionen ein.

Der Hafer selbst ist aus unserem Familienalltag nicht mehr wegzudenken. Ich esse meist zum Frühstück ein „Habermus", so wie man es früher gemacht hat. Es sättigt und gibt mir Kraft.

Mein „Habermus"-Frühstück

2–3 EL gequetschte Haferflocken / ½ Handvoll Nüsse und Rosinen / etwas Naturjoghurt / 1 geriebener Apfel

→ Am Vorabend Haferflocken, Nüsse und Rosinen einweichen. Am Morgen das Einweichwasser wegschütten und frisches Wasser dazugeben. Dann auf den Herd stellen und alles erwärmen. Auf einem Teller verteilen, das Joghurt und den geriebenen Apfel dazugeben. Ab und zu füge ich je nach Lust und Laune noch etwas Bertram, Galgant und Zimt bei.

Äpfel mit Haferflockenmüsli

4 mittelgroße Äpfel / 2 TL Zitronen- oder Orangensaft / 1 Banane / eine Handvoll Trauben / Mandarinen oder andere Früchte der Saison / 5 EL Naturjoghurt / 10 EL kernige Haferflocken / 1 Handvoll gehackte Nüsse / 3 EL Honig / 50 g frische Beeren nach Wahl

→ Die Äpfel innen bis auf einen ca. 0,5 cm breiten Rand aushöhlen, das Fruchtfleisch und die anderen Früchte klein schneiden und mit dem Zitronen- oder Orangensaft beträufeln. Danach die Äpfel auf einen kleinen Teller setzen, hierfür eventuell an der Unterseite begradigen. Alle Zutaten bis auf die Beeren zusammenmischen, in die Äpfel füllen und erst am Ende die Beeren draufgeben. Kann man zum Frühstück, als Brotzeit oder Dessert servieren.

Fruchtsalat mit Hafer-Krokant

Für den Krokant: 120 g kernige Haferflocken / 3 EL brauner Zucker /
für den Salat: verschiedene Früchte nach Wahl / Saft von 1 Zitrone / 4 EL Honig /
1 EL Leinöl

→ Für den Krokant in einer beschichteten Pfanne die Haferflocken ohne Fettbeigabe rösten und den Zucker beimengen, bis dieser geschmolzen und karamellisiert ist. Die Masse auf ein Backpapier streichen und erkalten lassen. Für den Salat die Früchte klein schneiden und in einer Schüssel mit dem Zitronensaft, Honig und Öl zusammenrühren. Kurz vor dem Servieren mit dem Krokant und eventuell einigen Zitronenmelisseblättern dekorieren.

In den Körnern steckt wahre Potenz, denn neben Spurenelementen und Mineralstoffen wie Eisen, Zink, Kalium, Kalzium, Magnesium und viel Kieselsäure enthalten sie auch reichlich sekundäre Pflanzenstoffe. Hafer kräftigt unsere Haut, das Bindegewebe und die Knochen. Er reguliert die Verdauung, wirkt aufbauend und ist eine leichte Krankenspeise, welche in unserer Kindheit in Form von Hafersuppe oder bei Durchfall als Haferschleim verabreicht wurde. Hierfür wurden die Haferflocken in Wasser gekocht, bis der Brei richtig schleimig war. Auf diese Weise wurde nicht nur der Darm beruhigt, sondern man hatte auch etwas gut Verträgliches gegessen, das zusätzliche Kraft lieferte. Da Hafer glutenfrei ist, können ihn auch Personen mit Zöliakie verzehren. Er wirkt positiv auf den Cholesterin- und Blutzuckerspiegel.

Haferflocken-Walnusskekse

125 g weiche Butter / 100 g Zucker / 1 Ei / Abrieb von 1 unbehandelten Limette /
50 g Mehl / 50 g gehackte Walnüsse / 200 g feine Haferflocken /
50 g dunkle Schokoladeraspel

→ Die Butter mit dem Zucker schaumig schlagen, dann das Ei und den Limettenabrieb dazumengen. Das Mehl, die Nüsse, die Haferflocken und die Schokoladeraspel dazugeben und mit dem Knethaken zu einem glatten Teig verkneten. Auf ein mit Backpapier ausgelegtes Blech kleine Häufchen setzen (nicht zu eng) und bei 160 °C (Umluft) 15 Minuten backen.

Haferflocken-Müsliriegel

200 g kernige Haferflocken / 1 EL gehackte Haselnüsse / 1 EL gehackte Mandeln / 2 EL getrocknete Früchte nach Wahl / 70 g flüssige Butter / 700 g Honig / jeweils 1 Prise Zimt, Piment und Kardamom

→ Den Backofen auf 170 °C (Umluft) vorheizen, alle Zutaten verkneten und dick auf ein mit Backpapier ausgelegtes Blech streichen. 12–15 Minuten backen, dann schneiden. Es sollten ca. 10 Riegel herauskommen. Wer mag, kann auch dunkle Schokoladeraspel dazugeben oder die Riegel einseitig in Schokolade eintauchen.

Haferflocken-Quark-Brot

1 Würfel Hefe / 1 TL Zucker / 150 g kernige Haferflocken / 400 g Dinkelmehl / 2 TL Salz / 250 g Quark / 1 EL Traubenkernöl / 50 g gehackte Nüsse

→ Die Hefe mit dem Zucker in 300 ml lauwarmem Wasser auflösen und 20 Minuten gehen lassen. Die restlichen Zutaten in eine Schüssel geben und dann mit der Flüssigkeit zu einem Teig kneten. Über Nacht im Kühlschrank gehen lassen. Am nächsten Tag auf einer bemehlten Fläche zu einem Brot formen. Weitere 30 Minuten rasten lassen, dann im vorgeheizten Backofen bei 180 °C (Unter- und Oberhitze) ca. 50–60 Minuten knusprig backen.

Auch das getrocknete Haferstroh kommt bei mir zum Einsatz. Bevor wir eine Matratze hatten, lagen wir auf Strohsäcken; diese Schlafunterlage fördert die nächtliche Ruhe und lindert Rheuma und Gicht. Das restliche Haferstroh wurde meist als Badezusatz verwendet. Ein solches lindert bei Hautleiden den Juckreiz, lässt kleinere und größere Wunden abheilen und hilft bei Entzündungen, Hautrötungen und Schuppenbildung.

Haferstrohbad

1–2 Handvoll Haferstroh / 1 l Wasser

→ Das Stroh mit dem Wasser übergießen und 30 Minuten leicht kochen, dann die Flüssigkeit abseihen und ins Badewasser gießen. Ich verwende dieses Bad aufgrund seiner entzündungslindernden Wirkung gegen alle Hauterkrankungen.

Echter Salbei

Lat.: Salvia officinalis
Familie: Lamiaceae (Lippenblütler)
Volksname: Gortnsolfl
Aussehen: 50–100 cm hoch, graufilzig, am Grunde holzig, stark aromatisch; Blätter eilänglich, runzelig, fein und stumpf gezähnt oder ganzrandig, lang gestielt, Spreite 2–7 cm lang und 0,5–2 cm breit; Blüten in meist locker stehenden Quirlen; Krone violett.
Standort: am Mittelmeer in Trockenwiesen, Felsensteppen, kultiviert im Garten
Sammelzeit: Blätter von März bis Oktober, Blüten von Juni bis Juli

Volksheilkunde und Medizin: Die Anwendung von Salbei bei Halsschmerzen oder Zahnfleischentzündungen ist wohl eines der bekanntesten Hausmittel. Zum einen werden dadurch Keime abgetötet, zum anderen weitere Entzündungen verhindert. Eine große Rolle dabei spielen das ätherische Öl, welches sehr krampflösend wirkt, und die Gerbstoffe. Wenn wir einen Tee zubereiten, sollte das Wasser nicht kochen, sondern nur ca. 70 °C heiß sein, zudem muss das Ganze mit einem Deckel abgedeckt ziehen gelassen werden. Da das ätheri-

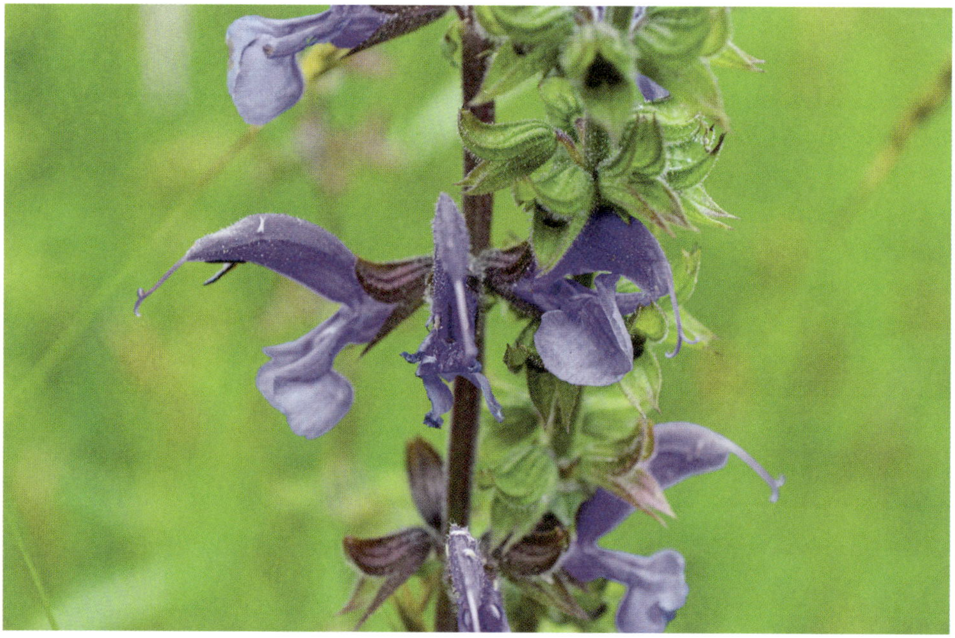

sche Öl den Giftstoff Thujon (ein Nervengift) beinhaltet, sollte Salbei nur vier Tage angewendet werden. Sollte in dieser Zeit keine Linderung einsetzen, ist ein Arztbesuch angeraten.
Bei der Anwendung von Salbei gegen Schweißausbrüche kann man unterschiedlich vorgehen: In den arabischen Ländern trinkt man Salbeitee gegen das Schwitzen (und nicht Pfefferminztee, wie immer fälschlich angenommen wird); dabei sollte man den Tee immer offen auf kleiner Flamme köcheln lassen, da sich sich auf diese Weise das ätherische Öl verflüchtigt. In manchen anderen Kulturen verwendet man das Kraut zum Baden, manchmal auch in Schwitzhütten. Ich verwende ihn in Waschungen, Seifen und Badesalzen, aber auch im Hydrolat und als Essigansatz.

Salbei-Apfelessig (gegen das Schwitzen)

1 Handvoll Salbeiblätter / 1 l Apfelessig

→ Die Blätter in ein weites Glas geben und mit dem Essig auffüllen, dann 3 Wochen in der Küche ziehen lassen. Anschließend abfiltern und in eine Flasche füllen. 1 EL Salbeiessig mit etwas Wasser in einer Schüssel verdünnen, ein Tuch darin einweichen und die Haut sanft damit reinigen.

Salbeizahnbürste

1 großes Salbeiblatt

→ Das Blatt auf den Zeigefinger legen und damit an den Zähnen reiben, bis sich diese sauber anfühlen. Das ist eine altbewährte Methode, um sich die Zähne zu putzen, falls man mal keine Zahnbürste zur Hand hat. Ersetzt aber nicht dauerhaft das Zähneputzen!

Tipp: Ich bin in jeder Hinsicht gewappnet – ob mit Garten-, Duft- oder Wildsalbei, alle wachsen in meinem Garten. Man muss aber darauf achten, welche Arten frosthart sind. Einige gehören unter Glas, andere kann man mit Tannenzweigen abdecken.

Echter Steinklee

Lat.: Melilotus officinalis
Familie: Fabaceae (Hülsenfrüchtler)
Volksname: Honigklee
Aussehen: 30–120 cm hoch; Blätter 3-zählig, Teilblätter gestielt, länglich-oval bis lineal, gezähnelt; Blüten gelb, hängend, in 4–10 cm langen, schmalen, 30- bis 70-blütigen Trauben; Krone 5–7 mm lang; Fahne und Flügel länger als das Schiffchen; Frucht eiförmig, 3–4 mm lang, hängend, kahl, mit vorwiegend quer verlaufenden Rippen, 5- bis 8-samig.
Standort: Wegränder, Ödland, Kiesgruben, Alluvionen, kollin – montan
Sammelzeit: Kraut von Juni bis September

Wissenswertes: Der Name des Steinklees kommt wohl daher, dass er gerne auf Schuttplätzen, steinigen Böden und an Bachrändern gedeiht. Er gilt als Ruderalpflanze, was bedeutet, dass er bevorzugt frisch aufgerissene Stellen besiedelt. Wegen seines hohen Nektargehaltes hat man ihm auch den Beinamen Honigklee gegeben. Normalerweise bezeichnet man den gelb blühenden Steinklee auch als „Echten Steinklee“, denn es gibt auch eine weiß blühende Art, die an unseren heimischen Bachrändern häufiger zu finden ist als die gelbe. Er wird nicht selten bis zu 2 m hoch und die gelben bzw. weißen Schmetterlingsblüten stehen in bis zu 10 cm langen Trauben ab. Ihre dreiteilig gefiederten Blätter erinnern uns daran, dass dieses Gewächs zum Klee gehört. Wenn das Kraut dann getrocknet wird, riecht es sehr intensiv und ähnlich wie Waldmeister. Dafür ist das Cumarin verantwortlich, das im Trocknungsprozess gebildet und freigesetzt wird.

Volksheilkunde und Medizin: Bereits in der Antike und im Mittelalter nutzte man dieses Kraut als Zubereitung für äußerliche Probleme. Man behandelte damit Pilzerkrankungen an Haut und Nägeln. Es wurde auch zur Wundheilung und bei Rheuma eingesetzt. Innerlich fand es bei Magengeschwüren, Krämpfen und Fieber Verwendung. Heutzutage schätzt die Naturheilkunde den Echten Steinklee besonders wegen seiner blutgefäßstärkenden Wirkung. Als Tee verbessert er die Durchblutung und den Lymphfluss, dichtet Gefäße ab (senkt also die Durchlässigkeit der Kapillaren), wirkt blutverdünnend, hilft bei Krampfadern sowie bei Venenschwäche und erleichtert die Behandlung bei Thrombose.

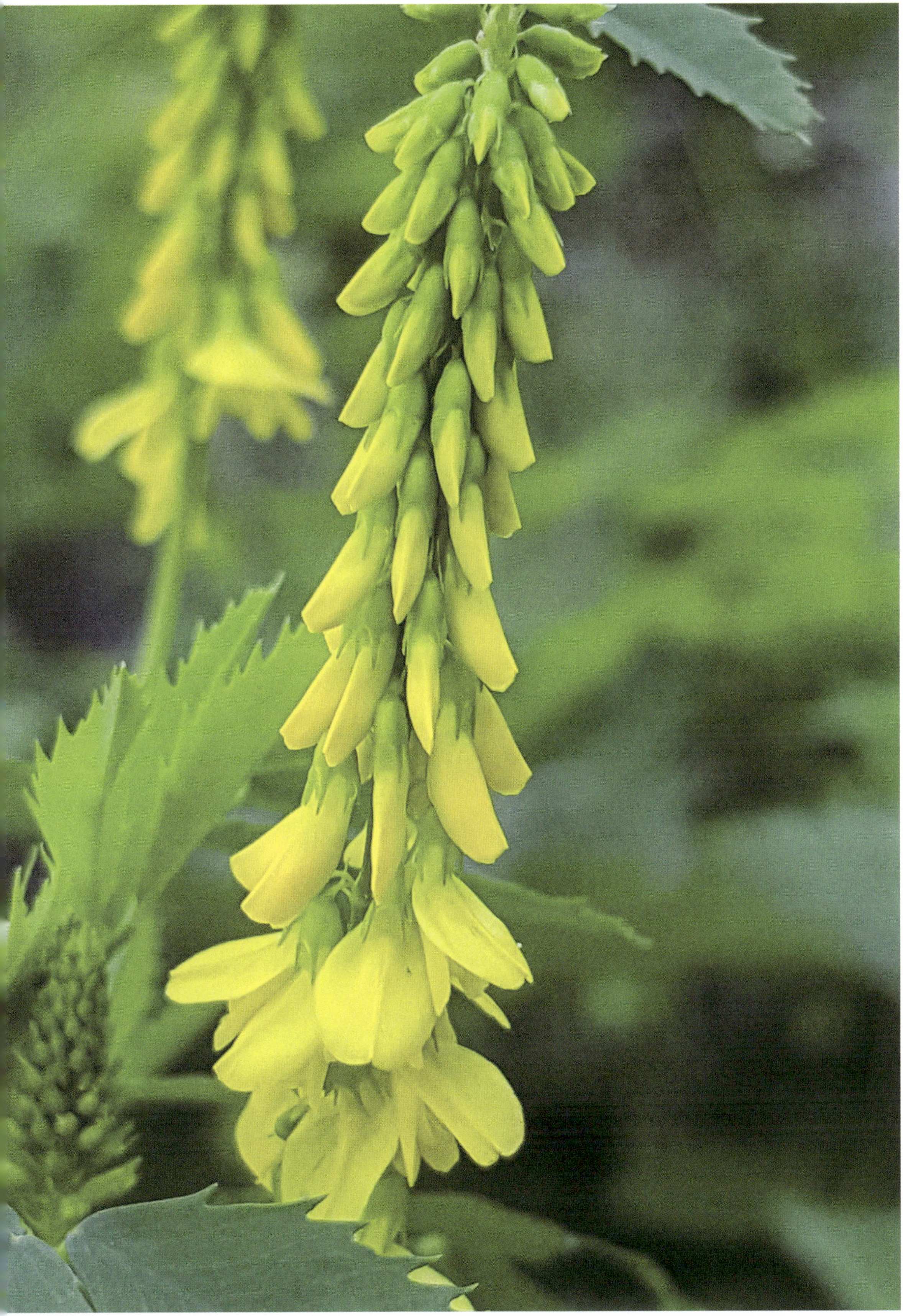

So wird vor allem dem Cumarin die venenkräftigende Wirkung nachgesagt. Da es (wenngleich noch nicht 100-prozentig nachgewiesen) die Leber schädigen und zu Kopfschmerzen, Erbrechen und Schwindelgefühlen führen kann, sollte Echter Steinklee innerlich aber nur wenige Wochen eingesetzt werden. Neben dem Cumarin finden wir noch weitere Inhaltsstoffe wie Melilotosid, zusammenziehende Gerbstoffe, entzündungshemmende und blutdrucksenkende Flavonoide und abschwellende Triterpensaponine, welche die Gefäße unterstützen. Solltet ihr keinen Echten Steinklee finden, könnt ihr auch seinen weiß blühenden Bruder verwenden. Dieser ist zwar häufiger, wirkt aber etwas schwächer. Wer seinem Tabak eine besondere Duftnote geben möchte, kann das Kraut in geringen Mengen beimischen.

Familienwissen: In der Küche kann man Steinklee ähnlich verwenden wie Waldmeister, da er denselben lieblichen Duft in Süßspeisen und Desserts verbreitet. Auch als Sirup ist er sehr angenehm zu trinken.

Honigklee-Sirup

800 g Zucker / 1 l Wasser, 1–2 Handvoll blühendes Steinkleekraut / Saft von ½ Zitrone

→ Den Zucker im Wasser auflösen und daraus einen schönen Sirup kochen, dann die angewelkten Blüten und den Zitronensaft dazugeben und über Nacht ziehen lassen. Abfiltern und heiß in saubere Flaschen füllen.

Ich lindere mit Steinklee Juckreiz, Wassereinlagerungen und Schweregefühl in den Beinen. Er kann auch nächtliche Wadenkrämpfe lösen oder verhindern. Äußerlich helfen Umschläge und Auflagen aus Tee oder ein Brei aus dem zerquetschten, blühenden Kraut. Letzterer wird bei Krampfadern, Hämorrhoiden und Unterschenkelgeschwüren angewandt. Bei müden, schweren Beinen sollte man diese täglich mit einem Ölansatz aus dem Kraut einreiben und dann hochlegen. Eine Salbe aus dem Ölansatz wirkt bei geschwollenen, entzündeten Wunden, Gelenken und Drüsen.

Steinklee-Venenbalsam

1 Handvoll Steinklee, Arnika, Rosskastanie, rotes Weinlaub, Beifuß, Wacholder zu gleichen Teilen gemischt / 100 ml Olivenöl / 5 g Bienenwachs / 5 g Kakaobutter

→ Die getrockneten Kräuter in einem Schraubglas mit dem Öl ansetzen und 28 Tage ziehen lassen. Abfiltern, im Wasserbad 25 ml Ansatz erwärmen und mit dem Bienenwachs und der Kakaobutter anreichern.

Echter Wermut

Lat.: Artemisia absinthium
Familie: Asteraceae (Korbblütler)
Volksnamen: Absinth, Alsam, Bugler, Johannisgurtel, Wurmtod
Aussehen: 30–80 cm hoch, meist aufrecht und verzweigt, aromatisch riechend und bitter schmeckend; Stängel graufilzig, unten verholzt; Blätter 2- bis 3-fach fiederschnittig, mit 1–3 mm breiten Zipfeln, beidseits graufilzig, der untere lang gestielt, der obere sitzend; Köpfe zahlreich, in einer dichten, allseitwendigen Rispe, Durchmesser ca. 3 mm, mit gelben Röhrenblüten, ohne Zungenblüten; Früchte 1–2 mm lang ohne Pappus.
Standort: Ödland, Wegränder, Mauern, Magerrasen, kollin – subalpin
Sammelzeit: Kraut von Juni bis September

Wissenswertes: Wermut ist der bekanntere große Bruder des Beifußes und im Geschmack wesentlich intensiver und auch bitterer als dieser. Er wird hauptsächlich als Medizinpflanze verwendet, deshalb finden wir ihn in verschiedenen Tees und Likören sowie als Räucherstoff und Pflanzenschutzmittel.

Volksglaube: Als die Schlange aus dem Paradies vertrieben wurde, soll entlang der Kriechspur Wermut entsprossen sein. Wermut symbolisiert das Leben und den Tod und findet daher in einigen Regionen bis heute Anwendung in Zeremonien und Totenkulten.

Volksheilkunde und Medizin: Meist wird der Wermut wegen seiner Bitterkeit als Magen-Darm-Mittel, aber auch zur Unterstützung der Gallen- und Leberfunktion eingesetzt. In der Frauenheilkunde ist er bis heute ein dienliches Kraut. Seine Wirkung ist anregend, appetit- und verdauungsfördernd, entgiftend, entwurmend und entsäuernd.

Familienwissen: Wir sammeln das Kraut – egal, ob es blüht oder nicht – in den Sommermonaten. Als Tee setze ich es gegen Magenschmerzen, Appetitlosigkeit, zum Anregen der Verdauungssäfte, gegen Darmkrämpfe und Darmparasiten ein. Ich verwende in diesem Fall weniger als 1 TL Kraut. Es ist sehr intensiv und kann daher schnell zu einer Überreizung führen. Der Tee darf auch nicht gesüßt werden, da er sonst seine Wirkung verliert, 2 schluckweise eingenommene Tassen pro Tag reichen. Auch als Gurgelmittel und Wickel gegen Prellungen ist der Sud sehr dienlich.

Tipp: Zu Johannisbeeren gepflanzt schützt der Echte Wermut die Sträucher und sie gedeihen besser.

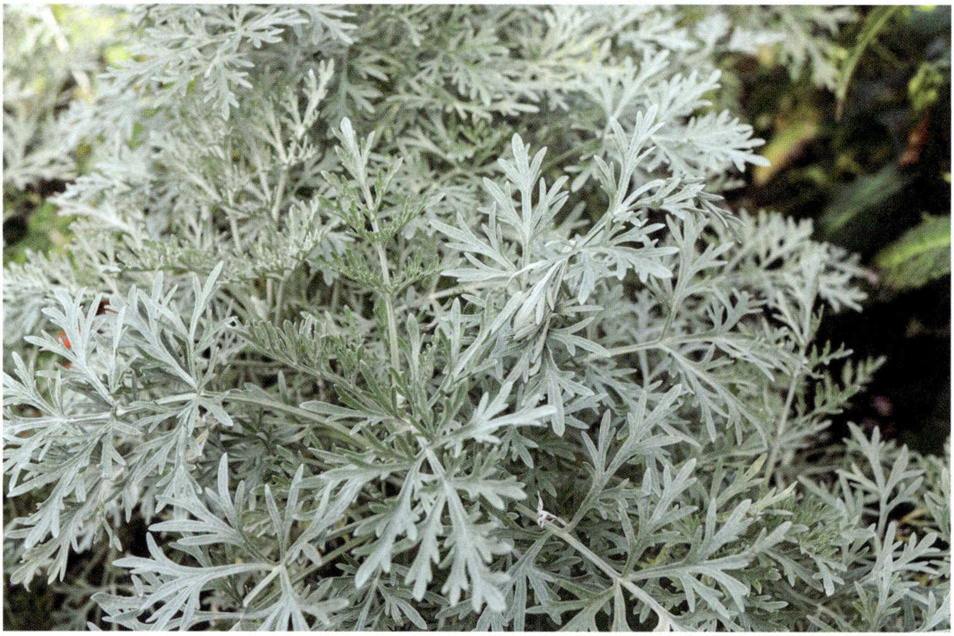

Echtes Johanniskraut

Lat.: Hypericum perforatum
Familie: Hypericaceae (Johanniskrautgewächse)
Volksnamen: Hartheu, Hexenkraut, Jageteufel, Teufelsflucht, Unserer Frau Bettstroh, Sonnwendkraut
Aussehen: 30–70 cm hoch; meist mehrere Stängel, reich verzweigt, mit 2 Längskanten; Blätter länglich-oval bis lineal, sitzend, 1–2 cm lang, ganzrandig, Rand oft nach unten gebogen, dicht und fein durchscheinend punktiert; Blüten gelb, in vielblütigen Rispen; Kelchblätter 4–5 mm lang, fein zugespitzt, ganzrandig, schwarze Drüsen fehlend oder nur einzeln; Kronblätter 3- bis 4-mal so lang wie der Kelch, einseitig gezähnt.
Standort: Trockenwiesen, Waldränder und -lichtungen, kollin – subalpin
Sammelzeit: oberer Pflanzenteil in voller Blüte um Johanni (24. Juni)

Wissenswertes: Johanniskräuter gibt es viele. Man ist sich bis heute nicht einig, ob alle Arten dieselbe Heilwirkung haben, ursprünglich sprach man diese nur dem Echten Johanniskraut zu. Dieses weist die folgenden Merkmale auf: getüpfelte Blätter, einen zweikantigen, innen mit Mark gefüllten Stängel, eine einseitig gekerbte und auf der anderen Seite glatte Blüte. Schwarze Drüsen fehlen oder sind nur einzeln vorhanden. Beim Quetschen der Blüten tritt Blut aus, was auch bei den anderen Johanniskrautarten der Fall ist. Ich bin der Meinung, dass man alle Arten gleichermaßen verwenden kann, zumal man auch in früheren Zeiten mangels Botanikkenntnissen nicht streng unterschied und sich das Johanniskraut sehr schnell untereinander kreuzt und immer wieder neue Bastardpflanzen entstehen. Wer auf Nummer sicher gehen möchte, kann sich im Fachhandel Echtes Johanniskraut holen und im Garten anpflanzen. Ich habe aber bemerkt, dass selbst Öl aus dem Echten Johanniskraut nicht immer schön rot wird. Nehmt also einfach die Johanniskrautart, die ihr findet: Die Inhaltsstoffe sind auch dort vorhanden.

Volksglaube: Bereits der Name verrät, dass dieses Sonnenkraut seine Blüten dann öffnet, wenn die Sonne ihren Höchststand erreicht. Dieses Ereignis wird als Sonnwende bezeichnet. In der Nähe dieses Tages, am 24. Juni, ist auch der Johannistag, welcher so manchen Gepflogenheiten seinen Namen gibt. Nicht nur das Johanniskraut, sondern auch die Johannisbeere, Johanninüsse und der Johanniskäfer (das Glühwürmchen) sind eng mit diesem Lostag verbunden.

In manchen Gegenden wird das segenspendende Johannisfeuer entfacht. Ein weiterer Name des Krautes mit den sonnengelben Blüten ist „Fuga daemonum" oder „Teufelsaustreiber": Es heißt, dass der Teufel das Johanniskraut fürchtet wie das Weihwasser. Schwere seelische Störungen und massive Stimmungsschwankungen wurden früher als Besessenheit angesehen. Deshalb wurde der „Beelzebub", ein weiter Name des Teufels, mit dem „Hartheu" ausgetrieben. Das Johanniskraut schlägt jene Dämonen in die Flucht, die unseren Geist, unsere Gedanken und unsere Seele beherrschen. Es ist nach wie vor ein probates Mittel gegen Depressionen und Probleme des Innenlebens.

Kurioses: Die Bauern hängten und hängen noch heute Büschel zum Schutz vor Dämonen, dem Teufel oder gar Unglück in den Stall und in die Häuser. Man warf sogar einen Johanniskrautkranz auf die Dächer, um sich vor Blitzeinschlägen zu schützen. Mir gefällt die Überlieferung, wie das Johanniskraut zu seinen perforierten Blättern kam. Es heißt, dass der Teufel nach einer Wette sich eine arme Seele holen wollte. Diese wusste um die Wirksamkeit des Johanniskrautes und versteckt sich dahinter. Aus lauter Wut darüber zerstach der Teufel die Blätter mit seinen scharfen Krallen. Hält man das Johanniskrautblatt gegen die Sonne, kann man diese kleinen Löcher entdecken.

Volksheilkunde und Medizin: Dieses Kraut wird auch als „Arnika der Nerven" bezeichnet. Warum? Johanniskraut wurde auf zweierlei Weise eingesetzt: Innerlich als Tee oder Tinktur eingenommen, hatte es die aufhellende Wirkung der Sonne und vertrieb somit Winterdepressionen. Weil es aber auch Schmerzen und Endzündungen hemmt, wurde es bei Wechseljahrbeschwerden eingesetzt, meist bei nervöser Unruhe und Spannungskopfschmerzen. Es wirkt beruhigend, antidepressiv, wundheilend, blutstillend, schmerzstillend, entzündungshemmend, harntreibend, wurmtreibend, reinigend und stoffwechselregulierend. Bei uns in den Bergen wird immer noch das Rotöl angesetzt.

Vorsicht: Hochdosierte Johanniskrautpräparate heben die Wirkung von anderen Medikamenten (Krebsmedikamenten, Antibabypille) auf, deshalb sollte man vorab mit einem Arzt über die Einnahme sprechen und nicht eigenmächtig handeln.

Familienwissen: Johanniskraut hing bei uns stets im Dachboden von der Decke, ein Glas mit der Pflanze stand im Schatten auf dem Balkon und eine Tinktur fehlte auch nicht. An der Verwendung des Johanniskrautes hat sich über die

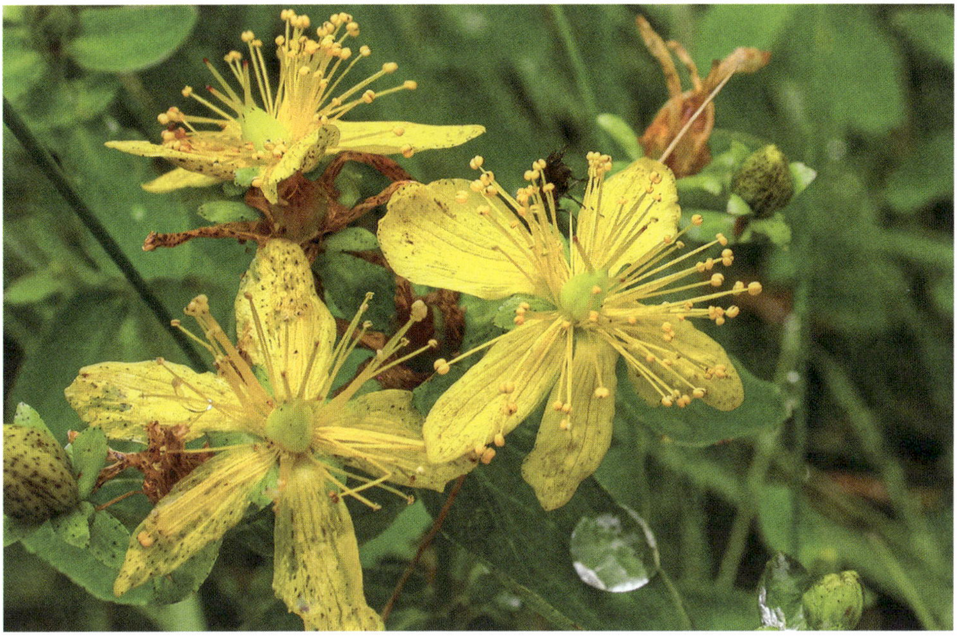

Jahre nichts geändert: Die trockenen Kräuter werden für Teeaufgüsse bei Schwangerschaften, zur Reinigung des Blutes, bei Unruhe und Nervosität oder als Badezusatz bei Schmerzen verwendet. Die Tinktur und das Öl dienen zum Einreiben und Einnehmen bei Schmerzen. Zudem nehmen wir das Öl oder die daraus gewonnene Salbe zur Behandlung von Brandwunden, Sonnenbrand, Narben, kleineren Wunden und Hämorrhoiden.

Rotöl

2 Handvoll frisches / trockenes Johanniskraut / 100 ml Öl nach Wunsch (evtl. Olivenöl)

→ Ein Schraubglas zu gut ⅓ mit Kraut befüllen. Es muss jedoch mindestens 2–3 Tage keinen Regen abbekommen haben. Die Kräuter mit einem guten Öl aufgießen. Vorsicht, dass sich kein Schimmel bildet. Nach 4 Wochen in eine dunkle Flasche abfüllen. Ich persönlich stelle das Öl an ein helles, warmes Fenster ohne Sonneneinstrahlung.

Tee für Schwangere

10 g Johanniskraut / 10 g Himbeerblätter / 10 g Schafgarbenkraut und Blüte / 10 g Frauenmantelkraut / 10 g Zitronenmelisseblätter / 10 g Brennnesselkraut

→ Alle Zutaten gut vermischen und daraus 1–2 täglich eine Tasse Tee zubereiten. Kräftigt die Gebärmutter, hilft gegen Übelkeit und erleichtert eventuell auch die Geburt.

Betteinlage für die Wöchnerin

jeweils 1 Handvoll Johanniskraut, Arnikablüten, Schafgarbenkraut und -blüten, Quendelkraut

→ Die Kräuter mischen und in ein altes Kopfkissen geben. Nach einer erschöpfenden und schweren Geburt in der Nacht auf den Bauch legen. Die Gebärmutter bildet sich zurück und die Frau wird kräftiger.

Die Volksnamen „Hartheu“ und „Unserer Frau Bettstroh“ weisen ebenfalls auf diese Verwendung hin. Das Bettstroh wurde vor allem den Wöchnerinnen ins Bett gelegt, damit sie sich nach der Geburt so schnell wie möglich erholten. Der Name „Hartheu“ rührt daher, dass sich die Stiele im Heu hart anfühlen.

Mutmacher-Tee

10 g Johanniskraut / 10 g Rosmarin / 10 g Melissenblätter / 10 g Rosenblätter / 10 g Ringelblumen / 10 g Himbeerblätter

→ Die Kräuter gut vermischen und über den Tag verteilt 2–3 Tassen davon trinken. Vertreibt Mattheit und ist stimmungsaufhellend.

Eingriffeliger Weißdorn

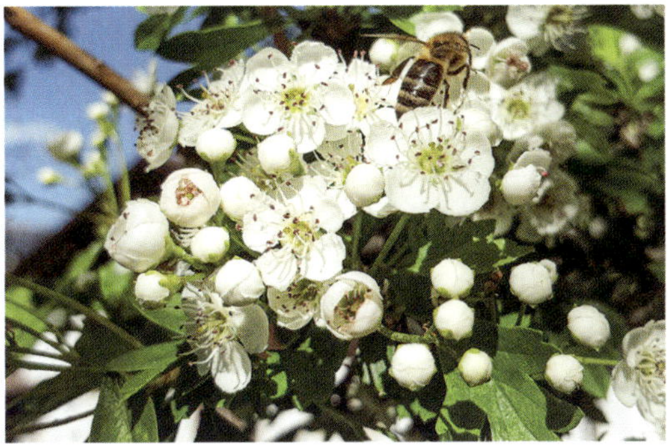

Lat.: Crataegus monogyna
Familie: Rosaceae (Rosengewächse)
Volksname: Hagedorn
Aussehen: Bis 4 m hoher Strauch mit Dornen, auch Kurztriebe verdornend; Nebenblätter fertiler Triebe mit 1–8 groben Zähnen; Blätter bis weit über die Mitte 3- bis 5-teilig, mit abstehenden, vorn gezähnten, an den Seiten ganzrandigen Abschnitten, unterseits weiß-grünlich; Blattnerven nach außen gebogen; Kelchzähne breit 3-eckig, stumpflich; Blütenstiele behaart; Blüten weiß, selten rosa, mit nur einem Griffel; Frucht dunkelweinrot, kugelig bis eiförmig, mit nur 1 Steinkern; Durchmesser 6–10 mm.
Standort: Waldränder, Gebüsche, eher in trockenen und warmen Lagen, kollin – montan
Sammelzeit: Blüte im Frühjahr, Blätter vom Frühjahr bis in den Herbst, Früchte im Herbst

Volksglaube: Das Rosengewächs war vor allem in den nordischen Gebieten eine der mystischen Pflanzen. Aber auch bei den Römern spielte sie eine wichtige Rolle. Cardea, die Göttin der Türangeln, erhielt den Weißdorn von ihrem Geliebten Janus zum Geschenk. Bei Totenfesten verhinderten die Zweige des Weißdorns die Wiederkehr der Untoten. Auch trieb man Vampiren einen Weißdornpflock ins Herz. So entstand auch der sogenannte Hagedorn, der in den früheren Zeiten als Schutzwall für heilige Stätten, Siedlungen und als Gehege für das Vieh diente. In England wurde der Weißdorn als christliches Attribut dem heiligen Josef von Arimathäa zugesprochen, aus dessen Stab dieser Strauch entstanden sein soll. Es gibt wohl nur wenige Heilpflanzen, über die so viel geforscht und geschrieben wurde. Nach altem Volksglauben soll man durch eine Weißdornhecke kriechen, um auf diese Weise seine Krankheiten abzustreifen. Wenn man die Hecke hingegen stark zuschneidet, soll sie unüberwindbar sein. Das Wort Hexe leitet sich vom Wort Hecke ab – der Hag stellte nämlich die Grenze zwischen zwei Welten dar. So ist Dornröschen auch nicht hinter einer Rosenhecke eingeschlafen, sondern hinter dem Weißdornbusch. Man sagt bis heute, dass man sich unter keinen Weißdornbusch schlafen legen soll, denn man könnte möglicherweise nicht mehr wiedererwachen.

Volksheilkunde und Medizin: Der Weißdorn ist ein ausgezeichnetes Heilmittel bei leichten, sogenannten degenerativen Herzerkrankungen, besonders im Alter. Er wirkt blutdrucksenkend, beruhigend, krampflösend, kreislaufanregend, herzstärkend, beugt Arterienverkalkung vor und hebt die geistige Spannkraft.

Familienwissen: Auch bei Liebeskummer tröstet Weißdorn das Herz, lässt wieder freier durchatmen und bringt neuen Schwung. Ich verwende meine Weißdorntinktur, wenn mein Kreislauf im Keller ist oder ich sehr unruhig bin. Sogar mein nervöses Herzklopfen behandle ich damit. Falls ich Einschlafprobleme habe, trinke ich einen Weißdorntee oder verwende mein Herzkissen. Meine Mutter nimmt Weißdorn bei zu hohem Blutdruck, da er auf sanfte Art und Weise reguliert.

Weißdorntinktur

1–2 Handvoll frische Weißdornblätter und -blüten / 100 ml Wodka

→ Die Blätter und Blüten in ein Schraubglas geben und mit Wodka auffüllen. 21 Tage bei Zimmertemperatur stehen lassen, ab und zu schütteln. Danach abfiltern und in kleine Flaschen mit Tropfenzähler füllen. Ich verwende die Tinktur entweder als Kur (zwischen 7 und 14 Tage) mit 3-mal 5 Tropfen täglich oder als akute Anwendung mit 20–25 Tropfen.

Weißdorn-Herzwein

2 Handvoll Weißdornbeeren und -blätter / 2 frische Beifußzweige / 1 TL Galgantwurzel / 1 l guter Rotwein

→ Den Wein in einen Glasbehälter füllen, die Beeren quetschen, die Blätter schneiden, danach alle Zutaten in den Wein geben und 28 Tage an einem warmen Ort ziehen lassen. Danach abfiltern und in dunkle Flaschen füllen. 3-mal täglich ein Likörglas voll Herzwein einnehmen. Er fördert die Durchblutung, erweitert die Gefäße, kräftigt das Herz und wirkt gegen Schlaflosigkeit und leichten Bluthochdruck.

Aus den Früchten dieses Strauchs lassen sich auch leckere Marmeladen herstellen. Leider braucht man aber selbst für ein kleines Gläschen eine große Menge davon. Die Kerne kann man waschen und ein Wärmekissen daraus herstellen.

Essigrose

Lat.: Rosa gallica
Familie: Rosaceae (Rosengewächse)
Volksnamen: Apothekerrose
Aussehen: 0,2–1 m hoher, Kolonien bildender Stauch mit bis zu 6 mm langen, sichelförmigen Stacheln neben geraden Nebenstacheln, Stachelborsten und Stieldrüsen; Blätter oft 5-zählig, mit ledrigen, breit-ovalen Teilblättern, unterseits graugrün, etwas flaumig; Blüten meist einzeln auf langen Stielen, rosa bis purpurn, Durchmesser 5–7 cm; Kelchblätter zurückgebogen, wie die Blütenstiele und die kugelige Frucht mit Drüsen und Stachelborsten.
Standort: Hecken, lichte Wälder, kultiviert in Gärten, kollin – montan
Sammelzeit: Blüte ab Mai im erblühten Zustand

Wissenswertes: Vermutlich stammt die Rose aus Indien und den arabischen Ländern. Von dort aus hat sie durch die Alexanderzüge ihren Weg ins Abendland gefunden. In den antiken Ländern hat sie alsbald den Lotus vom Thron gestoßen und dessen göttlichen Ruf übernommen.
Um den Bedarf zu decken, müssen die begehrten Rosenprodukte wie Rosenwasser und Rosenöl von den griechischen Inseln, aus Rumänien und besonders Bulgarien importiert werden. Aus den folgenden Rosen werden bis heute Drogen und Kosmetika hergestellt: *Rosa gallica, Rosa damascena, Rosa canina* und *Rosa centifolia.* Aber auch andere wilde Rosensorten sollten nicht außer Acht gelassen werden.

Volksglaube: Der griechischen Mythologie zufolge wurde Aphrodite aus dem Meer geboren und ging in Zypern an Land: Hier erwuchsen aus jedem Tritt der holden Liebesgöttin weiße Rosen. Sie war nackt und wunderschön. Nach kurzer Zeit wurde sie von Ares, dem Kriegsgott, entdeckt und bedrängt. Aphrodite flüchtete zum Schutz hinter eine Rosenhecke. Dabei trat sie in die Stacheln der Pflanze und verletzte sich. Jene Rosen, die mit ihrem Blut in Verbindung kamen, verfärbten sich rot. Die anderen Götter benetzten diese mit Nektar, so erhielt die Rose ihren unwiderstehlichen Duft. Die wilden Rosen, welche beim Tod von Aphrodites Geliebtem Adonis aus dessen Blut entsprossen sein sollen und die einen göttlichen Duft verströmten, galten schon damals als beliebtes Volksheilmittel. Im Allgemeinen meinen wir heute mit „Rosen“ die Edelvarianten dieser Pflanze. Mit mindestens fünf bis über hundert Blütenblättern präsentieren sie uns eine enorme Vielfalt. Diese Blume symbolisiert Schönheit, Vollkommenheit, Liebe, Laster, Vergänglichkeit, Tod, Wandlung, Weisheit und Geheimnis. Im Mittelalter machte man sich auf den Weg, um das Mysterium der Rose zu ergründen. In den alten Sagen hieß es nämlich, dass der Heilige Gral nur durch eine Rose gefunden werden könne. Er zeige sich oft in der Gestalt einer Rose. Die Fensterrosetten in den Kirchen leiten sich ebenfalls von dieser Blume ab. Etwas später kam die Rose in Verruf und wurde zum Symbol der Wollust, denn rote „Rosenlippen" verlockten zum Küssen. Sie waren lange das Zeichen der Freudenhäuser und prangte als Logo über deren Türen. Heute erinnern uns noch die Rosengassen an diese Epoche.

Volksheilkunde und Medizin: Rosen wirken wundheilend, zusammenziehend, entschleimend, entzündungshemmend, antiseptisch, stärkend, nervenberuhigend, hautreinigend und teintverschönernd.

Familienwissen: Die Blüten werden schon lange gesammelt und für diverse Kräuterprodukte und -rezepte verwendet. So haben sie auch in meiner Familie einen hohen Stellenwert. Wir verwenden sie in beruhigenden Tees und zur Herstellung von Salben, aber auch in der Küche sind sie ein willkommener Gast. Die Rosenblütenblätter werden gesammelt und eher schonend getrocknet, damit sie ihren intensiven Duft möglichst beibehalten. Ich verwende dabei nicht nur die Essigrose, sondern auch die Blüten anderer wilder Rosen. Der Blütentee hilft bei innerer Unruhe und Einschlafschwierigkeiten. Wer einen nervösen Magen hat, kann auch einen Rosenblüten-Hagebutten-Tee trinken. Zudem verwende ich ihn für Mund- und Rachenspülungen, da er die Schleimhäute gut regenerieren lässt. Aber auch Bäder mit Rosenblättern und Molke sind ein beliebtes Mittel, da sie irritierte, entzündete und wunde Haut beruhigen.

Rosenblütentee

1 TL Rosenblütenblätter (man kann verschiedene Duftrosen verwenden)

→ Die Blüten mit 1 Tasse heißem Wasser übergießen und sofort abdecken, damit die ätherischen Öle nicht verloren gehen. Nach 10 Minuten Ziehzeit abseihen und über den Tag verteilt 2–3 Tassen davon trinken.

Gemischter Blütentee mit Rosen

20 g Blüten der Damaszener-Rose / 20 g Blüten der Gallica-Rose / 20 g Weißdorn / 20 g Zitronenmelisseblätter / 10 g Kornblumenblüten / 10 g Ringelblumenblüten / 10 g Malvenblüten

→ Alle getrockneten Blüten und Kräuter gut vermischen, dann 1 TL davon mit 1 Tasse Wasser überbrühen und 5 Minuten abgedeckt ziehen lassen. Täglich 2 Tassen davon trinken, das hat eine beruhigende und schlaffördernde Wirkung.

Rosen-Molke-Bad

1 Handvoll Rosenblütenblätter / 1 l Molke

→ Zuerst mit den Blütenblättern einen Tee zubereiten. Diesen 10 Minuten abgedeckt ziehen und dann abkühlen lassen, bis er handwarm ist. In ein Bad eingießen und die Molke dazugeben. Eignet sich sehr gut bei diversen Hautproblemen.

In der Küche wird die Rose sehr häufig nur als Deko verwendet, aber sie kann mehr. Dabei spielt es keine Rolle, ob man sie als Pesto, Sirup, Salz, Zucker, Likör oder Eis einsetzt – sie gibt den Speisen eine besondere Note. Auch eine Rosenmarmelade oder ein Rosenchutney schmeckt hervorragend.

Rosensalz

100 g Salz / 10 g getrocknete Rosenblütenblätter / 10 g Schinusbeeren und Zitronengras zu gleichen Teilen

→ Alle Zutaten in einen Mörser geben und gut zerstoßen, langsam das Salz nach und nach dazugeben. Das Salz passt sehr gut zu verschiedenen Fleischgerichten (v. a. Wildfleisch) und zur Orientküche.

Rosenmarmelade

500 g Rosenblütenblätter / 300 ml Apfelsaft / Saft und Abrieb von 1 unbehandelten Zitrone / 500 g Zucker

→ Die Blütenblätter im Apfelsaft 5 Minuten leicht köcheln lassen, dann den Zitronensaft und -abrieb sowie den Zucker dazugeben. Danach 20–25 Minuten weiterköcheln lassen, bis die Masse geliert. Vom Herd nehmen und heiß in Gläser abfüllen.

Rosensirup

4 Handvoll Blüten der Damaszener-Rose / 4 l Wasser / 1 in Scheiben geschnittene Zitrone / 1 EL weißer Essig / 1 kg Zucker

→ Die Rosen mit dem Wasser, der Zitrone und dem Essig ansetzen. Über Nacht ziehen lassen, am nächsten Tag abfiltern und in einem Topf erwärmen, dann den Zucker hinzufügen und heiß abfüllen. Mit diesem Sirup kreiere ich meine „Rosi"-Aperitifs.

Rosenbowle

2 Handvoll frische duftende Rosenblütenblätter / 2 Zitronenmelissezweige / 150 g Zucker / 50 ml Himbeersirup / 100 ml Wodka / 2 Flaschen Weißwein / 2 Flaschen Cidre / Saft von 1 Orange / 1 Handvoll Himbeeren

→ Einige Rosenblütenblätter zum Verzieren auf die Seite geben. Den Rest mit der Zitronenmelisse in eine Schüssel geben und mit dem Zucker bestreuen. Den Himbeersirup und den Wodka dazugießen und mindestens 1 Stunde ziehen lassen. Danach den Weißwein dazugeben. Nochmals 1 Stunde kaltstellen, dann abfiltern und die Flüssigkeit in die Schüssel geben. Den kalten Cidre, den Orangensaft und die Himbeeren dazugeben und gut umrühren. Zum Schluss mit einigen Rosenblütenblättern bestreuen.

Rosenlimonade

200 ml Wasser / 200 g Zucker / 2 Handvoll frische / duftende Rosenblütenblätter / Saft von 5 Limetten / 20 ml Rosenwasser

→ Das Wasser und den Zucker aufkochen und vom Herd nehmen, dann die Rosenblüten unterrühren und etwas abkühlen lassen. Danach den Limettensaft und das Rosenwasser dazugeben und 5 Stunden ziehen lassen. Nach dem Abseihen den Sirup kaltstellen und bei Bedarf mit kaltem Wasser aufgießen.

Rosenpunsch

3 TL getrocknete Rosenblütenblätter (mit Schwarztee gemischt) / ½ l Wasser / 1 l Rotwein / Saft von 2 Orangen / Saft von 1 Zitrone / 1 TL Kardamomkapseln / 1 TL Pimentkörner / 1 TL Gewürznelken / 2 Zimtstangen / 20 ml Rosenwasser / 20 ml Wodka oder Rosenlikör

→ Die Mischung aus Rosenblüten und Schwarztee mit dem heißen Wasser übergießen, 10 Minuten ziehen lassen und abseihen. Danach mit dem Wein sowie dem Orangen- und Zitronensaft in einen Topf schütten, die Gewürze dazugeben und erhitzen, aber nicht kochen. Vom Herd nehmen und zugedeckt 3–4 Stunden ziehen lassen. Abseihen, erneut erwärmen und das Rosenwasser sowie den Wodka dazugeben. Heiß servieren, eventuell auch kalt vermischt mit Prosecco.

Rosenessig

100 g frische, duftende Rosenblütenblätter / 1 l warmer Apfelessig

→ Die Blüten in ein Schraubglas geben und den angewärmten Essig dazuschütten. 21 Tage an einem warmen Ort ziehen lassen, dann abfiltern. Passt hervorragend zu Salaten, kann aber auch als Waschung für sensible gerötete Haut angewendet werden, wobei er stark verdünnt werden sollte.

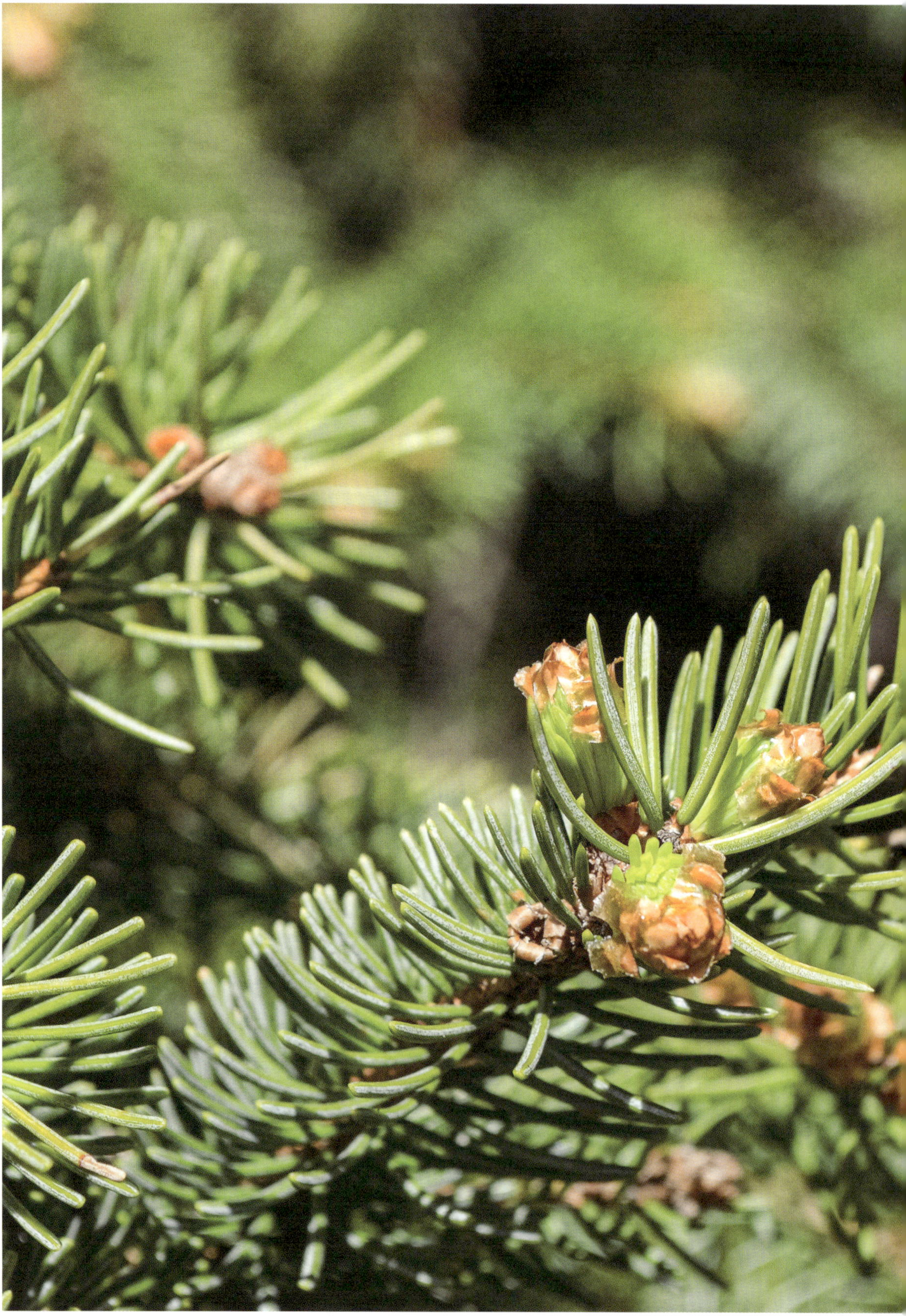

Fichte

Lat.: Picea abies
Familie: Pinaceae (Piniengewächse)
Volksnamen: Feichte, Rottanne
Aussehen: Bis über 50 m hoch, mit rotbrauner oder grauer Rinde; Nadeln allseitig abstehend, 4-kantig, grün; einhäusig; männliche und weibliche Blütenstände aufrecht, männliche orangegelb, 2–3 cm lang, weibliche rot; reife Zapfen 10–15 cm lang, hängend, zuletzt als Ganzes abfallend; Samen geflügelt.
Standort: Wälder mit saurem Boden, kollin – subalpin
Sammelzeit: Marbel (Maispitzen) im zeitigen Frühjahr, Nadeln ganzjährig, Harz (sollte nicht mehr klebrig sein) eher in den Wintermonaten

Familienwissen: In der Volksheilkunde und Medizin wird die Fichte gleich verwendet wie die Tanne. Da sie aber bei uns weit verbreitet ist, benutze ich sie auch im Hausgebrauch häufiger. In meiner Familie kommt sie gegen Erkältungen, Schmerzen, zur Wundheilung, zum Räuchern und zur Salbenherstellung zum Einsatz.

Fichten-Erkältungsbad

1 Handvoll getrocknete oder frische Fichtennadeln / 1 Handvoll Quendelkraut / 1 l Wasser / 1 Handvoll Salz / etwas Molke oder Sahne

→ Die Kräuter kurz im Wasser köcheln, abgedeckt 10 Minuten ziehen lassen und dann abfiltern. Den Tee, das Salz und die Molke ins Badewasser geben. Während des heißen Bades die Dämpfe gut inhalieren. Hilft auch bei Gliederschmerzen und Muskelkater.

Fichtennadelöl-Inhalation

jeweils 5 Tropfen ätherisches Fichten-, Tannen-, Salbei- und Thymianöl

→ 1 l Wasser heiß machen und in eine Schüssel geben. Dann die ätherischen Öle beifügen und den Dampf abgedeckt unter einem Handtuch inhalieren. Die Kräutermischung wirkt schleim- und krampflösend, antimikrobiell, antiviral und entzündungshemmend. Wer keine Öle zu Hause hat, kann sich von denselben Pflanzen 1 Handvoll Kräuter als Tee ansetzen und diesen zum Inhalieren verwenden.

Brustbalsam zum Durchatmen

1 Handvoll Fichten- und Tannennadeln, Thymian, Wacholderbeeren und Engelwurz-Wurzeln zu gleichen Teilen / Olivenöl / 5 g Bienenwachs / 5 g Kakaobutter / 25 Tropfen ätherisches Fichten- oder Tannenöl

→ Die Kräuter in Öl ansetzen und 28 Tage an einem warmen Ort ziehen lassen, dann abfiltern und 25 ml Ansatz abmessen. Diesen im Wasserbad erwärmen und das Bienenwachs sowie die Kakaobutter dazugeben. Das ätherische Fichten- oder Tannenöl dazugeben, gut umrühren, dann abfüllen.

Fichtennadeln-Fußbad

1 Handvoll Fichten-, Wacholder- und Latschennadeln zu gleichen Teilen / etwas Molke

→ Die Nadeln in 1 l Wasser aufkochen und abgedeckt 15 Minuten ziehen lassen, abseihen und in eine Schüssel mit Badewasser schütten. Etwas Molke und eventuell einige Tropfen ätherisches Latschenöl dazugeben. Dieses Fußbad wirkt aktivierend und bringt den Kreislauf in Schwung.

Waldbad

insgesamt 1 Handvoll getrocknete Fichten- oder Tannennadeln, Quendel, Salbei, Wacholder, Latsche, Holunderblüten zu gleichen Teilen / etwas Sahne oder Milch

→ Die Kräuter in 1 l Wasser aufkochen, abgedeckt 15 Minuten ziehen lassen, dann abseihen und in das Badewasser schütten. Etwas Sahne oder Milch dazugeben, damit die ätherischen Öle besser über die Haut aufgenommen werden können. Hilft bei kalten, schmerzenden Gliedern und Erkältungen.

Einreibemittel mit Fichte

1 Handvoll Fichtennadeln / 1 gemischte Handvoll Arnikablüten, Rosskastanienfrüchte, Rosmarinnadeln, Käsepappelkraut, Wacholdernadeln und -zapfen, Quendelkraut, Kalmuswurzel, Meisterwurz, Kamillenblüten, Ringelblumenblüten / 1 l Wodka

→ Alle Zutaten in ein weites Glas geben und mit dem Wodka übergießen, dann in der warmen Küche 21 Tage ziehen lassen. Danach abfiltern und in eine dunkle Flasche füllen. Dieses Einreibemittel nehme ich bei allen Muskel- und Gelenkschmerzen, Verstauchungen sowie Prellungen, aber auch zum Einreiben von Brust und Rücken bei Erkältungen.

Fichtenspitzen (Maispitzen: die ersten Jungtriebe) verwende ich sehr gerne in der Küche, denn ihre Säure und das leicht Harzige verleihen den Speisen eine interessante Note.

Fichtenspitzengelee

1 kg Fichtenmarbel (Maispitzen) / 1,5 l Wasser / 1 kg Zucker / 30 g Apfelpektin / zusätzlich 80 g feine kleine Fichtenmarbel / 100 ml Wasser / 200 ml Orangensaft

→ Die Fichtenmarbel mit dem Wasser aufkochen und über Nacht ziehen lassen. Am darauffolgenden Tag abgießen und in einen Topf geben. Dann den Zucker und das Pektin unter Rühren in die heiße Masse geben und nochmals kurz aufköcheln. Währenddessen die 80 g Fichtenmarbel mit den 100 ml Wasser pürieren und unter die Masse heben, den Orangensaft zugießen und etwas weiterköcheln lassen. Zuletzt in saubere Gläser füllen. Schmeckt hervorragend zum Frühstücksmüsli oder zum Süßen von Obstsalaten.

Fichtenmarbelcreme

4 Blatt Gelatine / 300 g Joghurt / 150 g kleine junge Fichtenmarbel / 150 g Zucker / 1 Msp. Zitronenabrieb / ¼ l Sahne

→ Die Gelatine kurz in kaltem Wasser einweichen und dann gut abtropfen lassen. Das Joghurt mit der Gelatine in einem Topf erwärmen, bis sich diese aufgelöst hat. Die Fichtenmarbel mit dem Zucker und Zitronenabrieb pürieren und unter die Joghurtmasse rühren. Abkühlen lassen und im kalten Zustand die steifgeschlagene Sahne unterheben. In kleine Gläser füllen und kalt werden lassen.

Fichtenmarbelsorbet

200 g Fichtenmarbel (Maispitzen) / 400 ml Wasser / 200 g Zucker /
100 ml Orangensaft

→ Die Marbel mit etwas Wasser und dem Zucker fein pürieren, bis die Massig sämig ist. Dann das restliche Wasser und den Orangensaft dazugeben und durch ein feines Sieb streichen. In der Eismaschine 20–40 Minuten gefrieren lassen. Ein herrlicher Zwischengang bei Fischgerichten.

Fichtenspitzensenf

ca. 1 kg kleine, zarte Fichtenmarbel / 100 ml milder Weißweinessig /
100 g helles Senfmehl (ersatzweise selbst gemahlene Senfsamen) / 100 g Zucker /
5 g Meersalz / 2 EL Honig

→ Die Marbel mit 100 ml Wasser weich kochen und durch ein Sieb streichen. Danach die Masse mit den restlichen Zutaten in einem Topf köcheln, bis sich eine sämige Masse gebildet hat, anschließend heiß abfüllen. Passt sehr gut zu Wildfleisch und Käse.
Tipp: Wer für diese Zubereitung keine Zeit hat, kann einfach im Mörser die Fichtenspitzen mit Salz fein zerstoßen – das ergibt ein würziges Fichtensalz.

Wald-Wild-Salz

1 Handvoll Fichtennadeln / einige Wacholderbeeren / 1 Lorbeerblatt /
3 Quendelzweige / einige getrocknete Steinpilze / etwas Selleriekraut / 100 g Salz

→ Die getrockneten Zutaten im Mörser pulverisieren und mit dem Salz vermengen. Ich verwende das Salz gerne bei Wild-, aber auch bei Lamm- und Ziegenfleischgerichten.

Waldräucherung

jeweils 1 Handvoll getrocknete Fichtennadeln, Wacholdernadeln und -zapfen, Kiefernnadeln, Latschennadeln, Zirbennadeln und Baumflechte

→ Etwas Sand und anschließend glühende Kohlen in eine feuerfeste Schale geben. Danach einige Teelöffel von der Waldmischung drüberstreuen. Ich verwende diese Räucherung, wenn eine Erkältung im Raum ist, zum Wachwerden oder auch nur, wenn ich Lust auf Waldduft habe.

Gänseblümchen

Lat.: Bellis perennis
Familie: Asteraceae (Korbblütler)
Volksnamen: Magdalenenkraut, Marienblümchen, Maßliebchen, Rupfblume, Sonnenauge, Sonnenbraut, Tausendschön
Aussehen: 5–15 cm hoch; Stängel blattlos, einköpfig; Blätter in grundständiger Rosette, verkehrt-eiförmig, meist stumpf gezähnt, behaart bis fast kahl, in den Stiel verschmälert; Blütenköpfe im Durchmesser 1–3 cm, mit gelben Röhrenblüten und weißen Zungenblüten, diese außen oft rot; Hülle 4–6 mm lang; Hüllblätter stumpf oder kurz zugespitzt; Boden des Blütenkopfes kegelförmig, hohl; Früchtchen ca. 1 mm lang, ohne Pappus.
Standort: Wiesen, Weiden und Rasen, kollin – subalpin
Sammelzeit: Blüten vom zeitigen Frühjahr bis zum frühen Herbst, Blätter und Blüten das ganze Jahr für die Küche

Wissenswertes: Hier haben wir es mit einem echten Korbblütler zu tun, der vom Aussehen, nicht aber von den Inhaltsstoffen her die kleine Schwester der Margerite sein könnte. Während man die Margerite höchstens als Bachblüte oder vereinzelt als Schmuck für Speisen einsetzt, kann vom Gänseblümchen alles verwendet werden. Als Wildpflanze ist das liebliche Blümchen in letzter Zeit in aller Munde, kaum ein Gourmetsalat kommt noch ohne die kleinen „Durchputzer" aus. Es wächst praktisch überall und blüht bis in den Herbst hinein.

Volksglaube: Die Kelten und später die Germanen hielten das Gänseblümchen in hohen Ehren. Es war eine Pflanze der lebensspendenden Frühlingsgöttin Ostara. Diese kümmerte sich um das Volk, um die Bauern, die alle ernährten und doch die wenigsten Rechte besaßen. Laut alten Überlieferungen sollen die ersten drei Blüten des Gänseblümchens im Jahr demjenigen, der sie findet, die Gesundheit erhalten. Es sind unzählige Märchen und Sagen über das Blümchen überliefert. In den Alpen heißt es, das Gänseblümchen sei aus den Tränen Marias auf der Flucht nach Ägypten oder den Tränen Maria Magdalenas am Grabe Jesu entsprungen. Ich persönlich finde die Geschichte, derzufolge das Jesuskind aus Langeweile, weil es nicht hinauskonnte, in der warmen Stube einen Stofffetzen nahm und kleine Blüten ausschnitt, viel schöner.

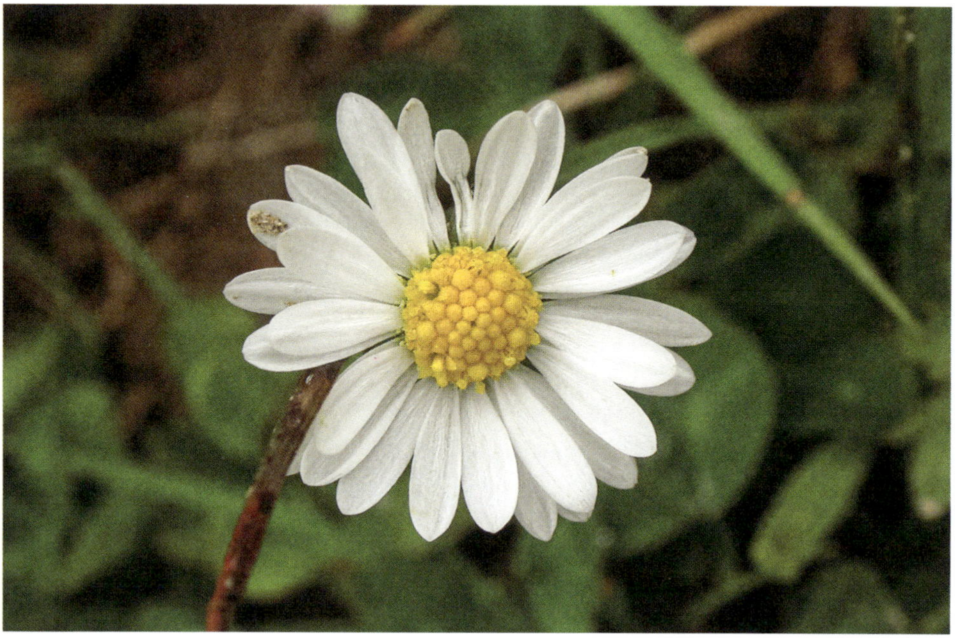

Volksheilkunde und Medizin: Gänseblümchen verfügen in hohem Maße über die Inhaltsstoffe, die alle Frühjahrspflanzen haben. Sie regen den Stoffwechsel an und werden als Blutreinigungsmittel, zur Entschlackung und Entgiftung verwendet. Vitamin C, alle wichtigen Mineralstoffe, Bitterstoffe, Flavonoide, Saponine, Gerbstoffe, etwas ätherisches Öl, Schleimstoffe und Inulin machen dieses Pflänzchen so wertvoll. Es wirkt stopfend, schmerzstillend, krampflösend, entzündungshemmend, schleimlösend, harntreibend, blutstillend, blutreinigend, wundheilend und gewebefestigend. Bereits Hildegard von Bingen, Sebastian Kneipp, Pfarrer Künzle und weitere Kräuterkundige wandten dieses Kraut erfolgreich an. Es war ein fester Bestandteil der Volksheilkunde. Man verwendete es im Frühjahr zur Blutreinigung ein, kräftigte damit den Körper und behandelte mit ihm Rheuma und Gicht. Ebenso kam es bei schlecht heilenden Wunden und Hautausschlägen zum Einsatz. Bei Bronchitis ist es noch heute ein bewährtes Hausmittel.

Familienwissen: Das Gänseblümchen hat in meiner Familie einen festen Platz. Als Tee setze ich es bei Husten und Erkältungen ein. Dieser eignet sich vor allem für Kinder, da das Gänseblümchen unter den Hustenkräutern sehr sanft ist. Zudem verwende ich es als Ölansatz bei Hautkrankheiten, zur Herstellung von Wundsalben und als Badezusatz bei Ekzemen.

Gänseblümchen-Gesichtsmaske

2 Handvoll frische oder getrocknete Gänseblümchen / 2 EL Hafer- oder Weizenkleie / 2–3 EL flüssiger Honig

→ Die Gänseblümchen mit ½ l Wasser überbrühen und 30 Minuten ziehen lassen, abfiltern. Dann 3–4 EL Sud mit der Kleie und dem Honig verrühren. Die Maske mit den Fingern auf das vorgereinigte Gesicht auftragen und 15 Minuten einwirken lassen. Danach das Gesicht mit lauwarmem Wasser abwaschen und eine Creme auftragen. Die Durchblutung wird angeregt und die Haut beruhigt. Pickel gehen zurück und die Haut wirkt wieder frisch und rosig.

Gänseblümchen-Hautöl

1 Handvoll getrocknete Gänseblümchenblüten / 100 ml biologisches Avocadoöl (ersatzweise Mandelöl)

→ Ein Schraubglas zu ⅓ mit Gänseblümchenblüten befüllen, dann mit dem Öl übergießen. Nach guten 4 Wochen durchsieben. Das Öl nehme ich als Feuchtigkeitslotion und gegen wunde Hautpartien. Es eignet sich auch gut für Babyhaut, da das Avocadoöl sehr hautpflegend ist und nicht so schnell ranzig wird.

Gänseblümchenhonig

1 Handvoll Gänseblümchenblüten / 500 g flüssiger Honig

→ Die Blüten mit dem Honig in ein Bügelglas füllen und gut mischen. Danach an einem hellen, warmen Ort ca. 3–4 Wochen ziehen lassen, aber nicht abfiltern. Täglich 3 TL Honig verzehren. Hilft bei Erkältungen, Husten und verschleimten Atemwegen. Bei Heiserkeit gebe ich den Honig in heißes Zitronenwasser.

Gänseblümchentinktur

Handvoll Gänseblümchenblüten / 100 ml Wodka

→ Die Blüten in ein Glas geben, mit dem Wodka auffüllen und 3 Wochen an einem warmen Ort ziehen lassen, dann abfiltern. Erwachsene nehmen bei Bedarf täglich 3 TL gegen Rheuma, Gicht und Arthritis ein. Im Frühjahr 3-mal täglich 5 Tropfen kurbeln das Immunsystem und den Stoffwechsel an.

Gänseblümchenwickel

1–2 Handvoll Gänseblümchenblätter und -blüten

→ Blätter und Blüten im Mörser quetschen, bis ein Brei entsteht. Diesen auf ein Tuch streichen und als Umschlag auf die blutende Wunde, den Bluterguss, das Geschwür oder den Ausschlag geben. Dabei darauf achten, dass der Brei im Tuch bleibt. Falls man keine frischen Blätter hat, einen Wickel aus dem Teeaufguss bereiten.

Gänseblümchen-Wundbad

10 g Gänseblümchenblüten / 10 g Käsepappelkraut (ersatzweise eine andere Malve) / 10 g Ackerschachtelhalmkraut / 10 g Blutwurzwurzel / 10 g Goldrutenkraut / 10 g Quendelkraut / 1 l Molke

→ Eine Handvoll der vermischten Zutaten kurz in 1 l Wasser aufköcheln und gut durchziehen lassen. Sobald das Wasser handwarm ist, die Molke dazugeben und die verwundeten Stellen darin baden. Das Bad hilft auch gut bei Ekzemen und offenen Hautstellen. Wer keine Molke hat, kann auf natürliches Molkepulver (Schafmilch- oder Stutenmolkepulver) aus der Apotheke zurückgreifen.

Aus der Wildkräuterküche ist dieses Blümlein kaum mehr wegzudenken. Es wird für Suppen, Salate, Kräuterquark, Smoothies und Pestos verwendet.

Gänseblümchensalz

1 Handvoll getrocknete Gänseblümchenblüten und -blätter / 100 g Salz / 1 Msp. Tonkabohnenabrieb

→ Die Blätter und Blüten mit dem Salz zerstoßen, dann den Abrieb der Tonkabohne hineingeben, gut untermischen und abfüllen. Passt zu Salaten, kann aber auch bei allen anderen Speisen verwendet werden.

Wildkräutersalat

jeweils 1 Handvoll Löwenzahnblätter, Gänseblümchenblätter und -blüten, Gierschblätter und Sauerampferblätter / 1 Salatkopf / Salz / Pfeffer / Olivenöl / Zitronensaft und Essig nach Belieben

→ Die gemischten Wildkräuter und den Salat kurz waschen und mit Salz, Pfeffer, Öl, etwas Zitronensaft und Essig anrichten. Wer mag, kann anderes frisches Gemüse dazugeben. Man kann sich auch eine Marinade aus einem guten Bio-Öl, Zitronensaft, Salz, Pfeffer und etwas Joghurt oder Senf zubereiten. Dazu schmecken gebratene Pilze oder Speckstreifen.

Wurzelsuppe mit Gänseblümchen

1 Zwiebel / 4 Kartoffeln / ¼ Stück Sellerieknolle / 1 l Gemüsebrühe / einige Gänseblümchenblätter und -blüten

→ Die Zwiebel, die Kartoffeln und die Sellerieknolle klein schneiden und nach dem Andünsten mit Brühe aufgießen. Wenn alles gar ist, mit einer Küchenmaschine oder dem Stabmixer pürieren, in Teller gießen und mit den Gänseblümchenblättern und -blüten bestreuen.

Gänsefingerkraut

Lat.: Potentilla anserina
Familie: Rosaceae (Rosengewächse)
Volksnamen: Gänsehüterin, Manneskraft, Stierkreitl
Aussehen: Stängel 15–50 cm lang, auf der ganzen Länge niederliegend und an den Knoten wurzelnd; Blätter unterbrochen 6- bis 10-paarig gefiedert, unterseits seidenhaarig-filzig; Fiedern nach unten kleiner werdend; Zwischenblättchen klein, oft auf einen Zahn reduziert; Blüten gelb, Durchmesser 2–3 cm, einzeln auf bis 10 cm langen, aufrechten Stielen.
Standort: Wegränder, Gräben, Weiden, kollin – subalpin
Sammelzeit: Kraut von Mai bis Juli, Wurzel im Oktober

Wissenswertes: Das Kraut wächst in den Talniederungen sehr selten, in den Höhen habe ich es schon öfters gefunden. Man kann es aber auch im Garten halten - dabei sollte es ausreichend Platz haben, da es gerne wuchert.

Volksglaube: Dieses Gewächs ist mit der Rose verwandt und noch näher mit der Blutwurz *(Potentilla erecta)*; darauf weist der botanische Name *Potentilla anserina* hin. Leider steht das Gänsefingerkraut ein wenig im Schatten seiner großen Schwester. Der Name Gänsefingerkraut vereint zwei Merkmale: Der Bestandteil „Gans" ist dem Umstand geschuldet, dass sich das Kraut auf Gänseweiden stark vermehrte, da es von den Tieren nicht gefressen wurde. Der zweite Namensteil verweist auf die Verwandtschaft mit dem Fingerkraut. Eine weitere Erklärung für diesen Namen ist, dass seine Blätter flauschig weich behaart sind, den Federn der Gänse ähneln und es in deren Nähe wuchs. Man glaubte sogar, dass das Gänsefingerkraut aus dem Gänsekot entstand. Gänse dienten Frau Holle (ursprünglich eine altgermanische Vegetationsgöttin) als Botschafterinnen. Welche Rolle die Gänse genau dabei spielten, lassen noch die verschiedenen Märchen und Sagen erahnen. Vermutlich war das Gänsefingerkraut auch in der Herbalmagie gebräuchlich.

Kurioses: Wer ein Gänsefingerkrautblatt in die Geldbörse gibt, soll immer über Geld verfügen. Wer eines in den Hochzeitsschuh legt, soll in der Ehe das Sagen haben, bei Gerichtsverhandlungen soll es den Sieg herbeiführen. Seine Wurzeln, zu Johanni (24. Juni) und in der Andreasnacht (30. November) gegraben und um den Hals getragen, bewahren vor bösem Zauber und Dämonen.

Volksheilkunde und Medizin: Im wissenschaftlichen Namen *Potentilla* stecken Potenz und Heilmacht. Während die Blutwurz als ergiebigste Gerbstoffdroge unter den heimischen Heilpflanzen gilt, die stark zusammenziehend wirkt und sich deshalb für Kinder, Schwangere und empfindliche Menschen nicht eignet, lässt sich das Gänsefingerkraut als deren milde Schwester einsetzen. Gänsefingerkraut findet bei Durchfallerkrankungen und bei Entzündungen im Mund- und Rachenraum seinen Einsatz. Als Krampfkraut ist das Gänsefingerkraut vor allem für Frauen wichtig. Von alters her wird es bei Menstruationsbeschwerden und Krämpfen im Unterleib eingenommen. So wirkt ein Tee, Umschlag oder Kräuterkissen mit Gänsefingerkraut entspannend auf die Muskulatur und verschafft schnelle Linderung. Im Volksglauben sagt man dem Kraut nach, jegliche Verkrampfung (z. B. Wadenkrämpfe) zu lösen, jedoch ist dies nicht erwiesen.

Familienwissen: Ich setze das Gänsefingerkraut bei extremen Krämpfen im Bauchbereich an, vor allem bei Menstruationsbeschwerden. Es hat mir, sei es als Badezusatz, Salbe oder warmes Kissen, schon einige Dienste erwiesen. Weitere Heilwirkungen als die oben beschriebenen sind zwar nicht nachgewiesen; man mischte das Kraut aber auch den Stieren ins Futter, bevor diese zur Kuh geführt wurden. Und was den Stieren hilft, soll auch dem Menschen nicht schaden. Alte Volksnamen wie „Stierkreitl" weisen auf jeden Fall auf diese Anwendung hin und auch in meiner Familie ist es nicht unbekannt, dass den Tieren dieses Kraut verabreicht wurde. Es wurde auch bei inneren Blutungen eingesetzt, wie Lungen-, Magen- und Darmblutungen. Ich kann heute ohne Arztbesuch nur davon abraten. Dagegen kann das Kraut bei kleineren Problemen und vor allem Krämpfen sehr hilfreich sein.

Gänsefingerkrautsalbe

25 ml Gänsefingerkrautöl / 5 g Bienenwachs / 5 g Kakaobutter / 100 ml Öl

→ Für das Gänsefingerkrautöl zunächst 1 Handvoll Gänsefingerkraut 28 Tage in 100 ml Öl ansetzen. Danach 25 ml Ansatz im Wasserbad erwärmen und zuerst das Bienenwachs und danach die Kakaobutter einrühren. Diese Salbe verwendet man bei Krämpfen im Bauchbereich.

Gänsefingerkrauttee

2 TL Gänsefingerkraut

→ Das Kraut mit ¼ l Wasser überbrühen und den Tee über den Tag verteilt trinken. Neben der Anwendung bei Krämpfen kann man ihn auch zum Gurgeln im Mund-Rachen-Raum benutzen. Aber auch bei Blutungen im Vaginal- und Analbereich ist er als Badezusatz bzw. als Sitzbad verwendbar. Er sollte in diesen Fällen aber nicht heiß sein. Bei eiternden Wunden kann man diese im Tee baden oder einen Wickel auflegen.

Gänsefingerkrauttinktur

2 Handvoll Kraut / 100 ml Wodka

→ Ein Schraubglas zu ¾ mit Kraut befüllen, dann mit Wodka übergießen. 3 Wochen durchziehen lassen, dann als Kur bei Krämpfen verwenden.

Garten-Stockrose

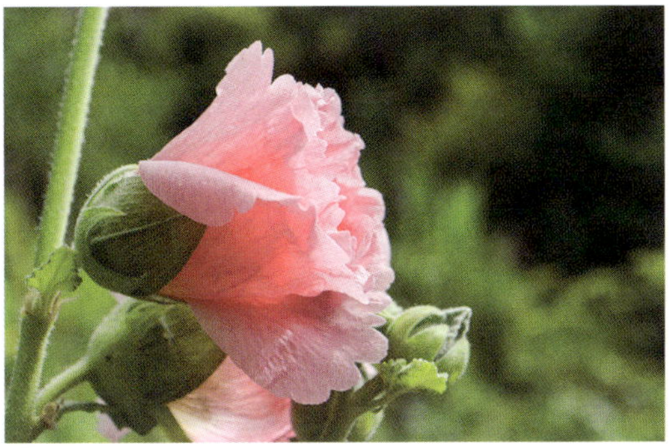

Lat.: Alcea rosea
Familie: Malvaceae (Malvengewächse)
Volksnamen: Bauern-Stockrose
Aussehen: 1–3 m hoch, zerstreut mit borstigen Haaren besetzt, Blätter 5- bis 7-eckig oder -lappig, Blüten in langem, zusammengesetztem Blütenstand; Außenkelchblätter breit 3-eckig, filzig-sternhaarig; Kronblätter 3–5 cm lang, 3- bis 4-mal so lang wie der Kelch, meist rosa, purpurn, violett oder schwarzrot, selten weiß oder gelb; Teilfrüchte 7–8 mm lang, gefurcht und geflügelt.
Standort: meist kultiviert, verwildert an Wegrändern und Ruderalstellen, kollin
Sammelzeit: Blüten von Juli bis August

Wissenswertes: Die Blüte wird zum Färben von Wein und Lebensmitteln verwendet, aber auch als dunkler Farbstoff für Medikamente.

Familienwissen: Ich verwende die Garten-Stockrose bei Entzündungen der Schleimhäute, Husten und Asthma, Magen-Darm-Entzündungen, Magenschleimhautentzündungen und Verstopfung. Die Blüten werden nach dem Abtrocknen des Taus gesammelt und getrocknet und für verschiedene Ansätze eingesetzt. Die meisten Kräuterbäuerinnen nutzen nur die Mauretanische Malve.

Gelber Enzian

Lat.: Gentiana lutea
Familie: Gentianaceae (Enziangewächse)
Volksnamen: Bitterwurz, Enznerwurz, Schelmenkraut, Sibillenwurz, Speerenstich, Zergang
Aussehen: Stängel 50–120 cm hoch, unverzweigt, rund, hohl; Blätter breit-lanzettlich, mit 5- bis 7-bogigen, unverzweigten Hauptnerven, 5–15 cm breit, bläulich grün, am Stängel gegenüberständig sitzend; Blüte zu 3–10 in den oberen Blattwinkeln, ca. 1 cm lang gestielt; Krone goldgelb, weit trichterförmig, bis fast zum Grunde 5- bis 6-teilig, mit schmal-lanzettlichen, bis 3,5 cm langen Zipfeln; Kelch dünnhäutig, 2- bis 6-zähnig, auf einer Seite tief aufgeschlitzt.
Standort: Alpenweiden, Fettwiesen, kalkliebend, kollin – subalpin
Sammelzeit: Wurzel im März oder Oktober bis November

Wissenswertes: Die meisten Alpenpflanzen wachsen dicht am Boden, der Gelbe Enzian nicht - vielleicht ist er sich seiner Stärke bewusst. Wenn man über Weiden geht, so kann man feststellen, dass der bis über 1 m hohe Enzian normalerweise nie geknickt oder angefressen ist. Kühe, Schafe, ja sogar die gefräßigen Ziegen meiden ihn. Er ist so bitter, dass ihn kein Tier schätzt, für uns Menschen aber ist er ein wichtiges Heilmittel. Sieht man sich seine gelben Blüten an, so erinnern sie uns an das Leuchten der Sterne, welches ihm auch den alten Namen *Asterias lutea* (gelber Stern, gelber Seestern) gab. Seine Wurzeln sind bis zu 1 m lang und weit vernetzt. Um den Enzian vegetativ fortzupflanzen, ist es nötig, die Zentralwurzel herauszuziehen, damit sie neue frische Pflanzen entwickeln kann. Neben dem Gelben Enzian werden in der alten Volksheilkunde auch weitere Arten verwendet, wie Glockenenzian *(Gentiana acaulis)*, Purpurenzian *(Gentiana purpurea)* und Herbstenzian, der auch als Bitterenzian *(Gentiana amarella)* bekannt ist. Bei uns in Südtirol stehen alle Arten unter strengem Naturschutz. Man kann jedoch die eine oder andere Art im gut sortierten Fachhandel finden und selbst im eigenen Garten ziehen.

Volksglaube: In der germanischen Heldenepik soll einst ein Zwerg und Meister des Schmiedehandwerks mit seinem Speer in den Enzian hineingestochen und ihn dadurch ausgezeichnet haben. Wer den Enzian für den Liebeszauber einsetzte, durchbohrte den Stiel und sprach dabei diverse Beschwörungsformeln. Tatsächlich galt die Pflanze in den Alpen lange Zeit als unfehlbares Aphrodisiakum, denn die durchbohrte Öffnung assoziierte man mit dem weiblichen Schoß. So betrachtete man auch den Enzianschnaps als gutes Hilfsmittel beim Beischlaf – in der Schweiz nannte man ihn „Eau de vie", was Lebenswasser bedeutet. Der Glockenenzian symbolisiert mit seinen blauen Blüten die treuen Augen einer Frau. Blau wird vielerorts mit Treue, Gerechtigkeit und Rechtschaffenheit in Verbindung gebracht. Der Herbstenzian wird in der Bachblütentherapie verwendet, der Purpurenzian in der Frauenheilkunde.

Volksheilkunde und Medizin: *Gentiana lutea* war bereits in der antiken Medizin bekannt und auch Dioskurides und Plinius nicht fremd. Genthios, ein vorchristlicher König, erkannte in der Wurzel des Enzians ein Heilmittel gegen die Pest. So gab man ihr später den lateinischen Namen *Gentiana.* Der Enzian war ein anerkanntes Wundheilmittel, das bei Vergiftungen und so mancher Verhexung eingesetzt wurde. In der Volksheilkunde und im heutigen medizinischen Gebrauch wird er bei Verdauungsbeschwerden, Magen- und Darmleiden eingesetzt. Durch ihn wird die Gallensaftproduktion angeregt. Dem Enzian sagt man auch nach, bei Krämpfen im Bauchbereich, Magengeschwüren, Bandwürmern, Verstopfungen, Blähungen, Appetitlosigkeit, Kopfschmerzen, Fieber, Husten, Lungenerkrankungen, Muskelschwäche, Wundbehandlung, Malaria und Zahnschmerzen hilfreich zu sein. Zudem soll er magenstärkend, blutbildend, abfüh-

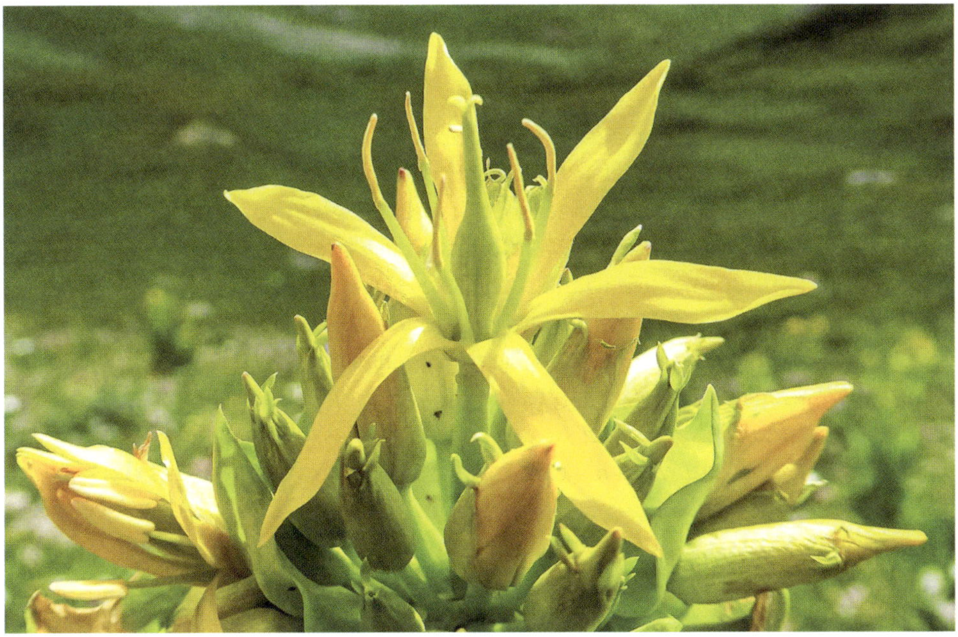

rend, reinigend und fiebersenkend wirken und die Abwehrkräfte aktivieren. Wer einmal in eine frische Wurzel beißt, der wird im ersten Moment eine leichte Süße vernehmen. Dann aber tritt die Bitterkeit hervor, die man tagelang nicht mehr loswird. Es ist der intensivste und stärkste Bitterstoff unter den heimischen Bittermitteln. Bitterstoffe helfen vor allem dabei, tierische Eiweiße besser zu verdauen. Die antimikrobiellen Inhaltsstoffe ermöglichen eine bessere Verwertung schwer verdaulicher Speisen und wirken entzündlichen Darmerkrankungen entgegen. Ein alter Spruch hat bis heute seine Gültigkeit: „Bitter im Mund, Magen gesund."

Vorsicht: Bitte nur einen gezüchteten Gelben Enzian verwenden, da er in der freien Natur leicht mit dem Weißen Germer verwechselt werden kann; dieser ist stark giftig.

Familienwissen: Wir können bis zu ca. 45 verschiedene Bitterstoffe schmecken und benötigen nur bis zu 12 Tage, um uns an sie zu gewöhnen. Ich liebe den Spruch: „Alles, was bitter ist, wird süß, alles, was süß ist, wird irgendwann bitter." Dieser Spruch weist auf etwas Wichtiges hin: Wenn wir viel Bitteres essen, haben wir weniger Lust auf Süßes. Solltet ihr etwas für die Verdauung tun wollen, dann esst oder trinkt vor dem Essen etwas Bitteres. Das Anspruchsvolle an den Bitterstoffen ist nicht deren Geschmack, sondern vielmehr deren richtiger Einnahmezeitpunkt. Meine Faustregel: 20 Minuten vor dem Essen wirken sie appetitzügelnd, 5 Minuten davor appetitanregend.

Enzianteemischung (bei Darmträgheit)

getrocknete 30 g Enzianwurzel / 30 g Rosmarinnadeln / 20 g Brennnesselkraut / 20 g Kalmuswurzel / 20 g Bibernellwurzel / 10 g Löwenzahnwurzel und -blätter

→ Weiters unterstützen die Bitterstoffe des Enzians die Leber und helfen ihr bei der Entgiftungsarbeit. Sie ist auch das Organ des Glücklichseins, denn nicht umsonst heißt es: „Ist dir eine Laus über die Leber gelaufen?" Wenn unser Bauchleben richtig funktioniert, dann sind wir gesund und glücklich.

Enzian-Wein-Mischung (bei Erschöpfung)

getrocknete 40 g Enzianwurzel / 30 g Lavendelblüten / 30 g Benediktenwurzel / 20 g Arnikablüten / 10 g Thymiankraut / 10 g Melissenblätter / Rotwein

→ 3 EL der Kräutermischung pro ½ l Rotwein kalt ansetzen, dann aufköcheln und wieder abkühlen lassen. 3-mal täglich 1 TL davon nehmen.

Weißwein-Enzian-Mischung (für ewig Kränkelnde)

10 g getrocknete Enzianwurzel / 10 g Spitzwegerichblätter / 10 g Brennnesselkraut / 10 g Johanniskrautblüten / 10 g Walnussblätter / 10 g Melissenblätter / 10 g Erdrauchkraut / 10 g Pfefferminzblätter / 5 g Blutwurzwurzel / 5 g Beinwellwurzel / 5 g Meisterwurzwurzel / 5 g Wermutkraut / ½ l Weißwein

→ Die Kräutermischung im Weißwein kalt ansetzen, aufköcheln und kalt werden lassen. 3-mal täglich 1 EL davon nehmen.

Tipp: Bei offenen Wunden ist der Enzian schon seit Jahrhunderten im Alpengebiet als desinfizierendes Mittel in Gebrauch. Eine Abkochung der Wurzel oder ein Stückchen roh gekaut (nur etwas für Hartgesottene, würde meine Oma sagen) hilft bei eitrigen Wunden und Zahnschmerzen. Zudem wurden nach Kriegserzählungen meines Großvaters die frischen Blätter als kühlende Auflagen bei Wunden eingesetzt oder bei argen Druckstellen in den Schuh gelegt. Neuesten Erkenntnissen zufolge hat ein Alkoholauszug der Wurzel und Blüten einen antimikrobiellen Effekt und lässt verschiedene Bakterien wie *Candida albicans* abheilen. Der Enzian ist also ein wahrer Allrounder.

Gemeine Hasel

Lat.: Corylus avellana
Familie: Betulaceae (Birkengewächse)
Volksnamen: Hasel
Aussehen: Bis zu 5 m hoher Strauch mit rötlich grauer, glatter, glänzender, braunwarziger Rinde; Blätter oval, rundlich oder herzförmig, doppelt gezähnt; männliche Blütenstände meist zu 2–4, vor dem Blattaustrieb aufblühend, zuletzt bis 10 cm lang, hängend; weibliche Blüten in der Knospe eingeschlossen, nur die roten Narben hervorragend; Frucht eine längliche, hartschalige Nuss, von einer unregelmäßig zerschlitzten Fruchthülle umgeben.
Standort: Gebüsche, Waldränder, kollin – subalpin
Sammelzeit: Knospe und männliche Blüte im festen Zustand im Winter, Blätter im Sommer, Rinde ab dem Herbst

Wissenswertes: Der Haselnussstrauch hat vor rund 8.000 Jahren große Teile Mitteleuropas bedeckt. Die damaligen klimatischen Verhältnisse – es war noch trockener und wärmer als heute – waren ideal für diesen Pionierstrauch: Nach der Eiszeit waren die Berghänge kahl und leer, die Haselnuss hatte also genügend Platz, um sich auszubreiten. Vor 7.500 Jahren sollte sich das Klima erneut ändern und es wurde zunehmend feuchter. Der Haselstrauch wurde von den ersten Laubbäumen verdrängt und war fortan nur noch Beiwerk der großen Bäume. Diese bildeten dichte Urwälder, welche heute in Europa aber nur noch selten anzutreffen sind.

Volksglaube: Der Haselstrauch sucht die Menschen; wir finden ihn eher in Häusernähe als auf der weiten Flur. Er säumt Grundstücksgrenzen und scheint seit Längerem unseren Schutz zu genießen. Nach alter Sitte durften auf einem Hof ein Haselstrauch, ein Holunder, ein Wacholder und ein Buchsbaum nicht fehlen. Es heißt, dass wer an Maria Heimsuchung (2. Juli) eine Haselrute bricht und an Tür oder Fenster hängt, das restliche Jahr vor Blitzeinschlägen geschützt ist. Man sagt auch, dass in eine Haselhecke niemals der Blitz einschlägt. Einer Legende zufolge soll die schwangere Maria auf dem Weg zu Elisabeth unter einem Haselstrauch Schutz vor dem Gewitter gesucht haben.
Wer es genau nimmt, schneidet die Haselnussruten um vier Uhr morgens. Die Ruten werden zu so manchem Flechtwerk verwendet und noch bis ins 19. Jahrhundert schnitt man Ruten ab, um sie als Wünschelruten zu verwenden.

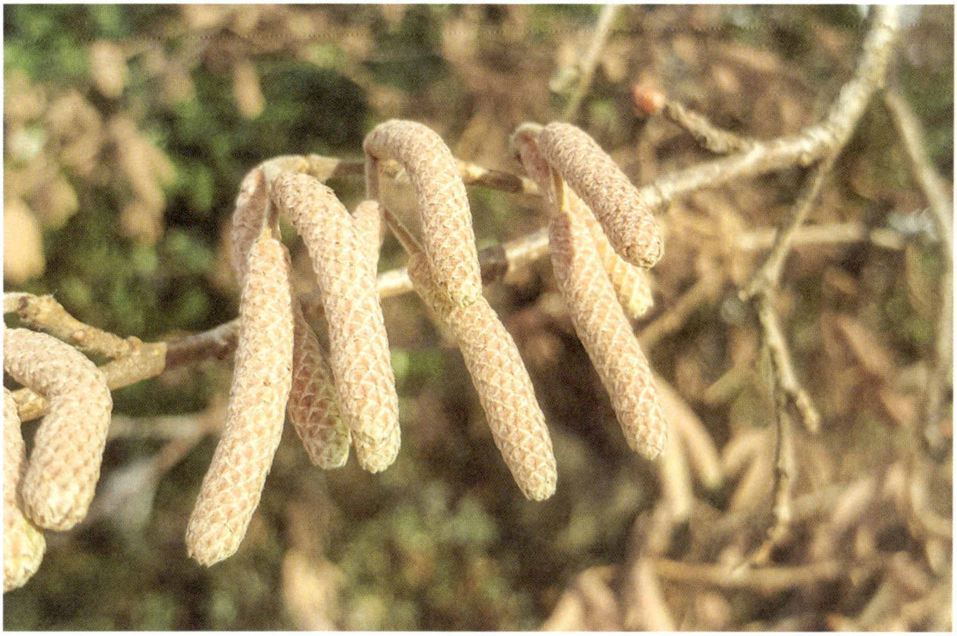

Das geschah nur an bestimmten Tagen im Jahr. Dieser Brauch geht auf unsere keltischen Vorfahren zurück, die mit der Hasel („Coll") die Nummer neun verbanden. Ein Grund dafür ist vermutlich, dass die Hasel erst nach neun Jahren zum ersten Mal Nüsse trägt. Diese galten als kräftigendes und die Fruchtbarkeit stärkendes Nahrungsmittel. Wahrscheinlich stammt aus jener Zeit auch der Glaube, dass auf Jahre mit reicher Nusssernte Jahre mit großem Kindersegen folgen.

Volksheilkunde und Medizin: Der medizinische Nutzen als Heilpflanze ist fast in Vergessenheit geraten. Die Wirkungen der Hasel reichen von fiebersenkend, gefäßverengend, blutdrucksteigernd über kräftigend und aufbauend bis verschlankend.

Familienwissen: Die Kätzchen werden vor ihrer Blüte in den ersten Wintermonaten abgesammelt und getrocknet. Ich verwende sie als Erkältungstee und bei grippalen Infekten. Die Blätter werden als Tee zum Gurgeln im Hals- und Rachenraum eingesetzt, sind aber auch für ein Bad bestens geeignet, besonders als Sitzbad bei Blasenproblemen. Der aus der Rinde gewonnene Tee kann fiebersenkend wirken. Haselnüsse werden sehr schnell schlecht, deshalb sollte man sie einfrieren.

Haselnuss-Sitzbad

1 Handvoll Haselnussblätter / 1 l Wasser

→ Die Blätter im Wasser kurz aufkochen, 10 Minuten ziehen lassen und dann als Sitzbad verwenden. Es kann heiß angewendet werden, indem man sich lediglich über den Dampf setzt, oder warm durch direktes Eintauchen.

Hustentee

10 g männliche Haselnussblüten / 10 g Lindenblüten / 10 g Wacholdernadeln und Zapfen / 10 g Holunderblüten / 10 g Anis / 1 TL Honig

→ Alle Zutaten gut vermischen und 1 TL mit 1 Tasse Wasser überbrühen. Nach 5 Minuten abfiltern und mit dem Honig süßen. Vorsicht: Einem Pollenallergiker könnten die Haselnussblüten Probleme machen.

Die Nüsse und das daraus gewonnene Öl sind sehr wertvoll. Sie enthalten ungesättigte Fettsäuren (Omega-Fettsäuren) und sehr viel Vitamin E. Wer das Haselnussöl nicht nur in der Küche einsetzen möchte, kann es als Pflegeöl bei gereizter, empfindlicher, trockener und beanspruchter Haut verwenden. Zudem kann man es zur Vorbeugung von Schwangerschaftsstreifen einmassieren. Bei reifer Haut kann es den Falten entgegenwirken und diese elastisch machen. Haselnussöl in guter, biologischer Qualität ist im Reformhaus erhältlich.

Gemeiner Beifuß

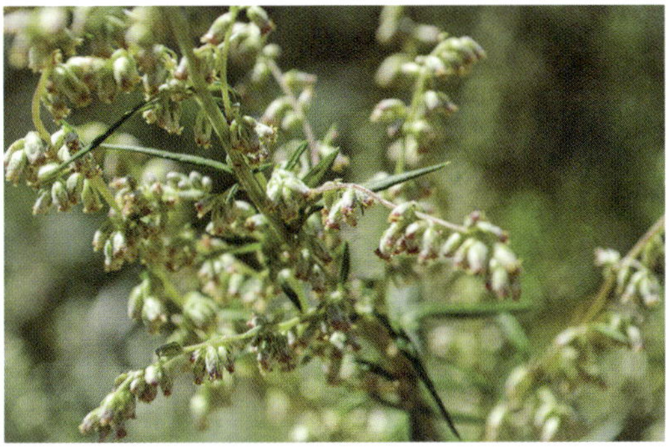

Lat.: Artemisia vulgaris
Familie: Asteraceae (Korbblütler)
Volksnamen: Himmelkehr, Johannisgürtel, Puck, Roter Buck, Weiberkraut, Wibaud
Aussehen: 50–150 cm hoch, aromatisch riechend, ohne oder mit nur kurzen Ausläufern; Blätter 1- bis 2-fach fiederschnittig, Abschnitte breit bis schmal-lanzettlich, spitz und gezähnt, am Grunde mit stängelumfassenden Zipfeln, oberseits grün, unterseits weißfilzig; Köpfe zahlreich, in einer dichten Rispe, Durchmesser 2–3 mm, eiförmig, ohne Zungenblüten; Röhrenblüten gelb oder rotbraun; Früchte 1–2 mm lang, ohne Pappus.
Standort: Wegränder, Ufer, Kiesgruben, kollin – subalpin
Sammelzeit: junge Blätter und Triebe im Juli, Blätter und Blüten im Herbst

Volksglaube: Auf der ganzen nördlichen Erdhalbkugel heilten und räucherten die Menschen früher mit Beifuß. Sie beschworen damit Mut herauf und weihten heilige Gegenstände und Orte. Es wurden auch Besen mit diesem Kraut angefertigt, die angeblich nicht nur sichtbaren Schmutz wegzufegen vermochten.
Der Umgang mit dem aschgrauen Kraut war zumeist stark ritualisiert, die Verwendung als Räucherpflanze könnte daher weit in die menschliche Frühzeit zurückreichen. Schon die Neandertaler von Shanidar im heutigen Irak gaben vor rund 60.000 bis 70.000 Jahren ihren Toten Beifuß mit ins Grab. Ob sie die Pflanze auch zum Räuchern verwendeten, lässt sich jedoch nicht sagen. Der älteste überlieferte Name des Beifußes ist Artemisia. Er geht auf Artemis, die griechische Göttin der Jagd, Keuschheit und Geburt, zurück.
Die Germanen nannten den Beifuß Mugwurz, was so viel wie Machtwurz bedeutet. Das Räuchern mit Beifuß geht auf germanische und keltische Rituale zurück. Einige der heutigen Bräuche, wie etwa das Würzen der Weihnachtsgans mit Beifuß, sind aus diesen heidnischen Ritualen heraus entstanden. Der heilige Martin, dessen Gedenktag auf den 11. November fällt, nahm nach der Bekehrung der keltischen Völker die Rolle des Totengottes Samhain ein. Samhain war auch das kultische Totenfest der alten Völker und entspricht unserem heutigen

Allerheiligenfest. In dieser dunklen, nebligen Jahreszeit besiegte einst der Gott der Unterwelt den Sonnengott und verbannte diesen aus der Oberwelt. Er übernahm dessen Herrschaft und raubte die Vegetationsgöttin. So glaubten die alten Völker, dass der November die Zeit des Erntens von Heilkräutern war. Nur der Beifuß durfte als letztes Kraut gesammelt werden. Alle anderen Pflanzen waren tabu und durften nicht mehr gesammelt werden. Auch Zweige der Pflanze wurden an die Türschwelle gelegt, gehängt oder gesteckt, um Unglück, Krankheit und Zauber vom Haus fernzuhalten.

Volksheilkunde und Medizin: Noch heute wird der Beifuß bei diversen Frauenleiden sowie bei Durchblutungsproblemen im Magen-Darm-Bereich eingesetzt; auch in die Küche ist er inzwischen eingezogen. Er wirkt fiebersenkend, appetitanregend, entkrampfend, magenstärkend, beruhigend, schlaf- und menstruationsfördernd sowie gegen müde, schwere Beine.

Kurioses: In Südtirol galt der Beifuß als Liebesorakel. Wenn man ihn auseinanderbog und er stehen oder liegen blieb, war die Liebe verloren. Wuchs er jedoch wieder zusammen, so sollte die Liebe allen Widerständen trotzen.

Familienwissen: Am Jahresende verräuchere ich den Beifuß zur Säuberung von Räumen, aber auch bei der Hof- und Feldräucherung gehört er zum Familienritual dazu. Ich mache mir immer ein Beifuß-Salzbad, wenn ich sehr müde bin und schwere Beine habe.

Beifuß-Fußbad

1 Handvoll getrocknete Beifußblätter / 100 g Meersalz (am besten Totes-Meer-Salz) / 1 EL Milchpulver (aus dem Reformhaus)

→ Den Beifuß pulverisieren und das Meersalz sowie das Milchpulver dazugeben. Alles mischen und in warmes Wasser geben. Die müden, schweren Füße darin baden. Vorsicht: Wenn man schwanger ist, sollte man dieses Bad nicht anwenden, da Beifuß wehenauslösend wirken kann.

Die Wirkung des Beifußes gegen müde Füße ist schon seit alters her bekannt: Römische Soldaten sollen sich vor langen Fußmärschen Beifußblätter in die Sandalen gelegt haben, um die Fußsohlen munter und gesund zu erhalten, aber auch, um nicht von Schlangen gebissen zu werden. Ist euch auch einmal aufgefallen, dass dort, wo Beifuß gedeiht, diese Tiere nicht zu finden sind? Noch heute binden sich manche Urvölker dieses Kraut um die Beine, damit sie vor Schlangen sicher sind. Ein sehr wichtiger Einsatzbereich des Krautes ist der gynäkologische Bereich. Je nach Dosierung dient er verschiedenen Zwecken. So ist der Beifuß eines der bedeutendsten Mittel zur Beförderung der Menstruation und somit der Geburtenkontrolle. Er wurde aber nicht nur zur Verhütung eingesetzt, sondern auch zur Beförderung von Schwangerschaften, zur Einleitung von Wehen (Moxakerzen) und sogar zum Schwangerschaftsabbruch. Ich kenne das alte Rezept eines Fruchtbarkeitstees.

Beifuß-Fruchtbarkeitstee

30 g Ruprechtskraut / 30 g Angelikawurzel / 20 g Maggikraut (Liebstöckel) / 20 g Beifußkraut

→ 1 TL der Mischung mit 1 Tasse heißem Wasser überbrühen. Diese Mischung wird seit Generationen im ganzen Passeiertal verwendet. Sehr wichtig dabei ist, dass beide Partner pro Tag 1 Tasse des Tees trinken. Man beginnt mit dem Monatszyklus und endet auch mit diesem.

Auch gegen Unterleibsprobleme und Krämpfe kann Beifuß sehr wirksam sein.

Beifuß-Frauentee

1 TL Beifußblätter

→ Die Blätter mit 1 Tasse Wasser überbrühen, 10 Minuten ziehen lassen und trinken. Über den Tag verteilt 2–3 Tassen zu sich nehmen.

Auch in der Küche sollte man auf dieses Kraut nicht verzichten, denn es macht sehr fette und schwere Speisen bekömmlicher. In meiner Familie wurden die getrockneten Beifußblätter in die Schweinswürste hineingegeben, aber auch ein fetter Schweine-, Lamm-, Ziegen- oder Gänsebraten erhält durch die Zugabe von etwas Beifuß einen besonderen Geschmack und wird leichter verdaulich. Deshalb steht bei mir in der Küche immer ein Glas Beifuß.

Gemeiner Frauenmantel

Lat.: Alchemilla vulgaris
Familie: Rosaceae (Rosengewächse)
Volksnamen: Alchimistenkraut, Allfrauenheil, Frauenhilf, Mantelkraut, Sintau, Sonnentau, Taubehalt, Unser lieben Frau Nachtmantel
Aussehen: 20–100 cm hoch, Blätter 8–22 cm breit, auf 5–25 Prozent des Radius eingeschnitten, beiderseits dicht samtig behaart; Haare an Blattstielen und Stängel waagrecht abstehend; Nebenblattöhrchen 1–7 mm miteinander verwachsen; Blütenstiele kahl; Kelchbecher meist behaart, seltener kahl, oft länger als die Kelchblätter.
Standort: Zierstaude kultiviert in Gärten, Rasen, Staudenfluren, kollin – subalpin
Sammelzeit: Kraut von Juni bis August

Wissenswertes: Unter den vielen Arten, weit über 50 Stück, gibt es nur das Silbermäntele *(Alchemilla alpina)*, welches sich äußerlich von den *Alchemilla-vulgaris*-Arten unterscheidet. Bei den Letzteren muss man schon ein Profi sein, um die feinen Unterschiede zwischen Blüte, Blättern oder Behaarung festzustellen.

Volksglaube: Mit dem Namen „Allfrauenheil" ehrte man die zarte Pflanze, die sich häufig zwischen den Gräsern auf der Wiese befindet. Zaubermacht und Heilkraft von allerhöchster Güte stecken in ihr. Bis heute wird der Frauenmantel in der Volksheilkunde hochgeschätzt. Im wissenschaftlichen Namen *Alchemilla* spiegelt sich ein Stück Geschichte wider: Alchemisten glaubten nämlich, dass sich aus den Guttationstropfen des Krautes ein Lebenselixier oder der Stein der Weisen herstellen ließe. „Sintau" nennt man die Wassertropfen, welche die Pflanze an jeder Blattspitze absondert. Sie haben einen positiven Effekt auf die Haut. Bereits unsere keltischen Vorfahren, vor allem Frauen, sammelten diese Guttationstropfen und wuschen sich damit. Sie nannten sie auch „Tränen der Freya". Diese stand der römischen Göttin Venus in nichts nach. Heute weiß man, dass ein Tee aus Frauenmantel die Haut reinigt und die Poren verengt sowie Verunreinigungen und Entzündungen abheilen lässt. Sommersprossen kann man mit frisch gepresstem Saft aus den Blättern bleichen und geschwollene Augenlider und Tränensäcke lassen sich mit Kompressen lindern.

Kurioses: Wer frühmorgens nackt auf die Wiese geht und sich schweigend mit dem „Himmelstau" vom Frauenmantel wäscht, dem ist immerwährender Liebreiz geschenkt. Sogar die Jungfräulichkeit soll er wiederbringen.

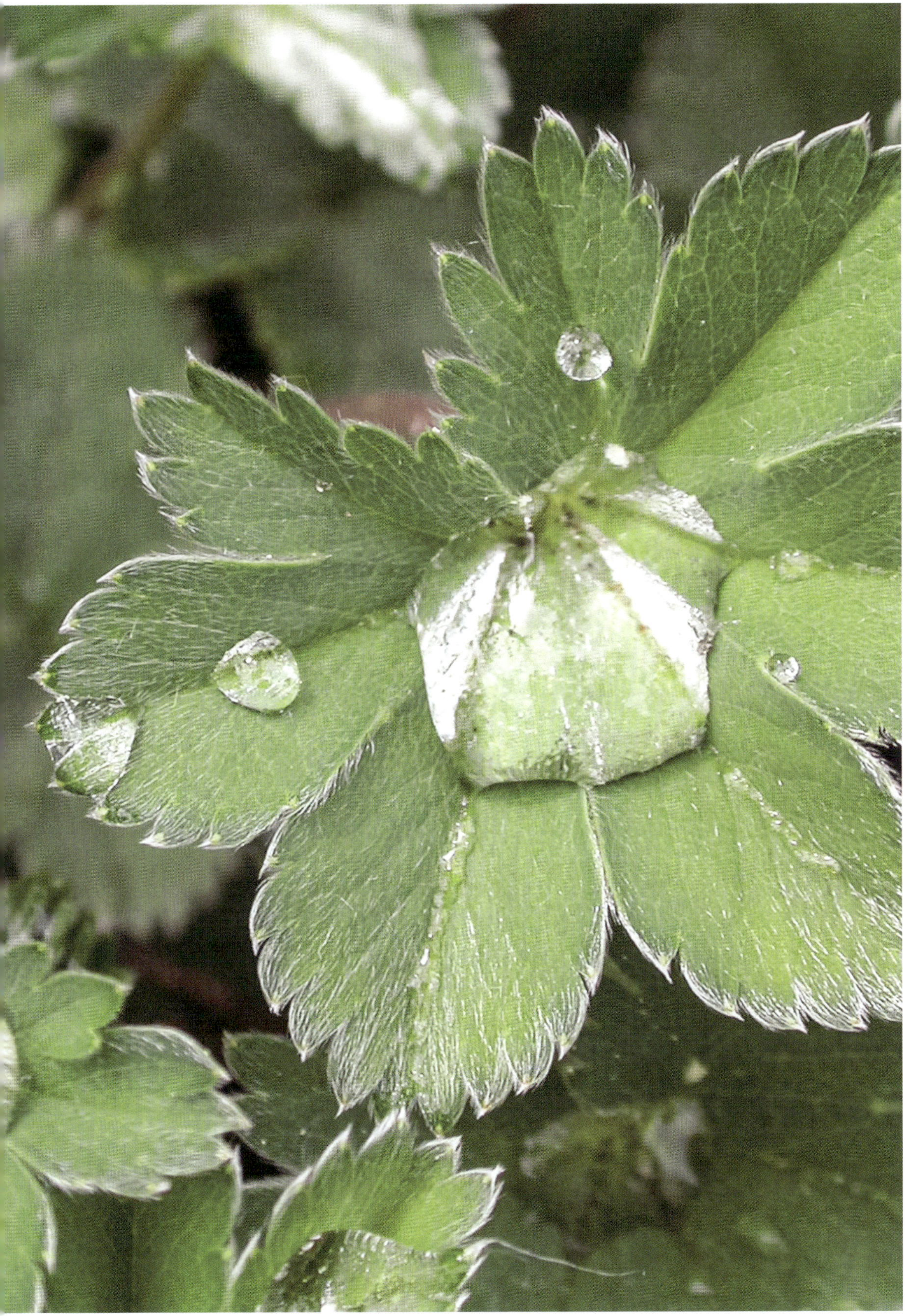

Volksheilkunde und Medizin: In erster Linie gehört dieses Kraut zu den Frauenheilmitteln und ist auch in der Volksheilkunde meist als solches betitelt. Es ist sehr hilfreich bei allen weiblichen Belangen, ob bei ausbleibender, unregelmäßiger oder übermäßiger Menstruation. Vielfach wird dem „Frauenhilf" zugesprochen, auch einen unerfüllten Kinderwunsch zu beheben, da er den Unterleib entkrampft und die Geburtsorgane stärkt. Sogar Fehlgeburten soll er verhindern. Nach einer Geburt wurde Frauenmantel in das Bettstroh gelegt. Dank seiner desinfizierenden Wirkung heilten Wunden besser ab, die Gebärmutter bildete sich schneller zurück und der Milchfluss wurde verbessert. In fortgeschrittenem Alter (Menopause) reguliert er den Hormonhaushalt und mildert Wechseljahrbeschwerden.
Dem noch nicht genug: Sebastian Kneipp, Pfarrer Künzle und Maria Treben empfehlen Frauenmantel bei Knochenbrüchen und schwachen Muskeln. Dazu muss man das Kraut 20 Minuten auf kleiner Flamme köcheln lassen und täglich 2 Tassen dieses Suds trinken. Ich kann diese Heilwirkung durch eigene Erfahrung an meinem Sohn bestätigen, der innerhalb kürzester Zeit mehrere Knochenbrüche hintereinander hatte. Zudem verwende ich ihn zum Abheilen von Wunden, indem ich im Tee bade, die Blätter quetsche und auf die Wunden lege oder zum Ausziehen einer Wunde in eine Pechsalbe einarbeite.

Familienwissen: In meinem Heimattal Passeier gab es vor einigen Jahren einen Forscher, der sich auf den Frauenmantel spezialisiert hatte und im Gebiet um den Seebersee an die 40 verschiedenen Arten dieser Pflanze feststellte. Wenn ich auf meinen Kräuterwanderungen gefragt werde, welche Art man bevorzugen sollte, antworte ich immer: „Jene, die ihr in eurer Nähe findet!" Falls ich in den Bergen sammle, greife ich auch gerne zum Silbermantel *(Alchemilla alpina)*, einer kleineren Wuchsart des herkömmlichen Frauenmantels. Das „Mantelkraut", wie es in meiner Familie heißt, ist aus dem Hausgebrauch nicht wegzudenken. Der Frauenmanteltee wird als Gurgelmittel, Mundspülung und zur Wundheilung eingesetzt. Aber auch bei Blähungen und Durchfall ist er ein typisches Hausmittel.

Frauenmantel-Blähungstee

4 TL Frauenmantelblätter

→ Die Frauenmantelblätter mit 1 Tasse Wasser überbrühen. 10 Minuten ziehen lassen und täglich 2 Tassen ungesüßt trinken. Hilft auch bei Blasenentzündung und Frauenleiden.

Schon lange wird Frauenmanteltee als Hausmittel vor der Geburt eingesetzt. Dabei verwendet man das oben stehende Teerezept und trinkt vor der Geburt 4 Wochen lang täglich 3 Tassen. Auch wenn die stillende Mutter nach der Geburt zu wenig Muttermilch bildet, kann ein Tee aus diesem Kraut Abhilfe schaffen. In meiner Familie war es üblich, nach einer Geburt ein Sitzbad aus dem Frauenmantelsud zuzubereiten. Ich setze diesen häufig bei Blasen- und bei Vaginalbädern ein, da er wundheilend und leicht desinfizierend wirkt.

Frauenmantel-Sitzbad

1–2 Handvoll Frauenmantelkraut

→ Das Kraut in 1 l Wasser leicht köcheln, abseihen und anschließend etwas abkühlen lassen. Sobald es lauwarm ist, in ein Sitzbad schütten. Alternativ kann man auch einfach den warmen Dampf wirken lassen.

Frauenmantel-Frauentee

20 g Frauenmantelkraut / 20 g Taubnesselkraut / 20 g Schafgarbenkraut und -blüten / 20 g Gänsefingerkraut / 10 g Hirtentäschelkraut / 10 g Johanniskraut

→ Die getrockneten Kräuter gut mischen, 1 TL davon mit Wasser überbrühen und 5 Minuten ziehen lassen, dann abfiltern und täglich 2–3 Tassen davon trinken. Wirkt krampflösend und regulierend.

Frauenmantel-Schwangerschaftstee

30 g Frauenmantelkraut / 30 g Himbeerblätter / 20 g Melissenblätter / 20 g Schafgarbenkraut und Blüten

→ 1 TL der Mischung mit Wasser überbrühen, 5 Minuten ziehen lassen, dann abseihen. Täglich 2–3 Tassen davon trinken. Wirkt krampflösend und vorbereitend auf die Geburt.

Gemeiner Wacholder

Lat.: Juniperus communis
Familie: Cupressaceae (Zypressengewächse)
Volksnamen: Feuerbaum, Kaddig, Knirk, Kranewitt, Machandel, Reck- oder Queckholder
Aussehen: Bis zu 3 m hoher, aufrechter Stauch, selten ein Baum; Nadeln sparrig abstehend, stechend, in 5–10 mm voneinander entfernten Quirlen,
8–20 mm lang und 1–1,5 mm breit, mindestens 2-mal so lang wie die kugelige Frucht.
Standort: lichte Wälder, trockene Hänge, kollin – subalpin
Sammelzeit: Zweige und Nadeln im Sommer, Zäpfchen (Beeren), wenn sie schwarz sind

Wissenswertes: Botaniker bekommen beim Stichwort Wacholderbeeren Bauchschmerzen. Nicht, dass ihnen die kugelrunden, bis zu 10 mm großen Früchte schwer im Magen liegen würden. Im Gegenteil, die Beeren kurbeln Appetit und Verdauung an. Streng botanisch gesehen sind sie aber keine Beeren, sondern winzige Zapfen. Zu erkennen sind die typischen Schuppen aber nur mit zusammengekniffenen Augen oder mit der Lupe. Wer für den irreführenden Namen verantwortlich war, ist bis heute unklar. Üblich ist dieser kleine Namensschwindel schon seit Jahrhunderten. Bleiben wir also dabei, schließlich haben diese Beeren eine lange Karriere als Gewürz- und Heilpflanze hinter und hoffentlich noch lange vor sich.

Volksglaube: Vermutlich geht der Name dieses Baumes mit seinem oft malerischen, krummen oder wie eine Säule aufsteigenden Stamm auf das Wort „wach“ zurück. Ebenso verbindet er sich mit „wachsam sein“ aus dem althochdeutschen „wachiller“. Alte Volksnamen wie „Machandel“, „Kranewitte“, „Reckholder“ weisen darauf hin, dass dieser Baum bereits in der Antike verehrt wurde. Die Griechen und Römer weihten diesen Baum dem Götterboten Hermes bzw. Cupido. Der Name „Kranewitt“ hingegen verweist auf den Wacholderbeeren liebenden Kranich, der in der Antike ein geflügelter Götterkurier war. Zaubertränke aus den Beeren stehen bis heute im Ruf, einen Blick in die Zukunft zu gewähren. Der immergrüne Lebensbaum ist auch ein fester Bestandteil unserer Sagen- und Märchenwelt. Der eine oder andere kennt das Märchen vom Machandelbaum, wo der Wacholder über ein totes Kind wacht, bis jene Person ihre gerechte Strafe erlangt, die dieses Kind ermordet hatte.

Kurioses: Eine Südtiroler Anwendung bei Hühneraugen besagt, man solle genauso viele Zweige des „Kranewitt" brechen, wie man Hühneraugen hat. Dabei solle man folgenden Spruch aufsagen: „O liebe, liebe Kranebittstaude, hilf mir fir mein Hieanerauge", oder: „Wacholderstaude, nimm mir bitte mein Hühnerauge."
Die heilige Kunigunde musste über glühende Pflugscharen schreiten, um sich von der Anklage des Ehebruchs zu reinigen - die Eisen sollen auf Wacholderkohle gelegt worden sein. Der Wacholder wird als christliches Attribut betrachtet, welcher den Geist Gottes als inneres Feuer oder zündende Offenbarung symbolisiert. In manchen Gegenden steht zu Weihnachten statt eines Tannenbaums Wacholder im Wohnzimmer.

Volksheilkunde und Medizin: Wacholder wirkt harn-, wind- und schweißtreibend, blutreinigend, desinfizierend, schmerzstillend, schleimlösend, kräftigend und aktivierend sowie magenstärkend. Der Wacholder ist zum einen eine mächtige Droge, welche in früheren Zeiten über Leben oder Tod entschied. Zum anderen ist er ein wahrer Jungbrunnen, da er ewig lebt und nicht einmal in den kalten Jahreszeiten abstirbt.

Familienwissen: In unserer Familie hatte und hat der Wacholder sowohl unter den Heilkräutern als auch in der Küche einen festen Platz. Die therapeutische Anwendung reicht vom Kauen der Beeren, um die Verdauung zu unterstützen, bis hin zur Behandlung von Erkältungen. Auch verarbeiten wir ihn zu Sirupen, Tees und Gewürzen.

Wacholder-Hustensirup

100 g Wacholderbeeren / 400 ml Wasser / 4–6 EL Honig

→ Die Beeren zerdrücken und mit kochendem Wasser übergießen. Über Nacht ziehen lassen und erneut langsam aufkochen lassen, bis die Flüssigkeit ein wenig einreduziert ist. Abseihen und mit Honig süßen. Täglich 4 EL davon einnehmen.

Die Kelten und Germanen räucherten genau in den Rauhnächten vom 21. Dezember bis zum 6. Januar mit dem Holz, Zweigen, Beeren und Harz des Wacholders ihre Wohnstätten aus. An Weihnachten, Silvester und am Dreikönigstag wurden auch bei uns nach alter Tradition das Haus und der Hof geräuchert.

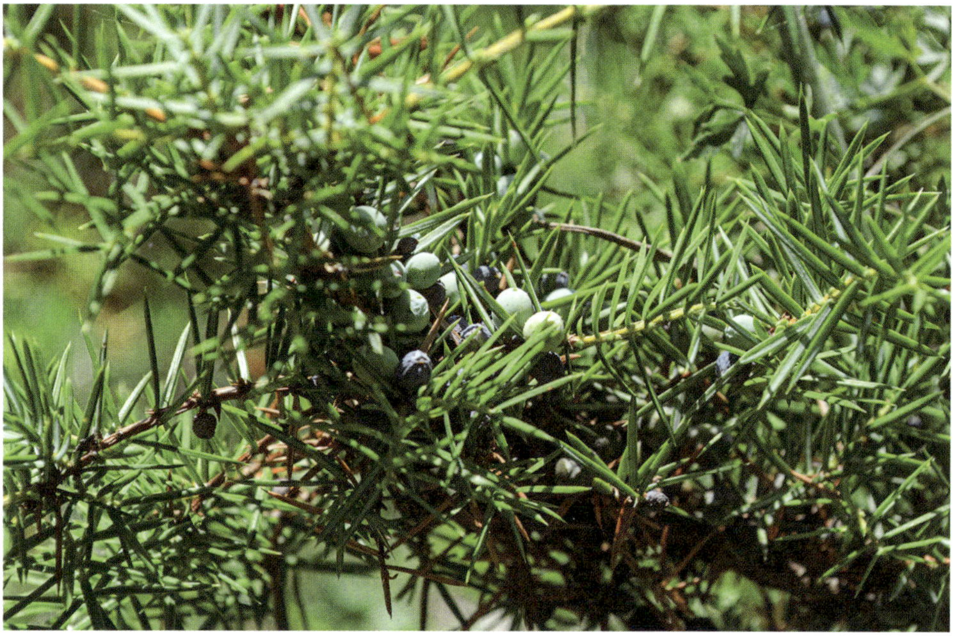

Mein Großvater schritt mit dem Räucherwerk betend voran und die Familie hintendrein; ich habe die Räucherung zum Dreikönigsfest beibehalten. Jahrhunderte zuvor brannten in der Pestzeit in den Dörfern und Städten große Wacholderfeuer. Mit Wacholder wurden die Häuser und Krankenzimmer desinfiziert, da sein Rauch die Luft reinigt und Krankheitserreger abtötet. Ein altes Sprichwort besagt: „Esst Kranebitt und Bibernell, noa sterbt's nit so schnell." Wenn in meiner Familie jemand die Grippe hat, führe ich noch immer eine Räucherung mit Wacholder durch.
Aber auch der Vier-Räuber-Essig ist aus der Pestzeit bekannt. In Frankreich sollen vier Räuber Pesthäuser leer geräumt haben, ohne jemals krank zu werden. Als sie in die Falle des Königs tappten, versprach dieser, sie mit ihrer Beute ziehen zu lassen, wenn sie das Geheimnis ihrer Gesundheit preisgäben.

Vier-Räuber-Essig

20 g Wacholderbeeren / 20 g Quendelkraut / 20 g Bibernellwurzel / 20 g Angelikawurzel / 1 l Apfelessig

→ Alle Zutaten in den Apfelessig geben und 28 Tage an einem warmen Ort durchziehen lassen.

Wir selchen unseren Speck und die Würste mit Wacholder; dadurch werden sie haltbarer und bekömmlicher. Auch das Sauerkraut wird mit den Beeren angerichtet. Wacholderholz wurde – es ist sehr zündfähig – einst zu „Kentel" (Bündel aus kleinen getrockneten Zweigen als Anzündhilfe) gebunden. Funde in der Schweiz und an der Leiche Ötzis bezeugen, dass Wacholderholz schon in der Frühzeit zum Feuermachen verwendet wurde, da es sehr lange die Glut beibehält.
Bei Muskelschmerzen und Ischias verwende ich sehr gerne eine Salbe aus den Zapfen (bzw. Beeren), Nadeln und dem ätherischen Öl des Wacholders.

Wacholdersalbe

1 Handvoll gequetschte Wacholderbeeren und -nadeln / 100 ml Olivenöl / 5 g Bienenwachs / 5 g Kakaobutter / 20–25 Tropfen ätherisches Wacholderöl

→ Wacholderbeeren im Olivenöl ansetzen. Nach 28 Tagen den Ölansatz abfiltern und 25 ml im Wasserbad erwärmen, das Bienenwachs hineingeben und schmelzen lassen, dann vom Herd nehmen und die Kakaobutter zugeben. Das ätherisches Wacholderöl beigeben und abfüllen. Wärmt die Muskeln und wirkt schmerzstillend.

Wacholdertinktur

20 g gequetschte Wacholderbeeren / ca. 150 ml Wodka

→ Die Beeren in ein Schraubglas geben und mit dem Wodka auffüllen, dann an einem warmen Ort 21 Tage ziehen lassen. Danach abfiltern und in kleine, dunkle Flaschen füllen. Täglich 3-mal 5 Tropfen einnehmen. Dies kräftigt das Immunsystem, entwässert, ist blutreinigend und magenstärkend. Äußerlich dient es zum Einreiben der Muskeln und Gelenke bei rheumatischen Beschwerden.

Magenbitter

2 TL gequetschte Mariendistelsamen (ersatzweise Benediktenwurzel) / 1 TL gequetschte Wacholderbeeren / 1 TL Wermutkraut / 1 TL Tausendgüldenkraut / 2 TL Schafgarbenkraut, ½ l Wodka

→ Die Kräuter, Beeren und Samen in ein Schraubglas geben und mit dem Alkohol aufgießen, dann 21 Tage an einem warmen Ort stehen lassen. Danach abfiltern und abfüllen. Ein Gläschen vor dem Essen regt den Appetit und die Verdauung an.

Wacholderbeerenkur

frische Wacholderbeeren, wenn möglich, ansonsten getrocknete

→ 4 Wochen lang täglich 3 Beeren kauen und schlucken. Auch eine tägliche Steigerung ist möglich: Dafür am ersten Tag eine Beere, am zweiten zwei, am dritten drei usw. einnehmen. Ab dem fünfzehnten Tag die Einnahmemenge wieder um jeweils eine Beere reduzieren. Diese Kur wirkt gegen Sodbrennen, Mundgeruch, stärkt und aktiviert die Nierentätigkeit und lindert Blasenentzündungen.

Wacholderräucherung

1 Handvoll getrocknete Wacholderzweige, -rinde, -nadeln und -beeren / Kohle

→ Sand in den Boden einer feuerfesten Schale schütten, glühende Kohle drauflegen und dann etwas vom getrockneten Wacholder dazugeben. Mit dieser Räucherung gehe ich in den Rauhnächten über meine Felder, unterm Jahr reinige ich mein Haus damit. Sie wirkt sehr stark desinfizierend, antibakteriell, macht wach, erfrischt die Lebensgeister und spendet Energie. In den Stallungen wird mit Wacholder geräuchert, nachdem man neue Tiere aufgenommen hat.

Wacholderbad

1 Handvoll Wacholdernadeln und -beeren zu gleichen Teilen

→ Den Wacholder in 1 l Wasser aufkochen und 10 Minuten abgedeckt ziehen lassen, dann in das Badewasser schütten. Ein solches Bad lindert rheumatische Leiden, Gicht und Gelenkschmerzen sowie grippale Infekte und fördert die Menstruation.

Wacholder-Inhalation

1 Handvoll gequetschte Wacholderbeeren

→ Die Beeren in 1 l Wasser aufkochen, etwas abkühlen lassen und dann mit dem Gesicht und einem Handtuch abgedeckt über den Topf beugen, tief einatmen und danach einige Minuten unter dem Handtuch verweilen. Die Inhalation wirkt schleimlösend und schweißtreibend.

Wacholdertee

½ TL gequetschte Wacholderbeeren

→ Die Beeren mit 1 Tasse Wasser überbrühen und 15 Minuten abgedeckt ziehen lassen. Danach abseihen und 3–4 Wochen lang täglich 2–3 Tassen davon trinken. Der Tee hilft bei Magenbeschwerden und beugt Erkältungen vor.

Gewöhnliche Vogelmiere

Lat.: Stellaria media
Familie: Caryophyllaceae (Nelkengewächse)
Volksnamen: Gänsegras, Hühnerdarm, Vögerlsalat, Zeiselkraut
Aussehen: Stängel niederliegend bis aufsteigend, meist verzweigt, rund, auf einer Längslinie behaart; Blätter oval, spitz, bis zu 3 cm lang, die untersten kurz gestielt; Kronblätter weiß, bis fast zum Grunde 2-teilig, kürzer bis viel länger als der Kelch, zuweilen ganz fehlend; Kelchblätter mit Hautrand.
Standort: Gärten, Äcker, Schuttplätze, kollin – subalpin
Sammelzeit: Kraut vom Herbst bis zum Frühjahr

Wissenswertes: Wer sich mitten im Winter ein wenig umsieht, wird sich wundern, dass noch einige Wintergemüsesorten im Beet sprießen. Neben Grünkohlarten, Bachbungenkraut, Brunnenkresse, Eiskraut und Postelein gibt es noch ein weiteres Kraut, welches man im Volksmund Hühnerdarm, Vögerlsalat, Gänsegras oder Zeiserlkraut nannte. Die Vogelmiere war eine beliebte Futterpflanze für das Federvieh. Man schickte die Kinder oder Mägde aus, um das Kraut zu sammeln, welches den Tieren verfüttert wurde, damit sie gesund blieben und genügend Eier legten. Meine Mutter erzählte mir, dass auf ihrem Hof im Winter die Hühner auf einer Stange oberhalb der offenen Feuerstelle oder des Herdes saßen.

Volksheilkunde und Medizin: Die Schulmedizin kennt keine Verwendung für die Vogelmiere. In der Volksheilkunde weiß man sie dagegen innerlich wie äußerlich anzuwenden. Neben Vitaminen, besonders Vitamin C, und Mineralstoffen, insbesondere Kalium, enthält sie hauptsächlich Saponine. Diese wirken harntreibend, schleimlösend, entzündungshemmend und stärken das Immunsystem. Sebastian Kneipp und Pfarrer Künzle lobten dieses Kraut bei Lungenleiden, Gicht und Rheuma.

Familienwissen: Lange Zeit war die Vogelmiere in Vergessenheit geraten, aber so manche Bäuerin entdeckt heute wieder ihre Vorzüge. Vor allem in den Wintermonaten brauchen wir die Unterstützung dieser Pflanze; so gibt es auch wieder einige Gärtner, die sie in ihr Kräutersortiment aufnehmen. Die Vogelmiere ist nicht nur gut für die Tiere, sie ist auch eine Pflanze, die einst auf unserem Speiseplan stand und in der heutigen Zeit mehr denn je verwendet werden sollte. Ist es nicht erstaunlich, dass dieses vor Lebenskraft strotzende Kraut kaum jemandem in der Heilkunde bekannt ist? Vielleicht liegt es daran, dass die Vogelmiere *(Stellaria media)* leicht mit dem Ackergauchheil *(Anagallis arvensis)* zu verwechseln ist. Oft kommen die beiden Kräuter dicht verschlungen vor, sodass sie nur schwer auseinanderzuhalten sind. Aber sobald sich die Blüte zeigt, wird es einfacher. Die Vogelmiere blüht nämlich weiß, der Ackergauchheil rot. Letzterer ist giftig, leicht betäubend und wurde gegen Dummheit eingesetzt („gauch“ = Narr, Idiot). Selbst die Vogelmiere sollte man mit Bedacht verwenden, denn erwischt man zu viel davon, kann einem übel werden. Deshalb wurde sie meist nur anderem Gemüse oder Suppen und Salaten beigemengt. Meist aber verwendete man sie als Tee bei Erkältungen oder als Bad, um Schmerzen zu lindern und Hautkrankheiten abzuheilen. Auch ein frischer Brei als Auflage oder Wickel ist mir bekannt, da er Ekzeme, Hautausschläge und Juckreiz lindert und abheilt. Eine aus diesem Kraut hergestellte Salbe vermag selbst die Wunden von Neurodermitikern zu verbessern.

Vogelmierensalbe

1 Handvoll frisches Vogelmierenkraut / 100 ml Nachtkerzenöl / 5 g Bienenwachs / 5 g Lanolin

→ Das frische Kraut klein schneiden, im Wasserbad mit dem Nachtkerzenöl erwärmen und bei ca. 60 °C eine halbe Stunde ziehen lassen. Danach aus dem Wasserbad herausnehmen und über Nacht weiter durchziehen lassen. 25 ml Ansatz abfiltern, erneut im Wasserbad erwärmen und das Bienenwachs und das Lanolin darin schmelzen. Abfüllen und erkalten lassen. Die Salbe hilft bei Ekzemen, schlecht heilenden Wunden und Hämorrhoiden. Ich verwende sie gerne in Kombination mit einem Apfelessig-Vollbad.

Vogelmierentinktur

2–3 Handvoll Vogelmierenkraut / 100 ml Wodka

→ Das Kraut in ein weites Glas geben und mit dem Wodka auffüllen, dann 21 Tage an einem warmen Ort ziehen lassen. Danach abfiltern und abfüllen. Bei Erkältungen 3-mal täglich 5 Tropfen einnehmen. Für eine Waschung ca. 10 ml in Wasser verdünnen und die Haut damit abtupfen oder einen Umschlag machen. Hilft bei Ekzemen.

Vogelmierentee

2 TL frisches Vogelmierenkraut

→ Das zerkleinerte Kraut mit 1 Tasse Wasser überbrühen, 5 Minuten ziehen lassen, abfiltern und 3-mal täglich 1 Tasse davon trinken. Hilft bei Entzündungen der Atemwege und regt den Stoffwechsel an.

Auch in der Küche kann man dieses Kraut hervorragend verwenden. Es passt gut in Salate, Suppen und grüne Soßen. Es besitzt zwar einen erdigen Geschmack, ist aber sehr gesund. Und wer es süß mag, kann mit der Vogelmiere nach einem herkömmlichen Gugelhupf-Rezept einen quietschgrünen Gugelhupf zaubern. Lasst es euch schmecken!

Vogelmierensuppe

3–4 Kartoffeln / 1 Zwiebel / 1 kleines Stück Sellerie / etwas Butter / etwas Mehl / 1 l Gemüsebrühe / jeweils 1 Handvoll Vogelmierenkraut, Giersch und Sauerampfer / 150 g Crème fraîche oder Schmand / Salz / Pfeffer

→ Die Kartoffeln, die Zwiebel und den Sellerie schälen und würfeln. In etwas Butter andünsten und 15 Minuten bei mittlerer Hitze weiterbraten, dann mit etwas Mehl bestreuen und kurz anschwitzen. Danach mit der Brühe ablöschen und auf kleiner Flamme weiterkochen. In der Zwischenzeit die Kräuter putzen und schneiden, einen Löffel davon auf die Seite geben. Die Suppe mit den Kräutern pürieren und abschmecken, zum Schluss noch die Crème fraîche unterrühren. Mit den beiseitegestellten Kräutern garnieren.

Gewöhnlicher Giersch

Lat.: Aegopodium podagraria
Familie: Apiaceae (Doldenblütler)
Volksname: Geißfuß
Aussehen: 30–90 cm hoch, kahl, mit tief in den Boden eindringenden Ausläufern; untere Blätter doppelt 3-zählig oder doppelt gefiedert, mit großen, eiförmigen, gezähnten Teilblättern; Dolden 15- bis 25-strahlig, ohne Hüllen und Hüllchen; Blüten weiß, selten rosa; Frucht länglich-oval, abgeflacht, kahl, ca. 3 mm lang, mit hohem Griffelpolster und fadenförmigen Hauptrippen.
Standort: unbebaute Orte in schattigen Lagen, kollin – subalpin
Sammelzeit: Blätter vom zeitigen Frühjahr bis in den Herbst

Volksglaube: Das lateinische Wort *Aegopodium* leitet sich aus dem Griechischen ab und heißt „Geißfuß" – *aigos* bedeutet Ziege und *podos* Fuß. Das Wort *podagra* ist hingegen eine alte Bezeichnung für Gicht und *podagraria* bezieht sich demgemäß auf die Verwendung des Krautes gegen die Gicht. Giersch ist kein heimisches Kraut. Er wurde jedoch bereits von den Römern als Wildgemüse gezogen und in die Speisen eingearbeitet. Sie waren es auch, die diese wirkmächtige Pflanze in unsere Gefilde brachten und über ganz Europa verbreiteten.

Familienwissen: Bereits früh im März treibt der Giersch seine hellen Blätter aus dem Boden und kündigt den Frühling an. Seine unzähligen unterirdischen Wurzelausläufer ermöglichen ihm diesen frühen Start. Im Handumdrehen breitet er sich aus und lässt mit seinem Eroberungsdrang nicht wenige Gartenbesitzer verzweifeln. Es empfiehlt sich, den Giersch nicht zu hacken, sondern die Blätter zu ernten und zu verzehren. Aber auch die Wurzeln können getrocknet für ein Fuß- oder Vollbad verwendet werden.

Gierschtee

1 TL getrocknete Giersch- und Salbeiblätter, Wacholdernadeln und -zapfen zu gleichen Teilen

→ Die Kräuter mit 1 Tasse Wasser überbrühen und 10 Minuten ziehen lassen, dann abseihen. Täglich 3 Tassen davon trinken. Hilft bei Husten, Lungenkatarrh, Rheuma und Gicht.

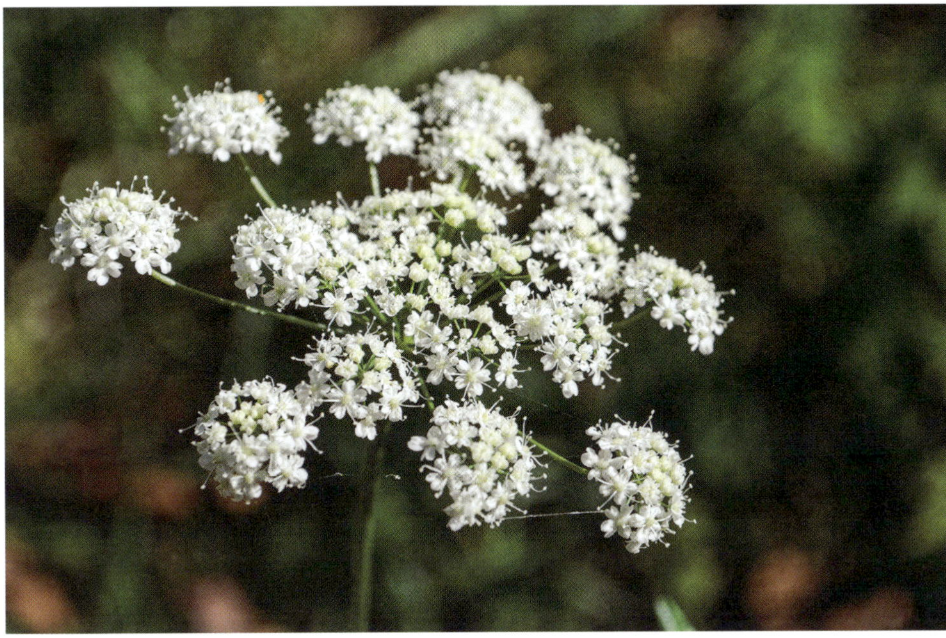

Gierschtee und Sitzbad

1 TL (Tee) oder 1 Handvoll Gierschkraut (Bad)

→ Für den Tee das Kraut mit 1 Tasse Wasser überbrühen und 5 Minuten ziehen lassen. Das Kraut abseihen und täglich 3 Tassen davon trinken. Es reinigt die Niere und Blase und hilft dabei, dass Entzündungen abheilen. Zudem kann man bei einer Entzündung 3-mal täglich ein Sitzbad nehmen. Dafür mit 1 Handvoll Kraut 1 l Tee herstellen, mit dem Wasser im Sitzbad verdünnen und so warm wie möglich darin baden. Vorsicht: Nicht verbrennen, die Idealtemperatur beträgt 38 °C.

Gierschumschläge

1 Handvoll frisches Gierschkraut

→ Den gereinigten Giersch im Mörser oder mit einem Nudelholz quetschen, danach auf die schmerzende, entzündete Stelle legen und mit einem Tuch fixieren. So lange drauflassen, bis es unangenehm oder trocken wirkt. Der Umschlag fördert die Wundheilung, wirkt antibakteriell und lindert die Schmerzen. Eingesetzt wird er bei Insektenstichen und -bissen, kleinen Schürf- und Schnittwunden, Rheuma und Gicht.

Gierschwurzelbad

100 g (ca. 2 Handvoll) Gierschwurzeln / 2 l Wasser

→ Die getrockneten Wurzeln in das kochende Wasser geben, alles 10 Minuten ziehen lassen und die schmerzenden Gelenke darin baden. Hilft bei Rheuma, Gicht, Ischias-Schmerzen und Hämorrhoiden.

Wer regelmäßig die jungen Gierschtriebe verzehrt, bringt mit dessen Vitaminen neue Frühlingskräfte in seinen Körper. Mithilfe von Kalium und anderen Mineralien neutralisiert man überschüssige Harnsäure. Giersch lässt unseren Darm wieder aufatmen, indem er ihn reinigt und durchputzt. Ich verwende ihn etwa zur Darmsanierung. Denn nur wenn unser Darm richtig funktioniert, so tut dies auch unser Immunsystem.

Ob als Salat, Gemüse, Kräuterbutter, Risotto, Grüngetränk oder Soße - der Giersch schenkt uns neue Vitalität und Beweglichkeit. Ein typisches Erkennungsmerkmal sind seine dreigeteilten, nach Karotte oder Sellerie duftenden Blätter, ebenso der dreikantige Stiel und der am Stielende sitzende Geißfuß. Es gibt das nette Sprichwort: „Drei, drei, drei - und du bist beim Giersch mit dabei." In Italien wird er als wilde Petersilie bezeichnet und auch ähnlich wie diese verwendet.

Gierschbrötchen

600 g Mehl / 4 TL Backpulver / 3–4 TL Kräutersalz / 500 g Quark / 4 Eier / 1 EL Olivenöl / 4–5 Handvoll Gierschblätter

→ Mehl, Backpulver, Kräutersalz, Quark, Eier und Öl in eine Schüssel geben und mit einem Knethaken gut verkneten. Blätter fein hacken und unter den Brotteig mengen. Einige Stunden im Kühlschrank ruhen lassen. Brötchen formen und bei 200 °C ca. 40 Minuten backen.

Gierschnockerln

200 g Spinat / 150–200 g Gierschblätter / 150 g Mehl / 100 g Quark / 30 g geriebener Bergkäse / 1 großes Ei / Salz / Pfeffer / Muskatnuss

→ Spinat blanchieren und fein hacken. Den Giersch ebenfalls klein hacken und mit dem Spinat vermengen. Die restlichen Zutaten in einer Schüssel zusammenmischen und mit der Spinat-Giersch-Masse zu einem glatten Teig verrühren. Aus dem Teig kleine Nocken formen und in Salzwasser garen. Mit Parmesan und geschmolzener Butter servieren.

Gierschonade

Saft von 1 Zitrone / 1 l Apfelsaft / 1 l Mineralwasser / 10–15 Gierschblätter / 1 Gundermannranke / 1 Minzezweig / 1 Zitronenmelissezweig

→ Den Zitronensaft mit dem Apfelsaft und dem Wasser in ein großes Gefäß geben und gut verrühren. Die Kräuter zusammenbinden und in die Schorle hängen. Nach 3 Stunden Ziehzeit herausnehmen.

Gierschpesto

2–3 Handvoll Gierschblätter / 1–2 Handvoll gemischte junge Löwenzahntriebe, wilde Möhrenblätter und Weinberglauch / 150 ml Traubenkernöl / Salz / Pfeffer / 1 Handvoll Walnüsse

→ Alle Zutaten in einen Mixer oder Mörser geben und pürieren. Als Brotaufstrich und zu Pellkartoffeln mit gekochtem Rindfleisch schmeckt das Pesto hervorragend. Mit Zitronensaft und Essig angereichert, kann man es auch als Salatdressing verwenden.

Gierschsalat

3 Handvoll junge kleine Gierschblätter / 1 Handvoll Feldsalat / 1 Handvoll Rucola / einige Gänseblümchen oder andere essbare Blüten / 1 Bund Radieschen / Essig / Traubenkernöl / Salz / Pfeffer

→ Die Blätter und Blüten putzen und waschen, trocken schütteln und in eine Schüssel geben. Die Radieschen in Scheiben schneiden und zum Salat geben, dann mit Essig, Öl, Salz und Pfeffer abschmecken. Wer unter Rheuma und Gicht leidet, sollte diesen Salat als Kur einen Monat lang täglich essen. Aber auch für gesunde Menschen ist er gut geeignet, denn er wirkt entzündungshemmend, harntreibend, krampflösend und entsäuernd. Giersch leitet die Harnsäure aus dem Körper aus und wirkt basisch auf ihn.

Großblütige Königskerze

Lat.: Verbascum densiflorum
Familie: Scrophulariaceae (Braunwurzgewächse)
Volksnamen: Bärenkraut, Fackelblume, Himmelsbrand, Kinigstock, Marienkerze, Muttergottesstab, Neunmanneskraft, Wetterkerze, Wollkraut
Aussehen: 30–50 cm hoch, von Sternhaaren filzige, untere Blätter bis 40 cm lang, stumpf gezähnt; Blütendurchmesser 3–4 cm, Krone innen nicht punktiert, Staubbeutel der 2 vorderen, längeren Staubblätter 3–5,5 mm lang, Narbe keulenförmig, am Griffel herablaufend; Blütenstiele 3–15 mm lang.
Standort: steinige Orte, Ödland, Felsen, kollin – montan
Sammelzeit: Blätter und Blüten von Juni bis September, Wurzel von August bis September

Wissenswertes: Es gibt mehrere Arten von Königskerzen, verwendet werden aber vorwiegend die Großblütige und die Filzige Königskerze *(Verbascum phlomoides)*.

Volksglaube: Kerzengerade und königlich erhaben wachsen die Blütenstängel dem Himmel entgegen – nicht umsonst gibt man sie auch der Gottesmutter in die Hand und spricht dabei: „Unsere liebe Frau geht dreimal über das Land. Sie hat den Himmelsbrand in der Hand!" Die Blüte bildet das Zentrum des Kräuterbuschens, der zu Mariä Himmelfahrt geweiht wird.

Volksheilkunde und Medizin: Die gesamte Pflanze wirkt blutreinigend, Geschwülste auflösend, wundheilend, schmerzstillend, reizlindernd, schleim- und krampflösend, entzündungshemmend, beruhigend und antidepressiv. Hildegard von Bingen verabreichte sie bei traurigem und beklommenem Herzen.

Familienwissen: In meiner Familie wird die gesamte Pflanze gesammelt und zu unterschiedlichen Produkten verarbeitet. Da die Blüten zu unterschiedlichen Zeiten erblühen, pflücke ich diese in mehreren Etappen. Wichtig dabei ist, dass sie zu Mittag im trockenen Zustand gesammelt und dann schleunigst getrocknet werden, damit sie ihre schöne gelbe Farbe behalten. Die Blätter sammle ich erst im Herbst, wenn mehr oder weniger alle Blüten gesammelt sind; dann wird auch schon die Wurzel gezogen, gesäubert und zum Trocknen kleingeschnitten. Die frischen Wurzeln zerstoße ich und setze sie in Essig an, der dann bei Zahn-

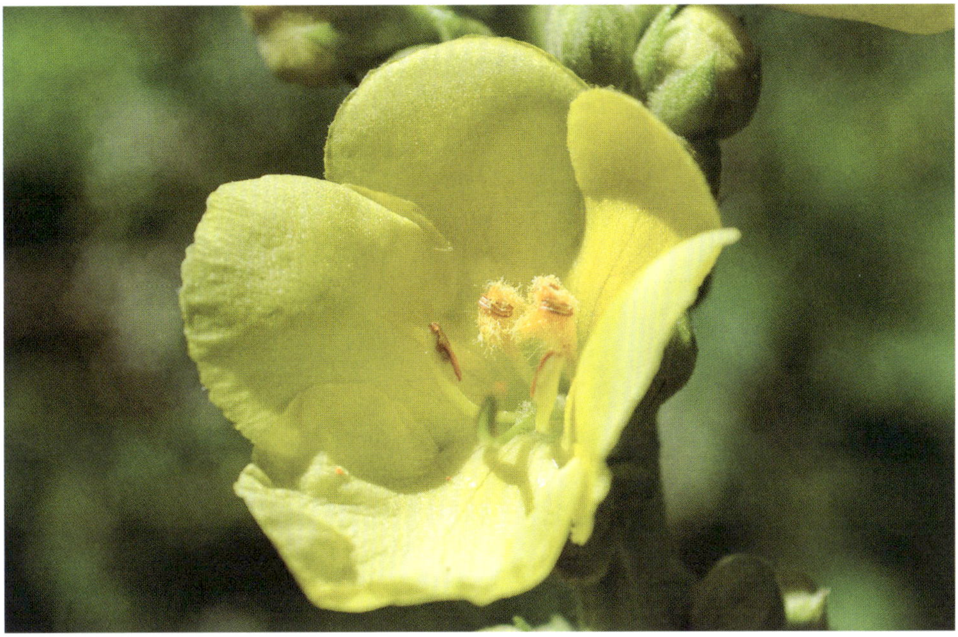

schmerzen zum Spülen verwendet wird. Die getrockneten Wurzeln, aber auch Blüten und Blätter verarbeite ich gerne mit Stiefmütterchen- und Käsepappelkraut zu einer Salbe.

Königskerzen-Wundsalbe

1 Handvoll Königskerzenwurzel, -blüten und -blätter, Stiefmütterchen- und Käsepappelkraut zu gleichen Teilen / 100 ml Olivenöl / 5 g Bienenwachs / 5 g Kakaobutter

→ Die Kräuter 28 Tage in Öl ansetzen, dann abfiltern und 25 ml Ansatz davon abmessen. Diesen im Wasserbad erwärmen und zuerst das Bienenwachs darin schmelzen. Dann vom Herd nehmen, die Kakaobutter dazugeben und weiterrühren, bis sie geschmolzen ist, anschließend abfüllen. Ich trage diese Salbe auf schlecht heilende Wunden, eitrige Beulen und Geschwüre auf. Tipp: Diese drei Kräuter kann man auch als Badezusatz verwenden, etwa bei Hämorrhoiden und Hautproblemen. Frisch zerstoßen kann man die Blätter auch auf Wunden auflegen.

Die Blüten und Blätter der Königskerze sind auch Bestandteil meiner Erkältungstees. Nicht ungern mische ich sie mit anderen Hustenkräutern oder mache eine Tinktur daraus. Bei Hustenkrämpfen wirken sie lösend und entkrampfend.

Königskerzen-Hustentee

20 g Königskerzenblüten / 20 g Malvenblüten, Käsepappelkraut oder Eibischblüten / 20 g Spitzwegerichblätter / 10 g Holunderblüten / 10 g Schlüsselblumenblüten / 10 g Isländisch Moos / 5 g Anis / 5 g Fenchel

→ Alle Zutaten gut vermischen und 1 TL in einer Tasse mit kaltem Wasser über Nacht ziehen lassen. Am nächsten Morgen 1 TL mit 1 Tasse Wasser überbrühen und abgedeckt ziehen lassen. Sobald dieser etwas abgekühlt ist, die Flüssigkeiten zusammenschütten und mit Honig gesüßt trinken. Ich bereite diesen Kaltauszug, damit die enthaltenen Schleimstoffe nicht zerstört werden. Tipp: Aus derselben Mischung kann man einen Hustensirup herstellen und eine Tinktur ansetzen.

Eine Blasenentzündung behandelte meine Oma mit einer Kräutermischung, die entweder als Tee oder Dampfbad angewendet werden konnte.

Königskerzen-Blasentee

20 g Königskerzenblüten / 20 g Ackerschachtelhalm / 10 g Goldrutenkraut / 10 g Brennnesselblätter / 10 g Hauhechelwurzel / 10 g Brunnenkresse / 20 g Birkenblätter

→ 1 TL dieser Mischung mit 1 Tasse Wasser überbrühen, dann trinken. Für das Dampfbad 1 Handvoll Kräuter mit 1 l Wasser überbrühen und in einen Nachttopf schütten. Das Dampfbad so warm wie möglich, aber mit Vorsicht anwenden, da Verbrennungsgefahr besteht. Tipp: Wer die getrockneten Blütenstände in Wachs taucht, erhält eine umweltfreundliche und natürliche Fackel.

Große Bibernelle

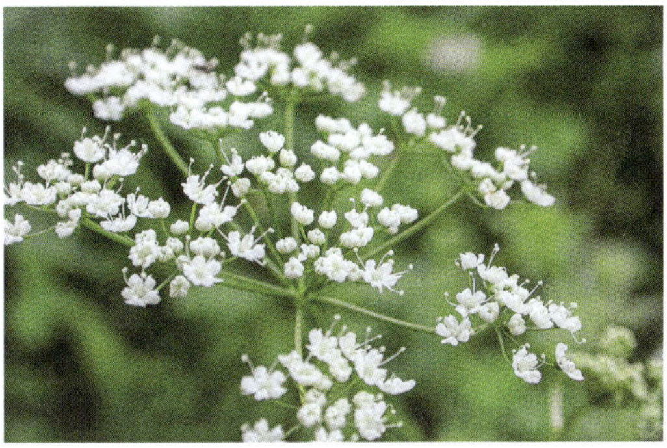

Lat.: Pimpinella major
Familie: Apiaceae (Doldenblütler)
Volksnamen: Blutkraut, Bockwurz, Pfefferwurz, Pimpernell, Steinpeterlein
Aussehen: 40–90 cm hoch, meist vollständig kahl; Stängel kantig gefurcht, beblättert; untere Blätter einfach gefiedert, mit 1–4 Fiederpaaren; Teilblätter eiförmig, bis 4 cm lang, unregelmäßig gezähnt, das Endteilblatt 3-teilig; Dolden 10- bis 15-strahlig; Hüllen und Hüllchen fehlen; Blüten weiß oder rosa; Frucht eirundlich, etwas abgeflacht, 2,5–3 mm lang; Griffel länger als Frucht.
Standort: trockene Wiesen, Busch- und Waldränder, kollin – subalpin
Sammelzeit: Wurzel im Herbst oder im zeitigen Frühjahr

Wissenswertes: Dieses Gewächs gehört zu den Doldenblütlern, die uns als Lebens- und Heilmittel bekannt sind: Karotte, Pastinake, Erdkastanie dienen uns als Gemüse, Kümmel, Anis, Koriander sind Gewürze und Petersilie, Kerbel und Sellerie typische Küchenkräuter. Man sollte sich aber ganz sicher sein, welches Mitglied der Familie der Doldenblütler man sammelt, denn es gibt auch äußerst giftige Vertreter. Würden wir etwa Schierling zu uns nehmen, wäre dies fatal: Der „Schierlingsbecher“ ist seit der Antike das Tötungsmittel schlechthin!

Volksglaube: Die Bibernelle *(Pimpinella spp.)* wird wahrscheinlich des Namens wegen sehr häufig mit der Pimpinelle *(Sanguisorba officinalis)*, einem Rosengewächs, verwechselt. Das ist nicht weiter schlimm, doch haben die beiden Pflanzen unterschiedliche Charaktere. Die Bibernelle ist im Volksmund auch als „Bockwurz“ bekannt, was ihrem strengen Geruch (genau genommen nach Ziegenbock) geschuldet ist. Die Wurzel - in der der eigentliche Wirkstoff steckt - wird im späten Herbst gegraben. Ob der Volksname auch etwas mit der männlichen Potenz zu tun hat? Ja, im Volksglauben und der Herbalmagie wird der Bock zwar immer als das Tier des Teufels gesehen, doch steht er auch für Lüsternheit und sexuelle Kraft. Vielleicht steckten deshalb junge Burschen ihrer Angebeteten heimlich eine „Bockwurz“ zu, um sie zu bezaubern. In der Schweiz hingegen bezeichnet „Pimpernelle" eine etwas fülligere Frau – oder hat das Wort doch etwas mit dem lateinischen *piper* (Pfeffer) zu tun? Leider gibt es darauf keine klare Antwort.

Volksheilkunde und Medizin: Bereits Hildegard von Bingen verwendete die Wurzel als universelles Antibiotikum. Sie setzte es bei allen Atemwegserkrankungen, Magen-Darm-Katarrhen sowie Nieren- und Blasenentzündungen ein. Aber auch anderen Gelehrten war sie keine Unbekannte, war sie doch in Zeiten der Pest und Cholera ein gebräuchliches Mittel. Daher stammen auch der Name Pestwurzel und das Sprichwort: „Iss Baldrian und Bibernell, dann stirbst du nit so schnell", oder: „Bibernell und Stänz (Meisterwurz) ist gut für die Pestilenz." Die Bibernelle galt als Allheilmittel gegen solche und weitere Krankheiten – als diese in Mitteleuropa ausgerottet waren, geriet auch die „Bockwurz" in Vergessenheit. Nur im Alpengebiet, vor allem in der Schweiz, ist sie noch sehr bekannt. Dies kommt wohl daher, dass sie von den Pfarrern Kneipp, Weidinger und Künzle hochgepriesen wurden, die die Bibernelle wie Hildegard von Bingen verwendeten. Die Pflanze wirkt beruhigend, wundheilend, blutstillend, entzündungshemmend, auswurffördernd, schweißtreibend, schleimlösend und hustenstillend.

Familienwissen: Die Stärke der Wurzel liegt im Bereich der Atemwegserkrankungen wie Heiserkeit, Rachenentzündungen, Angina, Husten, Bronchitis und Asthma. Zudem wird durch ihre Anwendung der Magen-Darm-Bereich gestärkt, Wunden heilen besser ab und die Nierentätigkeit wird gefördert. Aber auch in der Frauenheilkunde darf sie nicht fehlen. Sie wirkt positiv auf die Menstruation. Ich verwende sie in diversen Tinkturen, Essig, Wein und Teemischungen.

Bockwurz-Essig

1 Handvoll Bibernellwurzeln / 1 l Apfelessig

→ Die gesäuberten und geschnittenen Wurzeln im Essig ansetzen und bei Zimmertemperatur ziehen lassen. Nach 28 Tagen abfiltern und in saubere Flaschen füllen. Ich selbst gebe den Essig auch in einen Zerstäuber und desinfiziere meine Hände damit oder sprühe ihn etwas verdünnt in den Rachenraum.

Große Brennnessel

Lat.: Urtica dioica
Familie: Urticaceae (Brennnesselgewächse)
Volksnamen: Donnerkraut, Donnernessel, Nesselkraut, Nessel
Aussehen: Bis über 1 m hoch, mehrjährig, dunkelgrün; Stängel und Blatter mit Brennhaaren, daneben noch kürzere Haare; Blätter länglich-herzförmig, meist über 5 cm lang, grob gezähnt; zweihäusig; Blütenstände hängend (Weibchen), länger als die Blattstiele, stehend (Männchen); Frucht als lindenförmiges Nüsschen.
Standort: nitratreiche Böden, Schuttplätze, Gebüsche, Viehlager, kollin – alpin
Sammelzeit: Blätter vom zeitigen Frühjahr bis zum Herbst, Blüten im voll erblühten Zustand, meist ab August

Wissenswertes: Die meisten Menschen betrachten die Brennnessel als Unkraut. Nur wenigen ist bewusst, dass sie ein sehr bedeutendes Nahrungs- und Heilmittel ist. Die Brennnessel wächst praktisch überall, vor allem auf sehr fetten Böden. Trotzdem sollte man sie nur dort pflücken, wo es keine angrenzende Straße gibt. Wer großes Glück hat, hat ein Exemplar im eigenen Garten. Ich kann nur empfehlen: Nutzt dieses unglaubliche Unkraut in eurer Küche und als Medizin. Lasst sie ansonsten aber stehen, denn sie ist die Futterpflanze von über 40 Schmetterlingsarten. Der Admiral, das Tagpfauenauge, der Kleine Fuchs und das Landkärtchen sind ausschließlich auf die Brennnessel angewiesen. Wissenschaftler vermuten, dass die Brennnessel ursprünglich aus den Tropen in die gemäßigten Zonen gekommen ist. So sind die tropischen Verwandten sehr zahlreich, teilweise baumgroß und stark brennend. Bei uns in Europa unterscheiden wir zwischen der Großen und Kleinen Brennnessel sowie ihrer nicht brennenden Verwandten, dem Aufrechten bzw. Kriechenden Glaskraut.

Volksglaube: In der germanischen Mythologie war die Brennnessel dem Donnergott Thor geweiht und als wichtiges Heilmittel gegen Schäden aller Art in Gebrauch. Wegen der Brennhaare wurde ihr eine Dämonen abwehrende Macht zugesprochen. Blitzte und donnerte es draußen, so opferte man dem Schöpfer eine Brennnessel, indem man sie ins Feuer warf – und schon zog der zornige Gott und mit ihm das Unwetter weiter. Im Grimm'schen Märchen „Die sieben Raben" dient die Brennnessel zur Abwehr des Schadenszaubers.

Volksheilkunde und Medizin: Heute weiß man, dass diese Pflanze mehr als 50 potente Inhaltsstoffe besitzt. Die Harnsäure der Brennnessel, bestehend aus Ameisensäure, Bienengift und einem Schlangengift, ist zuständig für das Brennen, wenn wir die Pflanze berühren und die Brennhaare aufbrechen. Flavonoide, Carotinoide (Vorstufen zu Vitamin A), reichlich Vitamin C und E, Kieselsäure, Bitterstoffe, sehr viel Eisen, Serotonin und Histamin sind nur einige der enthaltenen Stoffe. Die Brennnessel wirkt harntreibend, blutstillend, blutreinigend, desinfizierend, entzündungshemmend, kräftigend, fördert die Potenz und Durchblutung, reguliert Verdauung und Menstruation, senkt den Blutzuckerspiegel und bekämpft Haarausfall und Schuppenbildung.

Familienwissen: Ich bin fest davon überzeugt: Würde die Brennnessel nicht brennen, wäre sie schon lange ausgerottet. Die Brennhaare schützen sie und schrecken auch die Tiere ab, die sie sonst fressen würden. Für unsere Vorfahren war die Brennnessel eine der wichtigsten Nutzpflanzen: Sie diente als Faserpflanze, aus der Nesselstoff und leichte Seile und Netze hergestellt wurden. Ebenso war sie ein gutes Futtermittel für die Hausschweine und Hühner, aber auch ein wertvolles (da eiweißreiches) Wildgemüse für den Menschen. Auch wusste die Bevölkerung einst um den Wert und die Heilwirkung der Brennnessel. Die Brennnessel regt die Blutneubildung an, vertreibt die Frühjahrsmüdigkeit, saniert den Darmbereich und stärkt somit unser Immunsystem – sie wirkt einfach vitalisierend in allen Sinnen. Ebenso hilft sie bei Rheumatismus, Gicht und anderen Entzündungen. Früher hat man sich gar Brennnesselzweigen ausgepeitscht oder ein Bad in ihnen genommen. Durch den hohen Eisengehalt wird sie auch gegen Depressionen eingesetzt, die auf Eisen- und Blutmangel basieren. Bereits seit der Antike ist die Brennnessel als Gedächtniskraft bekannt. In einer Studie hat man festgestellt, dass die Verabreichung von Brennnessel auch bei Alzheimer und Demenz einen guten Effekt erzielt: Die Krankheit wird verlangsamt. Bereits vor rund 2.000 Jahren war die Brennnessel als Kultspeise des Frühlings, die Kraft und Gesundheit verleiht, hochgeschätzt. Und schon seit damals ist sie auch ein klassisches Fruchtbarkeitsmittel oder vielmehr ein Behelf, um das Liebesleben anzukurbeln. Männer benutzten die Samen, um sich zum Beischlaf anzuregen. In ganz Europa gilt sie als das Aphrodisiakum schlechthin. Auch das Bier war bereits im Alten Ägypten mit der Brennnessel angereichert und auch in Europa lange Zeit in dieser Form sehr beliebt. Als dann im 11. und 12. Jahrhundert das Zölibat eingeführt wurde, verbannte man die Brennnessel aus dem Bier und dem Klostergarten, denn sie provozierte unzüchtiges Verhalten.

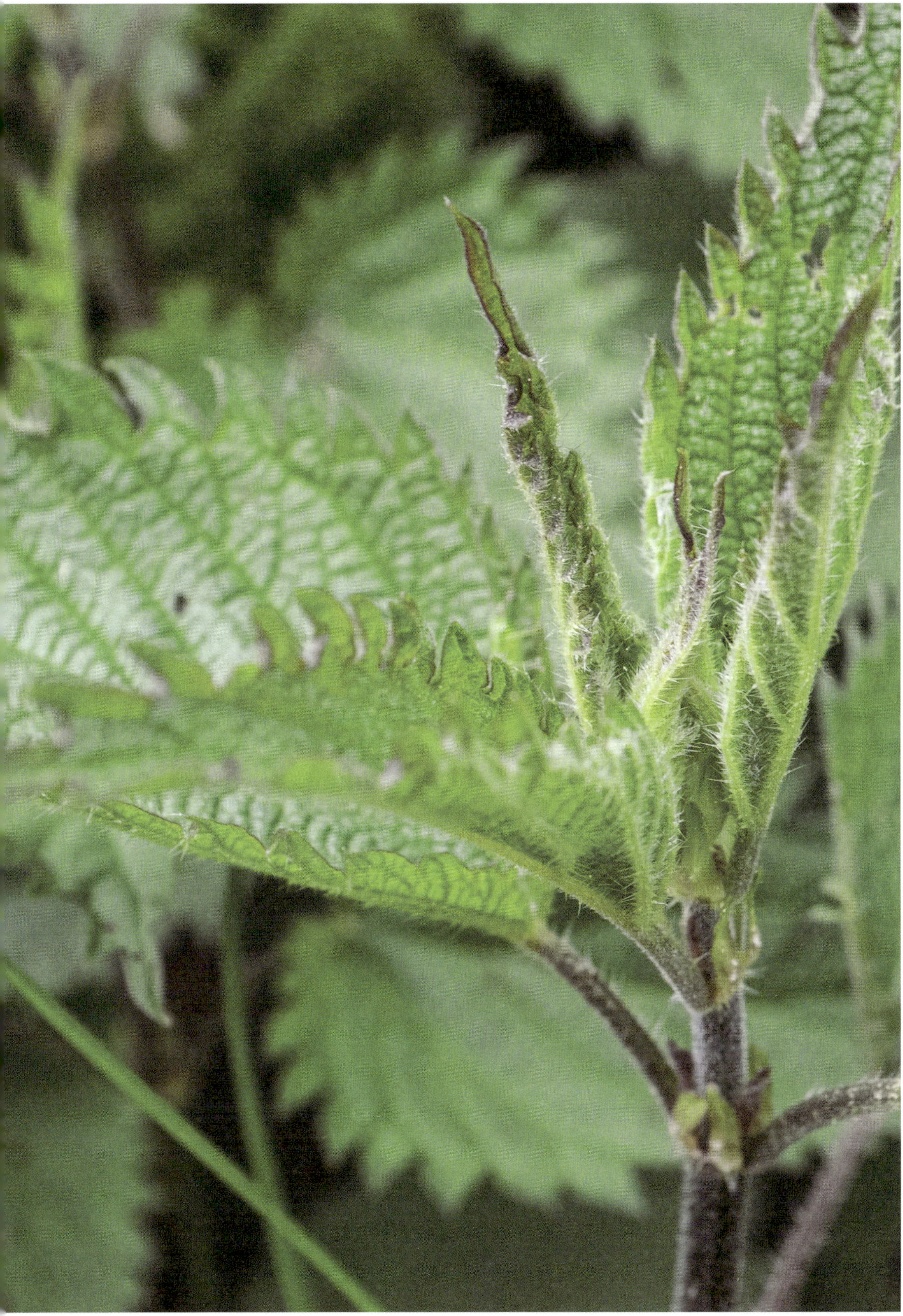

Brennende Liebe

1 Handvoll Brennnesselsamen / 150 g Datteln / Schale 1 unbehandelten Zitrone / 1 Handvoll Mandeln / 2 EL Honig / jeweils 1 Msp. Zimt-, Piment-, Kardamom- und Gewürznelkenpulver / Schokoladenpulver zum Wälzen

→ Brennnesselsamen in Wasser kochen, abtropfen und abkühlen lassen. Danach die Datteln entkernen, alles in einen Mixer geben, den Honig und die Gewürze dazugeben und zu einer Masse pürieren. Daraus mundgroße Kugeln formen und diese im Schokoladenpulver wälzen. Vor dem Liebesakt essen und dabei den Spruch aufsagen: „Wie Jesus jeden Menschen liebt, auch selber den, der ihn betrübt, so sollst du auch in Liebe mein so brennend als die Nessel sein."

In der Küche benutze ich die Brennnesseltriebe und -blätter wie Spinat und die Samen als Nussersatz und Würzmittel. Die Einsatzmöglichkeiten sind sehr breit – sie eignen sich für Knödel, Spätzle, Gnocchi, Pesto, Brot und vieles andere mehr. Versucht es doch für Kinder, die gerne Chips naschen, einmal mit Brennnesselchips:

Brennnesselchips

2–3 Handvoll Brennnesselblätter ohne Stängel / Frittieröl / Salz

→ Das Öl (nicht zu stark!) in einem Topf erhitzen und einige Blätter hineingeben. Vorsicht: Die Blätter nicht zu lange frittieren, sie brennen schnell an. Abtropfen lassen und in eine Schüssel geben, salzen – fertig!

Brennnesselpesto

1 große Handvoll Brennnesselblätter / etwas Knoblauch / einige Nüsse nach Wahl / Salz / Pfeffer / eventuell auch etwas Chili und Olivenöl

→ Alle Zutaten gemeinsam in der Küchenmaschine pürieren. Das ergibt ein herrliches, vitalisierendes Pesto.

Brennnesselsuppe

1 kleine Zwiebel / 2 mittelgroße Kartoffeln / 1 EL Butter / 300 g Brennnesselblätter / ¾ l Gemüsebrühe / etwas geriebene Muskatnuss / Salz / Pfeffer / etwas Sahne oder Schmand

→ Die Zwiebel und Kartoffeln würfeln und bei mittlerer Hitze mit Butter andünsten, die Zwiebeln sollten nicht braun werden. Danach die Brennnesselblätter hacken und dazugeben. Mit der Gemüsebrühe aufgießen und ca. 20 Minuten köcheln lassen. Alles pürieren und mit Salz, Pfeffer, Muskatnuss abschmecken. Zum Schluss etwas Sahne oder Schmand hineingeben und verrühren.

Brennnessel-Smoothie

1 Handvoll Brennnesselblätter / etwas Wasser / 1 EL Öl / 1 Spritzer Zitronensaft

→ Als Frühjahrskur ist dieser Smoothie wärmstens zu empfehlen. Dafür einfach alle Zutaten gut in einem Mixer vermengen. Ich trinke für 14 Tage 1 Glas davon.

Die Kraft der Brennnessel lässt sich auch im Garten einsetzen. Als gutes Dünge- und Spritzmittel ist sie aus meinem Kräuteranbau nicht mehr wegzudenken.

Brennnesseljauche

Brennnesseltriebe, -blätter und -stiele

→ Einen Kübel mit 10 l Fassungsvermögen mit den zerkleinerten Brennnesseln befüllen, festdrücken, den Kübel mit Wasser auffüllen und gut verschließen. An einem etwas abseitigen Ort 14 Tage stehen lassen. Danach kann man von der Jauche immer wieder einmal einen Schöpflöffel ins Gießwasser geben. Vorsicht: Die Jauche gut verdünnen – sie ist sehr scharf und würde ansonsten eure Pflanzen verbrennen. Ich verwende sie auch zum Kräftigen der Pflanzen und als Spritzmittel gegen Ungeziefer.

Ich gebe zudem immer eine ordentlich gehäckselte Schicht Brennnessel in den Kompost, dann wird der Humus reichhaltiger und kann gut in den Boden eingearbeitet werden.

Gundermann

Lat.: Glechoma hederacea
Familie: Lamiaceae (Lippenblütler)
Volksnamen: Donnerrebe, Erdefeu, Gundelrebe, Huderich, Pfeffertabak, Soldatenpetersilie
Aussehen: 5–20 cm hoch, Stängel niederliegend, weit kriechend und wurzelnd, dicht behaart bis kahl; Blätter lang gestielt, nieren- bis herzförmig, grob und stumpf gezähnt, Spreite höchstens 4 cm lang; Blüten zu 2–3 in den Blattwinkeln, blau-violett, seltener rötlich, behaart, mit flacher Oberlippe und 3-teiliger Unterlippe, diese meist mit dunkleren Flecken auf weißlichem Grund, Mittellappen größer, ausgerandet; Kelch und obere Blätter oft violett überlaufen; Teilfrucht 3-kantig, glatt.
Standort: Wiesen, Gebüsch, Waldränder, kollin – subalpin
Sammelzeit: die Blätter vom zeitigen Frühjahr bis in den Spätherbst

Wissenswertes: Gundermann diente über einen langen Zeitraum zum Würzen von Bier, bis er vom Hopfen verdrängt wurde und nicht mehr die Frauen, sondern die Mönche dieses Getränk brauten.

Volksglaube: Die Germanen verehrten diese Pflanze als vielversprechenden Frühlingsboten, der obendrein das „zweite Gesicht verlieh". Sie hatten sie dem Donnergott Thor geweiht und so manche alte Namen lassen auf einen elbischen Ursprung schließen. Jakob Grimm glaubte an eine Verbindung mit der Walküre und Seelenbegleiterin Gunder. Ein zur Vorsicht christlich untermauerter bäuerlicher Zauberspruch zum Einsatz dieser heiligen Pflanze bei verhexter Milch lässt den Respekt vor dieser Wesenheit erahnen. Der Spruch lautet: „Gundelreben Ger, ich brech dich zu unserer lieben Frau Ehr, und in Ehr unseres lieben Herrn Jesu Christ." So weiß ich, dass lange Zeit ein Kranz aus Gundermann um das entzündete Euter der Kuh gewickelt und dieser Zauberspruch aufgesagt wurde. Das wurde so lange gemacht, bis die Entzündung wieder abklang.

Kurioses: Jede Wunde heilt, wenn man 77 Blättchen des Gundermanns auflegt. Bei Kopfschmerzen soll ein Kranz aus Gundermann um den Kopf Linderung herbeiführen. Um eine Hexe als solche zu erkennen, soll man ein Büschel des Krautes mit in die Kirche nehmen. Tut man dies an Neujahr, so sieht man, wer in diesem Jahr stirbt. Und wer möchte, dass sich helfende Wichtel im Garten ansiedeln, der soll diese Pflanze stehen lassen, denn es ist ihre Wohnstatt.

Volksheilkunde und Medizin: Gundermann enthält viel ätherisches Öl, welches beim Zerreiben den typischen Geruch verursacht. Öle mit reichlich Terpenen sind dafür bekannt, den Magen und die Niere zu reizen. Deshalb sollte man mit dieser Pflanze sparsam umgehen. Bitterstoffe wie das Glechomin stärken das Herz und die Leber. Die enthaltenen Gerbstoffe, Harze, Mineralstoffe wie Kalium, eigene Pflanzensäuren, Saponin und das Chlorophyll stärken den Körper. Gundermann wirkt harntreibend, erwärmend, entzündungshemmend, desinfizierend, wundheilend (er wurde auch zur Wundreinigung verwendet), blutbildend und stoffwechselanregend.

Familienwissen: Wenn man ihn wachsen lässt, bildet der Gundermann im Garten einen dicken Teppich mit wunderschönen kleinen blauvioletten Blüten. Vor allem in der Nähe von Hecken fühlt er sich als Kletterpflanze wohl. Wer aber glaubt, er würde in luftige Höhen aufsteigen, irrt: Seine Ranken schlängeln sich am Boden entlang und wurzeln überall dort an, wo sie auf offene Stellen treffen. Seine Blüten dienen als Bienennahrung, sein Geruch ist unverwechselbar. Für mich riecht er nach Weihrauch, manche meinen hingegen, dass er nach Ziegenbock riecht.
Unsere Vorfahren setzten den Gundermann vor allem zur Reinigung des Körpers ein. In Bergbaugebieten benutzten die Bergknappen diese Pflanze, um sich

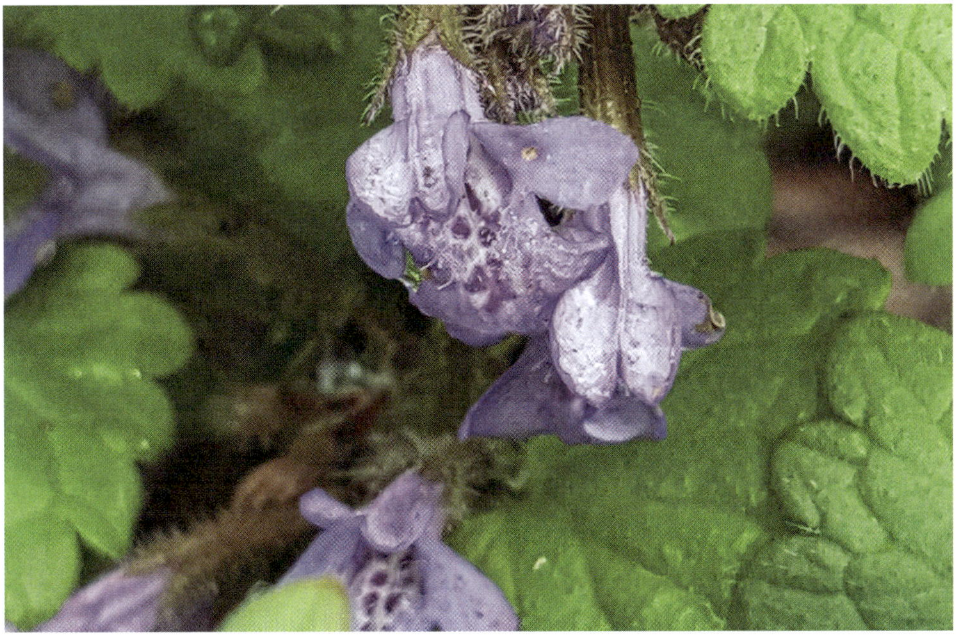

von den im Körper angesammelten Schwermetallen zu befreien. Heute sind wir alle von Schwermetallen belastet, sei es durch die Luft, den Boden, das Trinkwasser, die Nahrungsmittel, Verpackungen, Kosmetika oder unsere alten Zahnfüllungen. Manchmal sagen dann Leute zu mir, sie würden sich ja ohnehin nur biologisch ernähren. Das ist aber keine Garantie, denn auch im Bio-Anbau ist immer noch die Verwendung des Schwermetalls Kupfer erlaubt.
Ich verwende den Gundermann als innerliches Reinigungsmittel, um Schwermetalle aus der Leber zu lösen und aus dem Körper zu schwemmen. Es reicht, wenn man eine Kur von ca. 21 Tagen macht. Ich trinke täglich 1–2 Tassen Gundermann-Tee und reichlich Wasser dazu. Bei langanhaltendem Schnupfen verwende ich das Kraut wie Schnupftabak, denn es löst innerhalb kurzer Zeit den festsitzenden Schleim.

Gundermann-Schnupftabak

2–3 Handvoll getrocknete Gundermannblätter

→ Die Blätter zu einem feinen Pulver mahlen und in ein Dosierdöschen abfüllen. Zur Lösung von Schleim durch die Nase hochziehen. Vorsicht: Der Tabak ist relativ pfeffrig.

Gundermann-Wundöl

2 Handvoll getrocknete oder angewelkte Gundermannblätter / 100 ml Olivenöl

→ Die Gundermannblätter leicht zerkleinern, dann ein Glas zu ⅓ mit den Blättern befüllen und mit Olivenöl aufgießen. An einem warmen Platz 21 Tage durchziehen lassen, danach abfiltern. In kleine dunkle Flaschen füllen und kühl lagern. 2- bis 3-mal täglich auf die Haut aufgetragen fördert das Wundöl die Heilung und beugt Entzündungen vor. Außerdem pflegt es die Haut.

Gundermann-Salbe

25 ml Gundermann-Wundöl / 5 g Bienenwachs / 5 g Kakaobutter

→ Das Öl im Wasserbad erwärmen und das Bienenwachs sowie die Kakaobutter darin schmelzen. Danach abfüllen und auskühlen lassen. Hilft bei Hautentzündungen, Akne, Brandverletzungen, Sonnenbrand, Ekzemen und Wunden.

Gundermann-Tinktur

1 Handvoll frische Gundermannblätter / ½ l Wodka

→ Die Blätter klein zupfen oder schneiden und in ein Glas geben, danach mit dem Alkohol aufschütten und 21 Tage an einem warmen Ort ziehen lassen. Abfiltern und in kleine dunkle Flaschen füllen. Bei einer Einnahme von 3-mal 5 Tropfen täglich stärkt die Tinktur die Abwehrkräfte und hilft bei Schnupfen, Rachenentzündung, Bronchitis, Asthma und Stoffwechselerkrankungen.

Gundermann-Badesalz

50 g grobes naturreines Meersalz / 1 TL Milchpulver / ½ Handvoll getrocknete Gundermannblätter / 2–3 Tropfen ätherisches Zitronengrasöl

→ Alle Zutaten in einer Schüssel gut vermischen, dann in ein Glas geben. Vor dem Bad in ein Säckchen abfüllen, damit der Ausfluss nicht verstopft. Hilft bei Erschöpfung, Mattheit, Müdigkeit und Kraftlosigkeit.

Gundermann-Erkältungstrunk

1 TL Gundermann / ¼ l heiße Milch / 1 TL Honig

→ Den Gundermann mit der Milch erhitzen, 5 Minuten ziehen lassen, dann abseihen und mit dem Honig süßen. Täglich 2- bis 3-mal einen möglichst heißen Schluck davon trinken. Wirkt entzündungshemmend und schleimlösend. Wird bei grippalen Infekten, Erkältung und Schnupfen eingesetzt.

Gundermann-Gesichtswasser

25 ml Gundermanntee / 25 ml Frauenmanteltee / 2 Tropfen ätherisches Rosengeranienöl / 1 TL Alkohol

→ Alle Zutaten in einen Zerstäuber füllen und gut schütteln. Das Gesichtswasser kann zur sanften Reinigung pur oder mit Heilerde gemischt als Maske aufgetragen werden. Es wirkt entzündungshemmend und zusammenziehend.

In der Küche mische ich den Gundermann nur in kleinen Dosen Quark, Smoothies, Suppen oder Salaten bei.

Gundermann-Schokoladenblätter

schöne Gundermannblätter (am besten die im Frühjahr) / 100 g Schokolade (ich verwende Bitterschokolade)

→ Die Gundermannblätter auf einer Seite mit der mit Schokolade bepinseln, trocknen lassen und dann die zweite Seite bepinseln. In Gefrierschatullen geben und einfrieren. Ich verwende sie zum Garnieren von Desserts, da sie wie „After Eight" schmecken.

Gundermann-Salz

10 g getrocknetes Gundermannkraut / 10 g getrocknetes Gierschkraut / 10 g getrockneter Oregano / 100 g Salz / 1 TL frisch gemahlener roter Pfeffer

→ Die Kräuter im Mörser mit dem Salz zerstoßen. Den Pfeffer mit den Kräutern vermischen, danach in ein Glas füllen. Passt sehr gut zu Nudeln, Suppen, Gemüse und Fleisch.

Pikantes Petersilien-Gundermann-Pesto

100 g Mandeln / 3 Knoblauchzehen / 1 Zitrone / 1 Chilischote / 4 Bund Petersilie / 1 Handvoll Gundermannblätter / ¼ l Olivenöl / Salz / Pfeffer

→ Die Mandeln in einer Pfanne ohne Fettbeigabe leicht rösten und abkühlen lassen. Knoblauch schälen, die Zitronenschale abreiben, die Chilischote entkernen und fein schneiden, danach alle Zutaten in einen Mixer geben und pürieren. Falls das Pesto gleich serviert wird, eventuell Parmesan dazugeben, ansonsten ohne Käse in kleine Gläser abfüllen und noch etwas Öl darübergießen, sodass die Masse gut bedeckt ist. Für ein Salatdressing vermische ich das Pesto manchmal mit grob gehackten Radieschen und Gänseblümchenblüten.

Hänge-Birke

Lat.: Betula pendula
Familie: Betulaceae (Birkengewächse)
Volksnamen: Maibirke, Sandbirke, Warzenbirke, Weißbirke
Aussehen: Bis zu 25 m hoher Baum; Rinde unten dunkel, oben glatt und weiß; Zweige hängend, kahl; Blätter rautenförmig bis 3-eckig, lang zugespitzt, doppelt gezähnt, ausgewachsen kahl; Zähne in 1. Ordnung mit feiner, oft einwärts gebogener Spitze; männliche Blütenstände hängend, bis 10 cm lang, weibliche zur Blütezeit aufrecht, später hängend, bis 4 cm lang; Frucht ein 1-samiges, dünnhäutiges Nüsschen mit 2 durchsichtigen Flügeln, diese 2- bis 3-mal so breit wie die Frucht.
Standort: Ufergelände, Ruderalstellen, Torfmoore, Wälder, kollin – subalpin
Sammelzeit: Blätter von Mai bis Juni

Wissenswertes: Nach der letzten Eiszeit drang die Birke bis in den hohen Norden vor. Da sie eine Ruderalpflanze ist, besiedelte sie schnell große Flächen. Bis heute ist sie in den nördlichsten Regionen der Welt eine der wichtigsten Lebensgrundlagen der dortigen Bevölkerung. Bereits Ötzi führte zwei Behälter aus Birkenrinde sowie Birkenporlinge, einen an der Birke lebenden Pilz, mit sich. Bis heute werden im Alpenraum Birkenprodukte verwendet, den meisten bekannt ist aber wahrscheinlich nur mehr Birkenzucker (Xylit) und höchstens noch Birkenwasser.

Volksglaube: In der Bevölkerung ist die Birke ein Gewächs, um das sich viele Mythen ranken. Uns im Alpengebiet ist sie als Richtbarkeits- und Lebensrute bekannt. So ist es nicht verwunderlich, dass der Krampus eine Birkenrute bei sich trägt oder alte Bauern das Vieh mit Birkenzweigen striegelten.

Volksheilkunde und Medizin: Die Blätter der Birke sind ein fester Bestandteil der Volksmedizin. Ihre Wirkung ist wundheilend, desinfizierend, fiebersenkend, schmerzlindernd, blutreinigend, aufbauend und kräftigend; zudem balanciert sie den Wasserhaushalt und den Zellstoffwechsel aus.

Familienwissen: Nach Lichtmess (2. Februar) begann man, die Knospen an den Birken zu beobachten. Sobald diese anschwollen, bohrte man mit einem kleinen Handbohrer oder Taschenmesser den Baumstamm an und fing das herausfließende zuckersüße Birkenwasser in Flaschen auf. Meine Mutter erzählte mir, dass dies in den Frühjahrsmonaten ihr einziges Getränk war, wenn sie die Schafe und Ziegen hütete. Auch ist es sehr kräftigend, stoffwechselanregend und nach den kargen Wintermonaten ein willkommenes Getränk. Die Knospen und die jungen, frisch ausgetriebenen Blätter werden im Frühling gesammelt und zu Tinkturen verarbeitet oder Salaten beigemengt. Sie wirken vitalisierend, kräftigend und schmerzstillend, deshalb mache ich auch gerne eine Knospentinktur gegen Muskel- und Gliederschmerzen, rheumatische Beschwerden und Gicht.

Birkenhaarwasser

2 Tassen frische Birkenblätter / 1 Tasse frische Brennnesselblätter / 1 Tasse frische oder getrocknete Klettenwurzel / 2 Tassen Wodka / 4 Tassen Wasser

→ Die Birken- und Brennnesselblätter klein zupfen, die Klettenwurzeln schneiden und alles in ein Schraubglas geben. Danach den Wodka und das abgekochte oder destillierte Wasser dazugeben. 2 Wochen an einem dunklen, warmen Ort ziehen lassen, dann abfiltern und in dunkle Flaschen füllen. Das Haarwasser hält ca. 1 Jahr. Eine Stunde vor der Haarwäsche verdünnt (1:2) einmassieren. Dies fördert die Durchblutung, beugt Schuppen vor und lässt die Haare schneller wachsen.

Birkenknospentinktur

ca. 1 EL Birkenknospen / 100 ml Wodka

→ In ein kleines Schraubglas gut bodenbedeckend die Birkenknospen hineingeben und mit Wodka auffüllen. Diese Tinktur einige Tage stehen lassen, dann abfiltern und in kleine Flaschen füllen. Bei starken Schmerzen 3-mal täglich 5 Tropfen einnehmen.

Sobald die Blätter der Birke größer werden, sammle ich sie für Tees, Bäder und Salben. Sehr harntreibend wirken sie als Tee. Bei uns wird dieser vorzugsweise als Nieren- und Blasentee sowie zum Entgiften (etwa als Frühjahrskur) verwendet. Ein Sitzbad aus den Blättern wirkt gegen Blasenentzündungen. Ein Vollbad nehme ich bei schmerzenden Muskeln und Gliedern, da die Birke sehr schmerzstillend wirkt und gleichzeitig das Bindegewebe kräftigt. Die alten Bauern hatten zwar keine moderne Sauna, aber häufig „Brechelbäder", wo sie bei Wärme die Wolle spannen oder den Flachs bzw. das Leinen verarbeiteten. Diese

Räume dienten auch als Schwitzbäder, wobei man nicht ungern ein Büschel eingeweichter Birkenzweige zum „Auspeitschen“ des Körpers verwendete. Diese Anwendungen kennt man heute teils nur mehr in den skandinavisch-russischen Ländern beim Saunagang. Wie mir meine Mutter berichtete, war es bei uns auch üblich, gegen Fußschweiß frische Birkenblätter in die Schuhe zu legen.

Birkenmassageöl

2 Tassen getrocknete Birkenblätter / 1 Tasse getrocknete Quittenschalen / 100 ml Olivenöl

→ Alle Zutaten in ein Glas füllen und 28 Tage an einem warmen Ort ziehen lassen. Dann abfiltern und in eine saubere Flasche füllen. Die Anwendung nach dem Duschen strafft und entgiftet die Haut. Eine Massage mit Birkenöl hilft auch gegen Cellulite.

Birkenfußbad

2 Handvoll Birkenblätter

→ Die Blätter mit heißem Wasser übergießen, 10 Minuten ziehen lassen und abseihen. Nachdem das Wasser abgekühlt ist, in eine Fußwanne geben und lauwarmes Wasser dazugießen. 10–15 Minuten darin baden. Hilft bei Fußschweiß und Fußpilz.

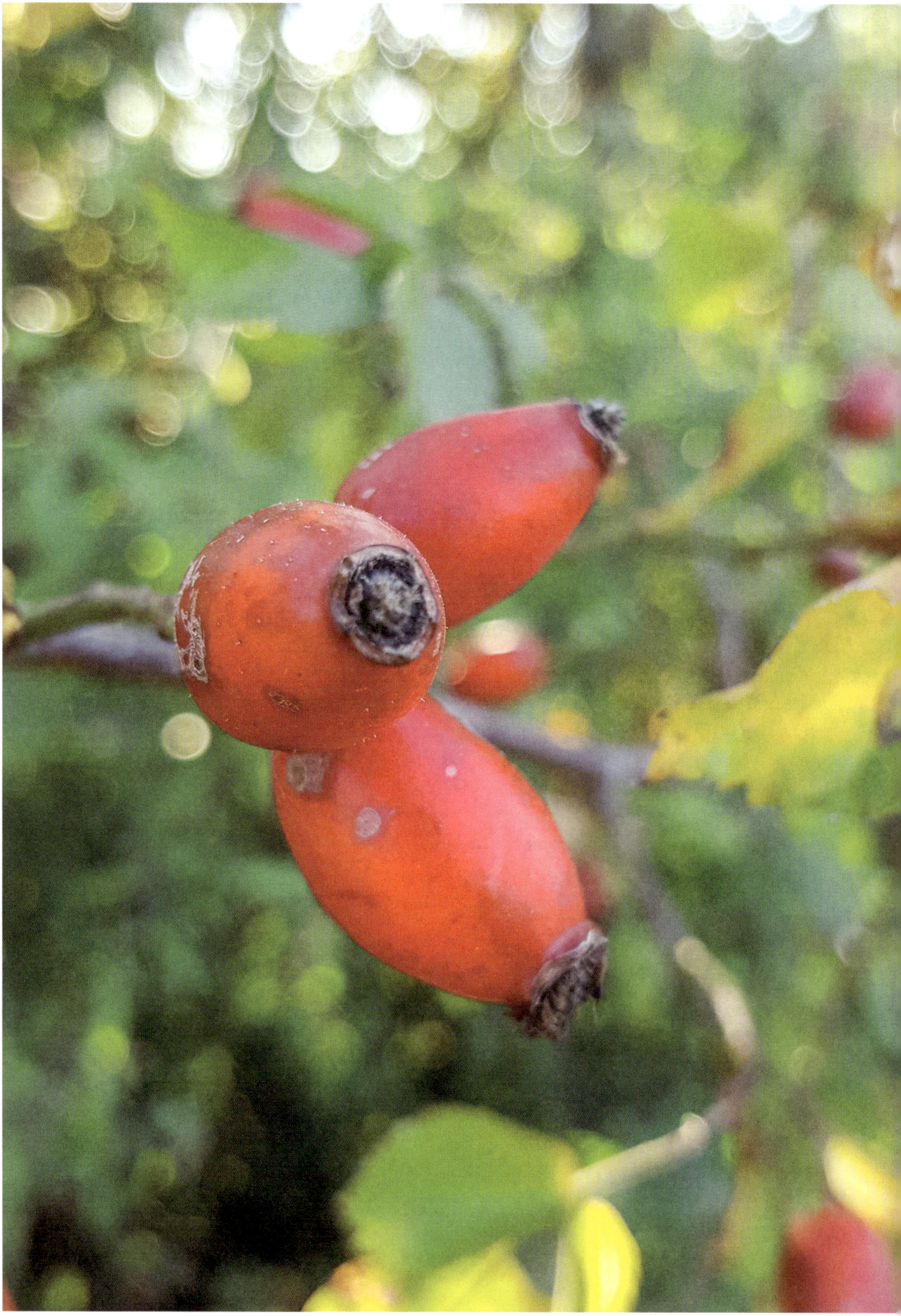

Heckenrose

Lat.: Rosa canina
Familie: Rosaceae (Rosengewächse)
Volksnamen: Dornbusch, Hagrose, Hätschepätsche, Hundsrose, Schlafdorn
Aussehen: 1–3 m hoher Strauch mit dunkelroten Zweigen und geraden oder leicht gekrümmten Stacheln; Blätter beidseits kahl, einfach oder doppelt gezähnt; Blattstiele nicht behaart, aber oft mit Stieldrüsen und sichelförmigen Stacheln; Blütenstiele kahl; Kelchblätter nach dem Blühen zurückgebogen, bei der Fruchtreife abfallend.
Standort: Hecken, Waldränder, Steinhaufen, kollin – subalpin
Sammelzeit: Blüten ab Mai im erblühten Zustand, Früchte im Herbst bei voller Reife (je nach Sorte ab August)

Volksglaube: Die Volksnamen deuten auf einen sehr langen Gebrauch dieser Pflanze hin. Als Hag (Schutzwall aus dornigen, stacheligen Hecken) war sie für den Schutz der Dörfer oder Häuser zuständig. So durften die Kelten und Germanen ihre Blüten und Früchte nur an Freitagen absammeln. Dieser war der Tag der Göttin Freya oder Frigga, der Göttermutter und Liebesgöttin.
Die Blüte versprach mit ihrer Zartheit die erste zarte Liebe und ein blühendes Leben, während die Früchte dem launischen Feuergott Loki zugeordnet waren und den Menschen zum Schutz und als Aufbaupräparat dienten. So manche Märchen, Lieder oder Sagen rankt sich um diese Pflanze. So heißt es, dass Dornröschen hinter einer riesengroßen Heckenrose schlief. Ob es sich dabei um die Hagebutte oder den Hagdorn (Weißdorn) handelte, weiß man nicht. Auch König Laurin umgab den Rosengarten mit seinen geliebten Rosen und Betrübte oder Kranke fanden darin Trost und Genesung. Noch heute können wir das Leuchten dieses sagenumwobenen Gartens bewundern – ist das nicht Balsam für unsere Seelen?

Kurioses: Vielleicht ist euch einmal eine Wucherung an einer Heckenrose aufgefallen. Dabei handelt es sich um die Moosgalle: Die Rosengallwespe legt ihre Larven in den Strauch und die Rose überwuchert diese Stelle. Die Moosgalle nannte man im Volksmund Schlafapfel, Schlafkunz oder Schlafkonrad, sie wurde unter das Kopfkissen gelegt und sollte prophetische Träume sowie ewig anhaltenden, tiefen Schlaf bescheren.

Volksheilkunde und Medizin: In der Volksheilkunde wird der Frucht eine blutreinigende, entschlackende, entkrampfende, beruhigende, entzündungshemmende, immunisierende, kräftigende und Mangelerscheinungen beseitigende Wirkung nachgesagt. Seit einigen Jahren wird sie als entzündungshemmendes und schmerzstillendes Mittel bei Arthrose, Gicht und Rheuma eingesetzt. Die enthaltenen Galaktolipide hemmen den Knorpelabbau und die siliziumartige Kieselsäure wirkt knorpelstabilisierend.

Familienwissen: Hagebutten, die roten Früchte der Heckenrose, leuchten noch manchmal im Schnee. Als willkommene Vitaminspender in den kargen Wintermonaten wurden sie selbst noch an den Wintersonnwendtagen gesammelt. Ob unsere Vorfahren bereits wussten, dass es sich bei dieser Frucht um die Vitamin-C-reichste Kraftquelle handelt, bezweifle ich, doch dass sie ihnen Gesundheit brachte, war bekannt. Die Frucht enthält je 100 g etwa 1.200 mg Vitamin C, wesentlich mehr als Zitronen und Orangen. Für die oben erwähnte Wirkung – die Hemmung von Arthrose und die Regeneration von Knochen – wird der Verzehr von ca. 5 g Hagebuttenpulver täglich angeraten. Man kann dieses in der Apotheke kaufen oder die Früchte selbst trocknen und mahlen. Wichtig dabei ist, sie halbiert bei geringer Hitze zu trocknen, damit sie innen nicht schimmeln und zudem ihre Inhaltsstoffe nicht verlieren.
Wenn wir aus der Hagebutte Marmelade machen, sollten wir auf keinen Fall die Kerne wegwerfen, denn sie sind ein wertvoller Kieselsäurelieferant. Wer sie nicht mahlen kann, sollte sie über Nacht einweichen, am folgenden Tag 45 Minuten köcheln lassen und dann diesen Tee trinken. Kieselsäure ist sehr wichtig für unsere Knochen, Haare, Nägel und das Bindegewebe. Bei Rachen- und Zahnfleischentzündungen empfiehlt sich eine Spülung mit Hagebuttentee aus den ganzen Früchten. Dabei möchte ich noch eines anmerken: Hagebuttentee ist und wird nicht rot! Sollte dies der Fall sein, wurden Farb- oder Aromastoffe zugeführt. Sie können manchmal auch natürlichen Ursprungs sein, haben jedoch keinen speziellen Nutzen.

Hagebuttenmark

500 g gesäuberte, entkernte Hagebutten / 1 kleines Glas Weißwein

→ Die Hagebutten in einen Topf geben und mit Wasser bedeckt 15 Minuten leicht kochen. Danach den Weißwein dazugeben und pürieren. Noch heiß abfüllen.

Hagebuttenketchup

500 g gewürfelte Zwiebeln / 2 EL Olivenöl / 300 g Hagebuttenmark / Schale und Saft von 1 unbehandelten Orange / 125 ml Weißweinessig / Salz / Pfeffer / 100 g Zucker / 1 kleines Stück geriebener Ingwer / 1 Prise geriebene Muskatnuss

→ Die Zwiebeln im Öl anschwitzen, bis sie golden sind, dann die restlichen Zutaten zugeben und alles auf kleiner Flamme für 20 Minuten leicht köcheln. Alles pürieren und in saubere Flaschen füllen. Schmeckt sehr gut zu Gegrilltem.

Hagebutten-Würzsoße

750 g gesäuberte Hagebuttenhälften / 2 rote Zwiebeln / 2 Knoblauchzehen / 1 TL gehackter Chili / 3 EL Olivenöl / 120 g Rohrzucker / 1 Stück geriebene Ingwerwurzel / 1 TL Majoran / 1 TL zerstoßene Senfkörner / jeweils ½ TL Nelken-, Piment- und Kardamompulver / 2 Lorbeerblätter / Salz / Pfeffer / 150 ml milder Essig

→ Die Hagebutten mit ¾ l Wasser zum Kochen bringen und ca. 30 Minuten weich köcheln. Durch ein Sieb streichen. Danach mit 200 ml Wasser erneut zum Kochen bringen. Nochmals durch ein Sieb streichen oder gleich in einem Mixer pürieren. Die Zwiebeln, den Knoblauch und den Chili klein hacken und in einem Topf mit Olivenöl glasig andünsten und mit dem Zucker leicht karamellisieren. Danach den Hagebuttenbrei beimengen und mit den restlichen Zutaten 40–45 Minuten weiterköcheln. Die Lorbeerblätter herausnehmen und die Soße in Flaschen füllen. Verfeinert Fleisch und Gemüse.

Hagebuttensenf

800 g gesäuberte Hagebuttenhälften / jeweils 1 Handvoll gehackte Gundermann-, Thymian- und Gierschblätter / Saft von 2 kleinen Orangen / 80 g Senfmehl / 3 TL Senfkörner / 50 g Rohrzucker / 3 EL Apfelessig / Salz / Pfeffer

→ Die Früchte in 350 ml Wasser köcheln, bis sie weich sind, dann in einem Mixer pürieren. Für eine sehr feine Konsistenz die Masse durch ein Sieb streichen oder durch die Flotte Lotte drehen. Danach mit den restlichen Zutaten in einem Topf vermengen, unter Rühren 2 Minuten weiterkochen und in saubere Gläser abfüllen. Eventuell für den Geschmack 1 TL geriebenen Meerrettich beimengen.

Heidelbeere

Lat.: Vaccinium myrtillus
Familie: Ericaceae (Heidekrautgewächse)
Volksnamen: Bickbeere, Blaubeeren, Krähenauge, Schwarzbeeren
Aussehen: Bis zu 50 cm hohes Sträuchlein; junge Zweige grün, mit geflügelten Kanten; Blätter sommergrün, eilanzettlich, 1–3 cm lang, mit flachem, fein gezähntem Rand, unterseits hellgrün, kahl; Blüten einzeln in den Blattwinkeln; Krone kugelig, grünlich bis rot, mit 4–5 zurückgeschlagenen Zipfeln; Fruchtknoten unterständig; Frucht dunkelblau, bereift, kugelig, Durchmesser 5–8 mm; Fleisch und Saft dunkel.
Standort: Wälder, Heiden, Moore, kollin – alpin
Sammelzeit: Blätter von Juni bis Oktober, Früchte im reifen Zustand ab Juli

Wissenswertes: Heidelbeeren sollten mit Bedacht gepflückt werden, da die Verwechslungsgefahr mit der verwandten giftigen Rauschbeere groß ist. Diese trägt ihren Namen nicht umsonst: Sie kam bei Ritualen zum Einsatz, um einen rauschartigen Zustand herbeizuführen. Bei Heidelbeeren besteht diese Gefahr nicht. Für einen Rausch müsste man raue Mengen an Heidelbeeren zu sich nehmen und würde wahrscheinlich zuvor schon an Bauchschmerzen oder Durchfall leiden.

Volksheilkunde und Medizin: Getrocknete Heidelbeeren helfen bei Durchfall. Sie wirken zudem entzündungshemmend, desinfizierend, magenstärkend, leistungsfördernd, den Blutzuckerspiegel senkend, beruhigend und die Sehkraft schärfend.

Familienwissen: Schon seit Generationen sammeln wir die Blätter und Früchte im Wald, um daraus Tees, Bäder, Liköre, Marmeladen und Färbemittel für Wolle zuzubereiten. Die Blätter werden im grünen Zustand getrocknet und für Tees verwendet - sie senken zum einen den Zuckerspiegel im Blut (Glukokinine) und fördern zum anderen die Leistung beim Sport und in der Arbeit. Die Früchte trocknen wir im Backofen. Diese werden dann bei Durchfall eingeweicht und gegessen. Heidelbeermarmelade und -likör sind bewährte Heilmittel bei Entzündungen im Mund-Rachen-Raum und bei Magenproblemen.

Isländisch Moos

Lat.: Cetraria islandica
Familie: Parmeliaceae (Schlüsselflechten)
Volksnamen: Felsengras, Geißtrauben, Isere, Lungenmoos, Misere, Moosbitter
Aussehen: 10 cm hoch; Flechtkörper (Thallus) blätterartig, geweihähnlich gespalten, gabelig verzweigt, auf der Oberseite grün-grau bis kastanienbraun, auf der Unterseite fast silbrig, am Rand rötlich.
Standort: Hochgebirgswälder, Almen, Heidefluren, subalpin – alpin
Sammelzeit: Sommer

Volksglaube: Alpenlegenden zufolge soll Jesus einst Südtirol besucht haben und durch die herrliche Bergwelt gewandert sein. Fast überall stieß er bei den Bauern auf Verschwendung und herzlosen Geiz. Zur Strafe verfluchte er die satten und nahrhaften Weiden. Zurück blieben trockene, dürre Flechten, welche sogar auf Stein gediehen. Einer anderen Sage nach soll dieses Kraut einst Misere geheißen haben. Es gedieh in einem Tal und bescherte den Bauern reichlich Milch, sodass die Frauen darin badeten. Als der herumwandernde Herrgott bei einer Bäuerin um Almosen bat, wurde er von ihr jedoch vor der Türe abgewiesen. Der Herrgott sprach: „Misere, wachs unterm Schnee!" Seitdem ist das Moos und mit ihm der Milchsegen aus dem Tal verschwunden. Noch heute finden wir es hoch oben in den Bergen. Im Vinschgau sagt man: „Misere, du blühst im Winter unterm Schnee und im Sommer nimmer mehr." Die Flechte wurde den Kühen, Ziegen und sogar den schwangeren Frauen zur Milchentwicklung verabreicht.

Flechten gehören zur Klasse der Kryptogamen (griechisch *kryptos,* „aus dem Verborgenen stammend"), einer Symbiose zwischen Pilz und Alge. Aus dem Urmeer stieg dieser Vorbote und Pionier des pflanzlichen Lebens an Land und trotzte Wind und Wetter. Sogar unter Eis kann Isländisch Moos monatelang überleben, aber auch sengender Hitze widersteht es. Seine Thalluslappen werden bei Feuchtigkeit elastisch und bei Trockenheit starr.

Volksheilkunde und Medizin: Man verwendete den Tee aus Isländisch Moos bei Schwächezuständen aller Art. Er wirkt außergewöhnlich kräftigend bei chronischen Lungen- und Brustleiden, Durchfall, großer Müdigkeit und Erschöpfung nach einer Erkrankung; bei Fieber und Entzündungen ist dagegen dessen

Verwendung nicht angeraten. Bei Husten, Bronchialkatarrhen, Keuchhusten, Tuberkulose, Asthma, Halsschmerzen, Verschleimungen, Lungenschwäche, Lungenleiden und Erkältungen erzielte man mit Isländisch Moos große Erfolge.

Familienwissen: Isländisch Moos enthält in seinem Fruchtkörper eine große Menge an Stärke (Lichenin). Es zählt zu den ältesten Nahrungsmitteln unserer Ahnen und wurde in Zeiten der Not - in manchen Familien ist dies heute noch üblich - zum Brotbacken verwendet, aber auch als Sattmacher in andere Speisen eingearbeitet. Hierfür wurde es aufgekocht, der Sud abgeschüttet und zum Wäschewaschen verwendet, während man die Flechten in das Essen gab. Noch heute wird Isländisch Moos in Milch aufgekocht und den Schweinen unter das Futter gemischt.

Isländisch-Moos-Sirup

2 Handvoll Isländisch Moos / 500 g Kandis- oder Rohrzucker / 1 l Wasser

→ Man kocht das Moos kurz auf (wem es zu bitter ist, der schüttet den ersten Sud ab und kocht es von Neuem auf), lässt es über Nacht ziehen und siebt es am Tag darauf ab, am besten durch ein Tuch. Nun gibt man den Zucker in den fertigen Isländisch-Moos-Tee und lässt es langsam einige Stunden köcheln, dann füllt man den Sirup in saubere Flaschen ab.

Da meine Oma selbst an Tuberkulose litt, war Isländisch Moos in meiner Familie ein ganz gebräuchliches Hausmittel. Es verging kein Sommer, in dem meine Onkel nicht in die Berge hochstiegen, um die Flechte zu sammeln.

Hustentee

1 TL Isländisch Moos, Blüten der Rostblättrigen Alpenrose zu gleichen Teilen

→ Das Isländisch Moos und die Blüten der Alpenrose (leicht giftig) mit 1 Tasse heißem Wasser übergießen und 5 Minuten ziehen lassen. Über den Tag verteilt 1–2 Tassen davon trinken. Ein altbewährtes Familienrezept meiner Cousine Martha.

Tipp: Die bittere Flechte kommt bei Magen-Darm-Erkrankungen zum Einsatz, ebenfalls bei akuten und chronischen Durchfällen, Stuhlverstopfung, Verdauungsstörungen, Magen-Darm-Katarrhen und Magenverschleimung. Durch einen bitteren Tee wird die Gallensekretion normalisiert. Als erwiesen gilt, dass der Tee aus Isländisch Moos eine ausgleichende Wirkung auf die Magensäure hat und Über- und Untersäuerungserscheinungen reguliert.
Sehr zu empfehlen ist die Flechte bei Blutarmut, weil der Inhaltsstoff Cetarin die Vermehrung der roten und weißen Blutkörperchen im richtigen Verhältnis anregt. So soll Isländisch Moos sogar die Bright'sche Nierenkrankheit (Glomerulonephritis, Verletzung oder Entzündung der primären Filtrationsstruktur) zum Abheilen bringen. Auch eine antibiotische Wirkung, vergleichbar mit dem Penicillin, wird der Flechte nachgesagt. Des Weiteren soll sie bei Reisekrankheit und Diabetes gute Dienste leisten.

Kleine Klette

Lat.: Arctium minus
Familie: Asteraceae (Korbblütler)
Volksnamen: Butzenklette, Grindwurz, Haarballen, Klusen, Wolfskraut
Aussehen: 60–130 cm hoch, Äste ausgebreitet, kaum überhängend; Blätter sehr groß, ei- bis herzförmig, buchtig gezähnt, ohne Stacheln, alle gestielt; Stiel der unteren Blätter hohl; Köpfe in einer lockeren, nicht doldigen Traube oder Rispe; Hülle kugelig, zerstreut spinnwebig; Köpfe kurz gestielt; äußere Hüllblätter lanzettlich, in einen hakig gekrümmten Stachel auslaufend, innere oft gerade; Blüten purpurn; Früchte 5–6 mm lang, mit 1–3 mm langem, gelblichem Pappus.
Standort: Wegränder, Schuttplätze, kollin – subalpin
Sammelzeit: Wurzel von September bis November und im März

Wissenswertes: Die zweijährige Pflanze wird bis zu 1,30 m hoch und gehört zur Familie der Korbblütler. Ihr botanischer Name *Arctium minus* soll vom griechischen *arcteion* (der Bär) und *minus* (weniger) herstammen. Den Kelten und Germanen galt sie aufgrund ihres großen und kräftigen Wuchses als Bärenpflanze. Aber vermutlich war sie auch eine Kräftigungspflanze, denn bei den alten Völkern galt: Wer den Namen Bär trägt, wird auch Bärenkräfte verleihen.

Volksheilkunde und Medizin: Die Kleine Klette ist ein altbewährtes Heilmittel, das bereits der griechische Arzt Dioskurides kannte. Er verwendete nicht nur ihre Wurzeln und Samen, sondern auch die Blätter. Diese wurden bei trockenen Wunden als Auflage eingesetzt. Karl der Große verordnete in seinem „Capitulare de villis vel curtis imperii" den Anbau dieser Pflanze. So zog sie in jedem Garten ein und gehörte zu den kaiserlichen Anbau-Gütern. Sie wurde ein wichtiger Bestandteil der Volksheilkunde, die die Anwendung ihrer Wurzeln und Samen bei Gicht, Fieber und Nierensteinen kannte. So war sie auch in der Klostermedizin Hildegard von Bingens ein gutes Mittel mit harntreibender Wirkung. Selbst bei Koliken fand sie Verwendung. In ihrer Heilwirkung ist die Kleine Klette blutreinigend und -bildend, entgiftend, harntreibend, schweißtreibend, entzündungshemmend und wird bei fast allen Hautleiden eingesetzt. Nach heutigem Forschungsstand wirken ihre Inhaltsstoffe (Polyne) antibiotisch; sie sind besonders in der frischen Wurzel enthalten. Hinweise auf eine schützende Wirkung gegen Tumoren sind bislang noch nicht sicher bestätigt, aber sanftes Vorbeugen ist allemal besser als Heilen.

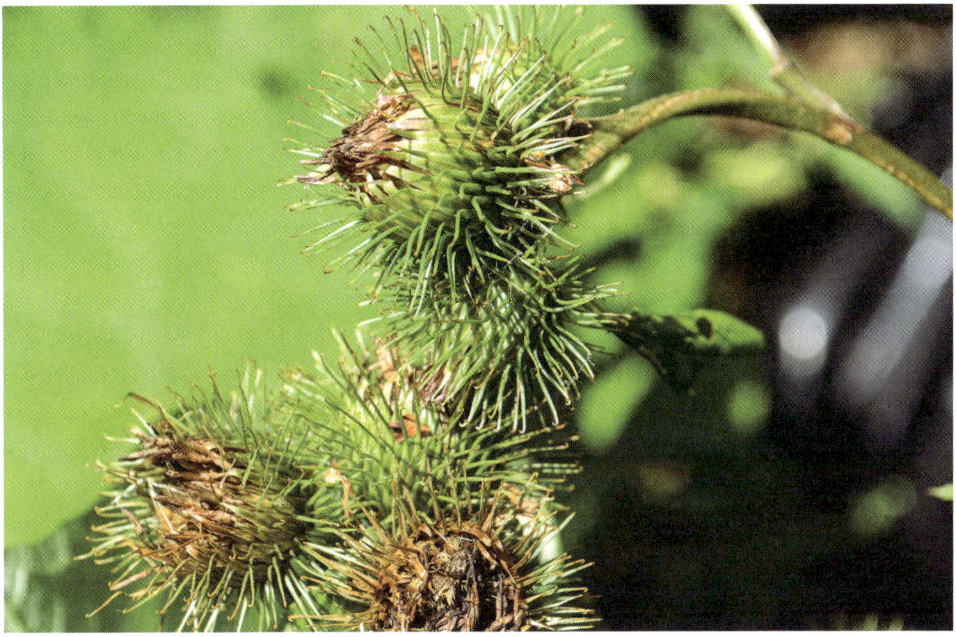

Familienwissen: „Anhänglich wie eine Klette!“ Diesen Vergleich verwenden wir, wenn jemand zu sehr an einer Person hängt. Der Spruch bezieht sich auf die kugeligen Früchte der Klette, die mit ihren hakenförmigen Hüllblättern leicht an der Kleidung oder den Haaren hängen bleiben. Ein großer Spaß in meiner Kindheit war die „Klettenschlacht“ oder der Scherz, jemandem ohne sein Wissen eine Klette anzuhängen. Selbst meine Söhne fanden dieses Spiel lustig. Leider ist diese Pflanze seltener geworden, da sie eher schattige, leicht feuchte und ruhige Plätze bevorzugt, die immer schwerer zu finden sind. Einst besiedelte sie gerne Wegränder, Bachufer, Auwälder und Waldränder. Man kann sie aber auch gut in den Garten holen, denn ihre Wurzeln sind sehr schmackhaft und gehörten einst zur Bauernküche (Arme-Leute-Küche). So wird sie zum Entgiften und Blutreinigen verwendet. Auch bei Fieber und Infektionskrankheiten wie Mumps und Masern soll sie den Körper bei der Ausscheidung unterstützen. Der Tee leitet Abfallprodukte aus, die von Gefäßstauungen verursacht werden, lindert Arthritis und chronische Hautprobleme. Ich setze die Kleine Klette zur Heilung von Magengeschwüren und -entzündungen ein. Selbst in der Traditionellen Chinesischen Medizin wird sie als „Nui bang zi“ zur Verdauung verwendet, um Leber und Niere zu aktivieren. Aber auch als Gurgelmittel bei Halsschmerzen ist die Klette dienlich, zudem hilft ein Kletten-Sud bei Haut- und Haarproblemen: Sie ist also eine wahre Wunderwaffe gegen vieles!

Kletten-Haarwasser

1 Handvoll gesäuberte Klettenwurzeln / 1 l Apfelessig

→ Die Wurzeln im Apfelessig ansetzen und 21 Tage ziehen lassen. Abfiltern und in eine Flasche füllen. Nach der Haarwäsche 1 EL in einer großen Tasse Wasser verdünnen und damit die Haare spülen.

Kletten-Mumpsauflage

1 gesäuberte getrocknete und geschnittene Klettenwurzeln / 20 g Lanolin / 1 Msp. Kampfer

→ Die Wurzeln im Lanolin erwärmen und über Nacht gut durchziehen lassen. Am nächsten Tag erneut erwärmen, aber nie zu heiß werden lassen, abfiltern und den Kampfer hineingeben; diesen erhält man in der Apotheke. Meine Oma verwendete früher statt Kampfer Schweineschmalz. Die Salbe auf ein Tuch streichen und auflegen.

Wer einen Garten besitzt, kann sich die Klette an einem schattigen, sandigen Ort selbst ziehen. Zudem gibt es auch noch eine Speiseform der Klette, welche unter dem Namen Watanabe bekannt ist.

Kleines Mädesüß

Lat.: Filipendula vulgaris
Familie: Rosaceae (Rosengewächs)
Volksnamen: Beinkraut, Federblume, Johanneswedel, Krampfkraut, Spierstaude, Wiesnholler, Wiesenkönigin, Wiesenschönchen, Wiesensüß
Aussehen: 30–80 cm hoch; Stängel beblättert; Blätter unterbrochen gefiedert, mit 10–40 Paaren von Teilblättern, dazwischen sehr kleine zusätzliche Teilblättchen; größere Teilblätter eilanzettlich, fiederspaltig; Blüten klein, milchweiß, außen rötlich, meist mit 6 Kronblättern, in vielblütiger Spirre.
Standort: magere Wiesen, lichte Wälder, Bachränder, Feuchtgebiete, kollin – montan
Sammelzeit: Blüten und Blätter von Mai bis August, Wurzeln im April und von Oktober bis November

Volksglaube: Wenn man diese Pflanze anschaut, so würde man ganz sicher kein Rosengewächs in ihr vermuten. Die zarten Blütendolden bezauberten bereits unsere Vorfahren, galten sie doch bei den Druiden der keltischen Völker als Dämonenschreck. Sie räucherten das Kraut, um böse Geister und Krankheitsdämonen zu vertreiben. Ob sie es auch als Heilkraut verwendeten, ist nicht bekannt. Aber all die alten Volksnamen wie Beinkraut, Krampfkraut, Spierstaude, Wiesensüß, Johanneswedel, Federblume und Wiesenschönchen lassen darauf schließen, dass es schon sehr früh in Benutzung stand. Einige Exemplare dieser mehrjährigen Pflanze werden unter günstigen Bedingungen 2 m hoch. Gerade diese überragende Größe verlieh der Pflanze wahrscheinlich den Namen Wiesenkönigin. Dieses Gewächs liebt feuchte Standorte wie Bachläufe, Uferböschungen und Feuchtwiesen. Im Sommer fällt das Mädesüß durch seine weißen Blüten auf, die nach einem kräftigen Regenguss nach Honig und Bittermandel riechen. Dann wird es auch für Sirup und Desserts gesammelt. Ansonsten riecht es einfach nach medizinischen Produkten.

Volksheilkunde und Medizin: In der Volksheilkunde wurde das Mädesüß bei Wechseljahrbeschwerden und als schmerzlinderndes, krampflösendes, beruhigendes, schweiß- und harntreibendes, fiebersenkendes, entzündungshemmendes, blutreinigendes, entgiftendes, blutstillendes, wundheilendes und herzstärkendes Mittel eingesetzt. Theophrast von Eresos erwähnte das Kraut als Spiraea, was vom griechischen Wort speira (Winde, Windung) abgeleitet wird. Lange Zeit war es unter dem Namen Spierstaude bekannt. Ursprünglich war das

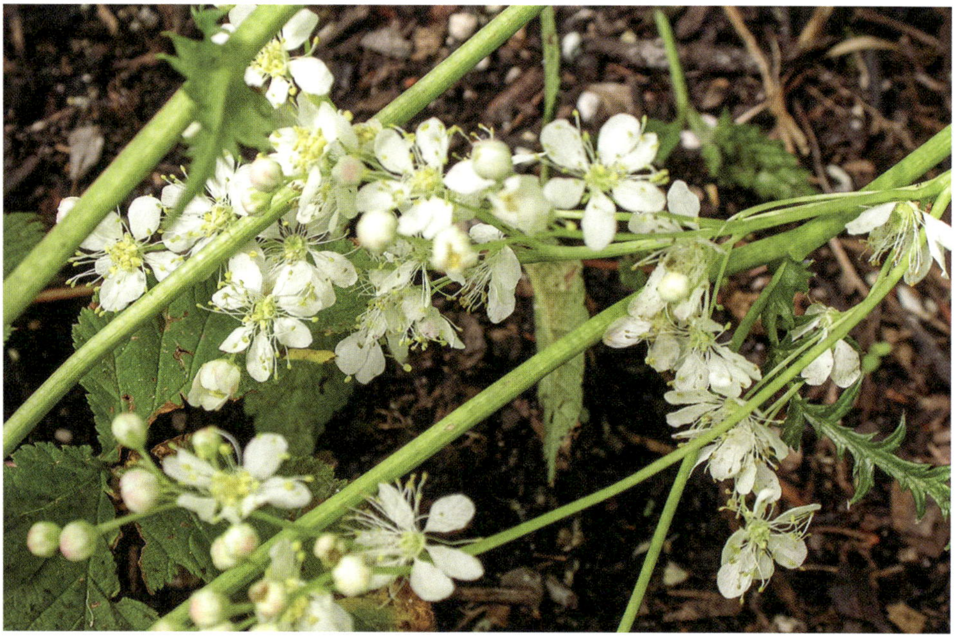

Mädesüß auch zur Herstellung von „Aspirin" vonnöten, bis 1838 die Salicylsäure synthetisch hergestellt werden konnte und das Mädesüß verdrängte. Der Markenname „Aspirin" setzt sich aus „A" für Acetylsalicylsäure und „spir" (spirea) für den Spierstrauch zusammen.

Familienwissen: Genau wegen dieses natürlichen Wirkstoffs verwende ich das Kraut gegen Fieber, Schmerzen und Rheuma. Sogar im Magen-Darm-Bereich ist es nützlich – im Gegensatz zum synthetisch hergestellten Aspirin vertrage ich das Mädesüß besser und bekomme keine Magenblutungen. Bei einer Influenza oder einem grippalen Infekt ist ein Aufguss aus dem Kraut hilfreich. Er lindert die Schmerzen, senkt das Fieber und lässt die Schleimhäute abschwellen. Aber auch bei Migräne und anderen Kopfschmerzen leistet es gute Dienste. Wenn ich Kopfschmerzen bekomme, bereite ich mir dann einen Mädesüßtee zu. Es dauert einige Zeit, bis die Wirkung einsetzt, aber sie ist wirklich wohltuend. Eine Salbe aus diesem Kraut ist gut gegen Rheuma, rheumatische Schmerzen und Muskelschmerzen bzw. -entzündungen. Diese werden innerhalb weniger Minuten gelindert. Einen Haken gibt es aber: Mädesüß ist selbst bei uns im Tal sehr selten. Ich kenne nur wenige Stellen, wo es natürlich wächst, deshalb habe ich es in meinen Garten geholt. Dort gedeiht es an einer feuchten Stelle und von Jahr zu Jahr wird die Ernte ergiebiger.

Kopfwehpulver

50 g Milchzucker (ersatzweise weiße, für die Einnahme zugelassene Heilerde) /
50 g frische Mädesüßblüten, -blätter oder -wurzeln

→ Alle Zutaten in einen steinernen Mörser geben und so lange zerstoßen, bis die Kräuter ganz fein zerrieben sind. Das fertige Pulver in ein dunkles Glas geben und bei Kopfschmerzen eine Messerspitze einnehmen.

Grippetee

jeweils ⅓ Mädesüßblüten, Himbeerblätter, Holunderblüten

→ 1 TL der Kräutermischung mit heißem Wasser übergießen und über den Tag verteilt 2–3 Tassen davon trinken. Der Tee hilft dabei, das Fieber zu senken und die Gliederschmerzen zu lindern.

Mädesüß-Muskelöl

1 Handvoll Mädesüßkraut / 100 ml Olivenöl

→ In einem Schraubglas das Kraut im Öl ansetzen und 28 Tagen ziehen lassen. Nun entweder zu einer Salbe verarbeiten oder als schmerzstillendes Einreibemittel verwenden.

Küchenzwiebel

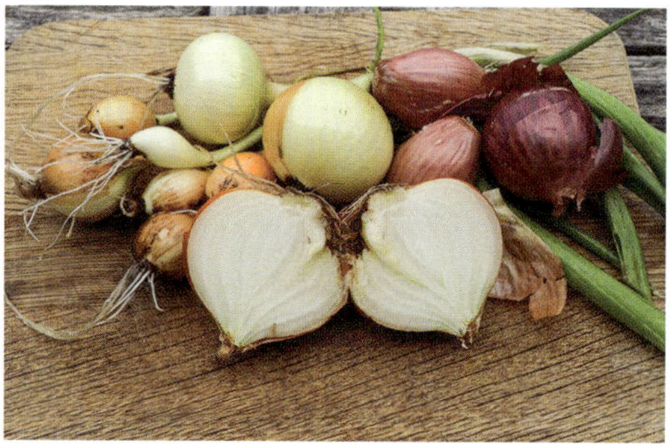

Lat.: Allium cepa
Familie: Amaryllidaceae (Amaryllisgewächse)
Volksnamen: Bolle, Knolle
Aussehen: Zwiebel abgeflacht, Durchmesser 5–10 cm; Stängel 60–120 cm hoch, aufgeblasen, größte Dicke etwa in der Mitte; alle Blätter grundständig, röhrig, rund, bläulich grün; Blütenstand kugelig, dicht, Durchmesser 5–20 cm, mit kurzen, zurückgeschlagenen Hüllblättern, meist ohne Brutzwiebeln; Blütenstiele 1,5–4 cm lang, mehrfach langer als die Perigonblätter, diese weiß mit grünem Mittelstreifen, von den Staubblättern weit überragt.
Standort: kultiviert im Garten
Sammelzeit: Zwiebel im reifen Zustand, Zeitpunkt je nach Sorte

Wissenswertes: Wer kennt sie nicht, die Zwiebel mit ihren unzähligen Formen, Farben und dem beißenden Geruch, welcher beim Schneiden freigesetzt wird? Dabei handelt es sich um den sekundären Inhaltsstoff Propanthial-S-oxid, der die Augenschleimhäute wie ein Pfefferspray reizt und uns zu Tränen rührt. Den Ursprung der Zwiebel kennt man nicht genau, aber man vermutet, dass das 5.000 Jahre alte Gemüse aus Südostasien kommt und neben Erbse, Lauch und Kohl eines der ältesten Nutzgemüse ist.

Volksglaube: In der Antike gehörte die Zwiebel zu den Grundnahrungsmitteln. Bei den Ägyptern wurden Zwiebeln während der Erbauung der Pyramiden von den Arbeitern verzehrt und bei der Mumifizierung dienten kleine Zwiebeln als künstliche Augäpfel. Ebenso band man den Toten einen kleinen Zwiebelkranz an die Füße, den diese in die Totenwelt mitnehmen sollten. Die Römer nannten die Zwiebel *unio* und wollten mit diesem Namen auf ihre einzigartige und perlengleiche Beschaffenheit hinweisen. Schon bald war sie nicht nur mehr Nahrungsmittel, sondern auch eine beliebte Handelsware. Zu guter Letzt ist sie bis heute ein beliebtes Hausmittel bei diversen Leiden. Ihre Heilwirkung war vermutlich auch der Grund, warum ein wahrer Zwiebelkult entstand. Der Volksname „Bolle“ (Hoden) verweist darauf, dass die Knolle auch mit Fruchtbarkeit assoziiert wird – sie soll die Zeugungskraft stärken und spiegelt in ihrer Form den Bauch einer schwangeren Frau wider. Man sagte ihr auch eine zauberkräftige Wirkung nach und hängte die Zwiebel und ihren nahen Verwandten, den Knoblauch, in den Häusern auf. So sollten die Untoten ferngehalten werden. In China hingegen betrachtete man sie als Symbol der Weisheit.

Volksheilkunde und Medizin: Der Volksheilkunde zufolge wirkt die Zwiebel entschlackend, blut- und hautreinigend, entzündungshemmend, schleimlösend, immunisierend, blutverdünnend, beruhigend, anregend und potenzsteigernd.

Familienwissen: Aus Kindertagen noch weitum bekannt sind die Anwendungen mit Zwiebeln – so bekam man bei Erkältungen und grippalen Infekten einen Hustensaft, Zwiebelsocken oder eine Brustauflage mit Zwiebeln. Bei Ohrenschmerzen hingegen wurden kleine Zwiebelsäckchen ans Ohr gebunden. Auch das Auflegen einer gequetschten Zwiebel bei Hühneraugen bewirkt wahre Wunder. Meine Oma schwor auf diese Anwendung. Und auch ich bin der Meinung, dass die Zwiebel nicht nur in den Kochtopf, sondern auch in den Apothekerschrank gehört. Wem der Geruch zuwider ist, der kann sich in der Apotheke Zwiebelglobuli holen.

Zwiebel-Brustauflage

½ Zwiebel

→ Die Zwiebel in dünne Ringe schneiden und in einem Topf erwärmen. Dann zwischen zwei Lagen eines großen Leintuchs legen und so warm wie möglich auf Brust und Rücken auflegen. Bei Ohrenschmerzen zerhacke ich sie, wärme sie kurz an, gebe sie warm in ein Säckchen und lege sie auf das Ohr auf. Das lindert die Schmerzen und die Entzündung heilt schneller ab.

Zwiebelsocken

1 große Zwiebel

→ Die Zwiebel in dünne Scheiben schneiden, zwischen zwei Lagen eines Leintuchs (oder Taschentuchs) legen und mit dem Nudelholz quetschen. Danach das Tuch unter den ersten Fuß legen, fixieren und eine Schafwollsocke überziehen. Das Gleiche am zweiten Fuß wiederholen. Diese Anwendung führt man bei grippalen Infekten durch.

Zwiebeltee

½ gewürfelte Zwiebel / 1 TL geriebener Ingwer / Saft von 1 Zitrone / 1 TL Honig

→ Die Zwiebel, den Ingwer und den Zitronensaft überbrühen und abgedeckt 10 Minuten ziehen lassen. Dann den Tee abseihen und mit Honig süßen. Täglich 3 Tassen davon trinken. Gut bei Erkältungen, grippalen Infekten und Husten. Man kann den Tee auch ohne Ingwer zubereiten, allerdings ist er dann nicht mehr so schmackhaft.

Zwiebelhustensirup

1 große Zwiebel (ca. 100 g) / 100 g Honig

→ Die Zwiebel klein schneiden und unter den Honig mischen. Einige Stunden, am besten über Nacht, durchziehen lassen, dann abseihen. Täglich mehrmals 1 TL davon einnehmen.

Zwiebelauflage bei Hühneraugen

½ Zwiebel

→ Bei abnehmendem Mond die Zwiebel auf das Hühnerauge auflegen und mit einem Tuch fixieren, bis sich dieses herauslösen lässt. Meine Großmutter hat die Auflage immer über Nacht angebracht. Das ist günstiger, da die Auflage beim Stehen unangenehm sein kann.

Eine Küche ohne Zwiebel wäre für uns schwer vorstellbar, denn ihre Würzkraft ist enorm. Im rohen Zustand wirkt sie antibiotisch und blutverdünnend, aber so mancher verdaut sie schlecht. Die Zwiebel besitzt an unterschiedlichen Stellen unterschiedliche Schärfegrade. Es gibt sie von mild bis sehr scharf, von klein bis groß. Einige Sorten bilden keine klassische Zwiebelform aus; in diesem Fall werden nur die Blätter verwendet, wie etwa bei der Winterheckenzwiebel. Der Kreativität in der kulinarischen Verarbeitung der verschiedenen Zwiebelarten sind keine Grenzen gesetzt.

Zwiebelsuppe

1 kg Zwiebeln / 3–6 Knoblauchzehen / 2–3 Thymianzweige / 2–3 EL Olivenöl / 1 Lorbeerblatt / ½ Glas Weißwein / 1 l Gemüsebrühe / Salz / Pfeffer / Brotscheiben / 1 Scheibe gut schmelzender Käse pro Brotscheibe

→ Die Zwiebeln enthäuten, halbieren und in feine Ringe schneiden. Knoblauch abziehen und fein hacken sowie den Thymian rebeln. Das Öl in einem Topf erhitzen und die Zwiebeln, den Knoblauch, den Lorbeer und den Thymian darin andünsten, bis sie leicht angebräunt sind, dann mit dem Weißwein ablöschen und abgedeckt ca. 15 Minuten weitergaren. Danach die Gemüsebrühe zugeben und weitere 20 Minuten köcheln lassen. Mit Salz und Pfeffer abschmecken. Inzwischen die Brotscheiben in einer Pfanne mit etwas Öl anbräunen, dann herausnehmen und in den Teller legen. Jeweils eine Scheibe Käse auf das Brot geben und mit der heißen Suppe übergießen. Diese Suppe gab es bei uns in den Wintermonaten zu essen, da sie das Immunsystem kräftigt.

Gewürzessig

1 große rote Zwiebel / 8 Knoblauchzehen / 1 TL Meerrettich / 1 TL Ingwer / 2 Wermutblätter / 4 Salbeiblätter / 4 Thymianzweige / 1 TL Wacholderbeeren / 1 Zimtstange / 1 TL Gewürznelken / 2 Sternanis / 1 l Apfelessig

→ Zwiebel, Knoblauch, Meerrettich und Ingwer klein schneiden, die Kräuter zupfen und alle Zutaten in ein weites Schraubglas füllen. Dann mit dem Essig übergießen. 21 Tage an einem warmen Ort ziehen lassen, danach abfiltern und abfüllen. Den Essig mit Wasser verdünnen und morgens und abends als Vorbeugung gegen Erkältungen gurgeln. Er eignet sich aber auch bestens zum Verfeinern von Salaten.

Kulturapfel und Wildapfel

Lat.: Malus domestica / Malus sylvestris
Familie: Rosaceae (Rosengewächse)
Volksnamen: Holz-, Busch- oder Waldapfel
Aussehen: Bis zu 10 m hoher Baum oder Strauch; Blätter breit-oval oder eiförmig, gezähnt, oberseits mit eingesenkten, unterseits mit vorstehenden Hauptnerven, unterseits besonders am Grunde auch im Sommer dicht filzig; Blattstiel maximal halb so lang wie die Spreite, Blütenstiel und Kelch dicht filzig; Kronblätter innen weiß bis hellrosa, außen rot überlaufen; Früchte größer und je nach Sorte von verschiedenem Geschmack; bei der Wildform kaum Unterschiede im Aussehen – weniger behaart, geschmacklich nahe an der Preiselbeere und meist mit Dornen.
Standort: an Randgebieten von Apfelwiesen und Gärten
Sammelzeit: Knospen vom Spätwinter bis ins zeitige Frühjahr, Blüten je nach Sorte von April bis Mai, Früchte von August bis November

Wissenswertes: Das Rosengewächs stammt vermutlich aus dem Kaukasus oder Vorderasien, genau weiß man es nicht. Eines ist aber gewiss: Spätestens seit der Steinzeit ist es bei uns in Europa beheimatet. Der Wildapfel war nicht sehr schmackhaft und eher unappetitlich, deshalb begann man bereits in der Antike damit, etwas edlere Sorten aufzupfropfen. Mit sehr großem Erfolg, gibt es doch heute ein breites Spektrum an Sorten, Farben und Aromen.

Volksglaube: Da die Frucht der weiblichen Brust ähnelt, war der Apfelbaum eine Pflanze der Liebesgöttin Aphrodite. Bis heute gilt der Apfel als Symbol der Liebenden, aber auch der Wollust und Sünde. So begehrte etwa Eva bei ihrem Sündenfall die verbotene Frucht. Die Kelten glaubten, dass man nach dem Tod mit dem Schiff nach Avalon segelt, in das Land der goldenen Äpfel. Bei den Christen galt der Apfel als Attribut der Maria als nährender Mutter, gleichzeitig verweist er auf die Überwindung der Erbsünde durch Jesus.

Volksheilkunde und Medizin: Wie man hinter die Heilwirkung des Apfels kam, ist unbekannt, aber die Erfahrungswerte der Volksheilkunde sind von enormer Bedeutung. So fand man heraus, dass der Apfel eine erfrischende, stimulierende, beruhigende, fiebersenkende, entzündungshemmende, blutreinigende, entgiftende, abführende, harntreibende und teintverschönernde Wirkung besitzt. Aber der Apfel hat auch noch andere Funktionen: Er kräftigt das Nervensystem

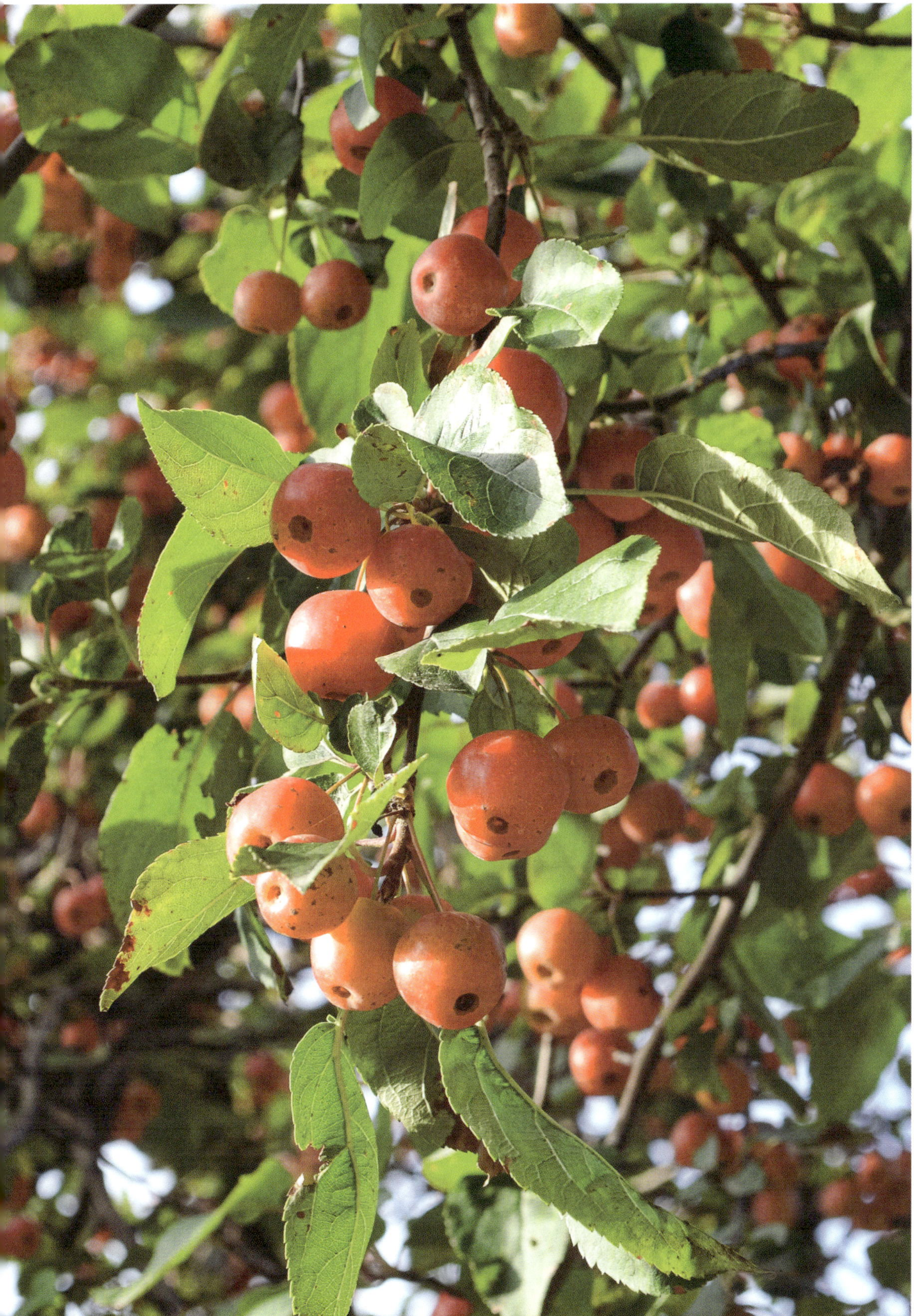

und beugt Depressionen vor. Er stärkt das Immunsystem, entgiftet die Leber, regt die Nierentätigkeit an, vermindert den Blutdruck und senkt – wenn er nicht zu süß ist – auch den Blutzucker und das Gewicht. Bluter bekommen Apfelpektin intravenös gespritzt, um eine Blutung zu stoppen, oder essen vorbeugend bis zu fünf Äpfel täglich. Der Apfel ist eine basische Frucht.

Familienwissen: Der Apfel wurde in meiner Kindheit auch als wirksames Mittel gegen Durchfall eingesetzt. Bei uns zu Hause hat meine Mutter in diesen Fällen immer einen Apfel gerieben, ihn etwas stehen lassen und verabreicht, sobald er braun war. Das hat immer geholfen. Das hängt mit den Inhaltsstoffen des Apfels zusammen: Die Gerbstoffe wirken entzündungshemmend, das Pektin zieht die Darmschädlinge an und treibt sie aus dem Körper.
Auch naturtrüber Apfelessig ist unglaublich gesund. Spätestens wenn man eine Fastenkur macht, lernt man die Apfelessigkur kennen. Sie ist ganz einfach anzuwenden.

Apfelessigkur

1 Glas lauwarmes Wasser / 1–2 EL Apfelessig / 1–2 EL Honig

→ Das Wasser mit dem Apfelessig und dem Honig anreichern. Täglich auf nüchternen Magen getrunken, entschlackt diese Kur den Körper und kräftigt das Immunsystem.

Apfelessig-Waschung

1 l kaltes Wasser / 1 EL Apfelessig

→ Das Wasser in eine Waschschüssel geben und den Apfelessig dazumischen. Den Körper mit einem Tuch aus grobem Leinen waschen. Wer zu Hause eine Badewanne besitzt, kann das ganze Entgiftungsprogramm genießen: 1 l Apfelessig ins Badewasser geben und darin nach Belieben baden. Nach dem Heraussteigen muss man meist dringend auf die Toilette, was ein gutes Entgiftungszeichen ist. Ein weiterer Hinweis auf die reinigende Wirkung ist die aschgraue Farbe des Wassers nach dem Bad.

Apfelkompott

5–6 Äpfel / 1 Zimtrinde / 2 Kardamomkapseln / 5 Gewürznelken / Honig oder Zucker zum Süßen nach Belieben

→ Die Äpfel zwar schälen, aber – und das ist das Wichtigste bei diesem Apfelkompott – die Schale mit in den Sud geben. Die Gewürze ebenfalls dazugeben und leicht im Sud mitkochen. Erst vor dem Servieren und wenn das Kompott abgekühlt ist, mit Honig süßen. Eine gut und leicht verdauliche Krankenspeise, die bei Fieber hilft.

Bei einer Grippe werden meine Kinder genauso ein Apfelkompott bekommen, wie ich das aus meiner Kindheit kenne. Es wirkt schweißtreibend, fiebersenkend und entzündungshemmend. Was will man mehr?

Apfelmolke

4–5 säuerliche Äpfel / 2 l Molke (ersatzweise 1 l Milch und 1 l Wasser) / eventuell etwas Zitronensaft

→ Die Äpfel reiben und kurz in der Molke köcheln, dann abseihen und die Molke kalt trinken. Wer möchte, kann etwas Zitronensaft dazugeben. Das ist ein altbewährtes Rezept, um die Darmtätigkeit zu regulieren, zudem unterstützt es die Darmflora.

Gerbstoffe und Pektin sind nur zwei von vielen Inhaltsstoffen des Apfels – er besitzt zudem eine Vielzahl an Vitaminen, Spurenelementen, Mineralien, Flavonoiden etc. All diesen Stoffen ist es zu verdanken, dass der Apfel eine wahre Wunderfrucht ist. Wer kennt nicht den Spruch „One apple a day keeps the doctor away"? Auf meinen Wanderungen betone ich, dass alte und ungespritzte Apfelsorten die beste Heilwirkung erzielen. Ich esse und verkoche auch die zahlreichen Wildäpfel, die oft als Zieräpfel bekannt sind. Diese sind für mich aufgrund ihrer vielen Inhaltsstoffe noch wertvoller als die im Handel erhältlichen Früchte.

Apfelschalen-Nerventee

Schale von 1 Apfel

→ Die Apfelschale und einige Holunderfrüchte 1 Stunde in kaltem Wasser einweichen, dann kurz köcheln. Täglich 2–3 Tassen davon trinken. Das kräftigt die Nerven und hebt die Stimmung.

Apfelchutney

300 g säuerliche Äpfel / 200 g milde Zwiebeln / etwas Apfelessig / 500 g Zucker / Pfeffer / etwas Chili

→ Die Äpfel entkernen, schälen und in kleine Würfel schneiden, die Zwiebeln schälen und in Stücke schneiden. Dann alle Zutaten in einen Topf geben und etwas dünsten, mit Essig ablöschen und sofort den Zucker dazugeben. Alles zusammen köcheln, bis die Apfel- und Zwiebelstücke weich sind, zuletzt mit Pfeffer und etwas Chili würzen. Passt zu Käse und gekochtem oder gegrilltem Fleisch.

Wildapfelchutney

1 große Zwiebel / 1 ca. 5 cm langes Ingwerstück / 1 kg kleine reife Zieräpfel / ¼ l Apfelwein oder -saft / ¼ l Apfelessig / 600 g Zucker / 5 gehäutete zerkleinerte Tomaten / 2 EL Salz / jeweils 1 Msp. Nelken-, Chili-, Pfefferpulver, geriebene Muskatnuss / einige Senfkörner

→ Zwiebel, Ingwer und größere Äpfel klein schneiden. Zusammen in einen Topf geben und erhitzen. Mit Wein und Essig ablöschen und die restlichen Zutaten dazugeben. Weichkochen, dann in saubere Gläser abfüllen. Lässt man Zwiebel, Salz, Pfeffer, Chili und Senf weg, erhält man eine gute Marmelade.

Löwenzahn

Lat.: Taraxacum officinale
Familie: Asteraceae (Korbblütler)
Volksnamen: Bettsoacher, Kuhblume, Pusteblume
Aussehen: 5–30 cm hoch; Blattrosette am Grunde weißflockig, meist ohne alte Blattreste; Blätter meist tief geteilt, Abschnitte 1- bis 2-mal so lang wie breit; äußere Hüllblätter schmal-lanzettlich, 2,5–4 mm breit, ohne hellen Rand, zur Blütezeit abstehend oder zurückgeschlagen; Blüte in einem Korb zusammengefasst, außen Zungenblüten, innen Röhrenblüten, gelb; Früchte hellbraun, Schnabel 2- bis 4-mal so lang wie die Frucht.
Standort: Fettwiesen, Wegränder, Äcker, kollin, subalpin – alpin
Sammelzeit: Blätter vom zeitigen Frühling bis zum Herbst, Blüten im Frühjahr im voll erblühten Zustand oder als geschlossene Knospe, Wurzeln ab Oktober/November und März

Wissenswertes: Asterngewächse, auch als Korbblütler bekannt, zählen zu den Pflanzenfamilien, die sich am höchsten entwickelt haben. Der Löwenzahn ist sicherlich der herausragendste Vertreter dieser Familie. Enorme Anpassungsfähigkeit, seine bei jeder Bedrohung sich immer tiefer grabende Pfahlwurzel und die raffinierte Vermehrungstechnik schufen die Grundlage für eine unaufhaltsame Verbreitung in fast allen Klimazonen. Da die Wurzel bis zu 3 m lang wird, ist es unmöglich, diese Pflanze im Garten auszurotten. Wenn zur Reifezeit der Wind den Pappus auflöst, schweben vor unseren Augen die Samen an Fallschirmen vorbei. Solche Pusteblumen nutzen Kinder gerne als Orakel. Die Zahl, der nach kräftigem Pusten noch hängen gebliebenen Samen weist auf die Tage, Monate oder Jahre der herannahenden Liebe hin. Löwenzahnteppiche lassen uns an Frühlingsfreuden denken, an die erste Liebe, neues Leben und junges, kräftiges Wachstum. Die Blume strotzt förmlich vor Vitalität und gehört wohl deshalb zu den wichtigsten Frühjahrskräutern.

Kurioses: Heinz Erhardt reimte einst: „Löwenzahn ist schon seit jeher als höchst kriegerisch verschrien, denn er lässt bei gutem Winde Fallschirmtruppen feindwärts ziehen. Und ich sitz auf der Veranda und verzehre meine Suppe und entdecke in derselben zwei Versprengte dieser Truppe."

Volksheilkunde und Medizin: Aufgrund seiner Eigenschaften hat der Löwenzahn nicht umsonst einen festen Platz unter den Heilpflanzen inne. Er wirkt schmerzstillend, beruhigend, stark harntreibend, abführend, blutreinigend und -fördernd, appetitanregend, kräftigend und wiederaufbauend.

Familienwissen: Der Löwenzahn wird seit Generationen besonders in Frühjahrskuren eingesetzt, da er durch seinen hohen Eisengehalt eine blutreinigende und -fördernde Wirkung entfaltet. Das Entschlacken und Entgiften – neudeutsch „Detoxen" – verdanken wir seiner harntreibenden Eigenschaft. Wegen dieser wird er in Südtirol auch als „Bettsoacher" (Bettnässer) bezeichnet.

Entschlackungstee

30 g Löwenzahnblätter / 20 g Brennnesselblätter / 20 g Birkenblätter / 20 g Ackerschachtelhalm / 10 g Holunderblüten

→ Alle Zutaten gut mischen und pro Tasse 1 TL davon mit heißem Wasser übergießen und 10 Minuten ziehen lassen. Täglich 2–3 Tassen davon trinken. Ich trinke diesen Tee am Vormittag, da er sehr harntreibend ist.

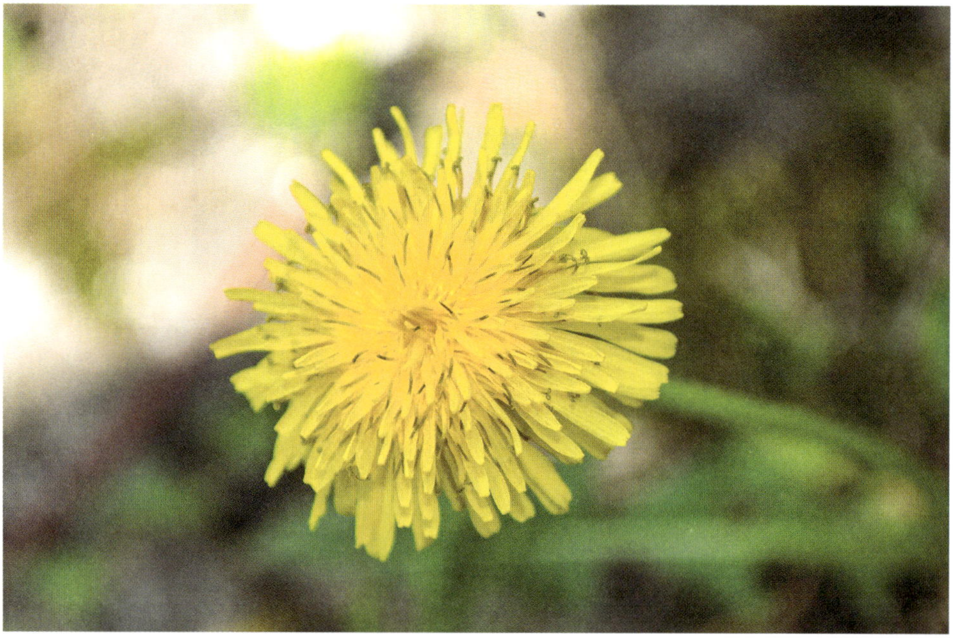

Wurzel-Leber-Tee

1 TL gesäuberte geschnittene Wurzeln / 1 Tasse Wasser

→ 1 TL mit einer Tasse Wasser in einem kleinen Kochtopf 20 Minuten köcheln. Abseihen und täglich 2–3 Tassen von diesem Tee trinken. Das regt die Leberfunktion an.

Bei meinen Wanderungen höre ich sehr häufig, der Löwenzahn sei giftig, vor allem seine Milch im Stängel. Dem widerspricht aber seine Anwendung bei Magen-, Bauchspeicheldrüsen-, Gallen- und Darmproblemen. Ein altes Hausmittel ist der Verzehr des Stängels. Er ist zwar bitter, aber bei solchen Problemen auch sehr wirksam.

Löwenzahnmilch (bei Warzen)

→ 1- bis 2-mal täglich einen Stängel sanft zerdrücken, die austretende Milch auf die Warzen tropfen und gut einreiben. Bei regelmäßiger Anwendung werden diese kleiner.

Grüne Frühjahrskur

1 Handvoll Löwenzahn- und Gierschblätter / 1 Apfel / Saft von 1 Zitrone / ¼ l Buttermilch / 1 EL Honig

→ Die Blätter klein schneiden und den Apfel vierteln. Danach alle Zutaten in einen Mixer geben und gut mixen. Eine Kur von 14 Tagen bringt den Kreislauf und den ganzen Organismus in Schwung, begleitend sollte viel Wasser getrunken werden.

Löwenzahnwein

2–3 Handvoll Löwenzahnblüten / 1 l Weißwein

→ Die Blüten im voll erblühten Zustand absammeln und die gelben Einzelblüten auszupfen. Danach in ein Bügelglas geben und mit dem Wein aufgießen. An einem warmen Ort 6 Wochen ziehen lassen, ab und zu etwas schütteln und dann abfiltern.
Ein Schnapsgläschen davon vor dem Essen kurbelt den Appetit und die Verdauung an.

Löwenzahnwasser

1 Handvoll Löwenzahnblätter und -blüten zu gleichen Teilen / Saft von 1 Limette

→ Die Blätter und Blüten mit ½ l Wasser überbrühen und 15 Minuten ziehen lassen, dann abseihen. Nun den Limettensaft und 1 l Wasser zugießen. Diese Mischung in relativ kurzer Zeit trinken. Sie regt den Stoffwechsel, die Nieren- und Lebertätigkeit an.

Löwenzahnwurzeltinktur

1 Handvoll frische Wurzeln / ca. ½ l Wodka

→ Die Wurzeln im zeitigen Frühjahr oder im Spätherbst stechen, gut säubern und in Stücke schneiden. In ein Glas geben und dieses mit dem Wodka auffüllen. 21 Tage an einem warmen Ort durchziehen lassen, abfiltern und in dunkle Flaschen füllen. Die tägliche Einnahme von 3-mal 5 Tropfen lindert Gallen- und Leberbeschwerden.

Löwenzahnblättertee

jeweils 2–3 frische Löwenzahn-, Brennnessel- und Gierschblätter

→ Die Blätter grob zerkleinern, 2 TL mit ¼ l Wasser überbrühen und nach guten 10 Minuten abseihen. Für eine Frühjahrskur 28 Tage lang täglich 3 Tassen des Tees und 1 Glas Wasser dazu trinken. Der Tee regt den Stoffwechsel an, unterstützt die Blutreinigung und fördert die Entschlackung des gesamten Körpers. Dies ist gerade im Frühling sehr wichtig, da man über den Winter durch die langsamere Verstoffwechselung viele Giftstoffe angesammelt hat.

Jeder sollte sich Gedanken über die Frage machen, wie man den eigenen Körper fit hält. Löwenzahn eignet sich bestens für die Aufrechterhaltung der Gesundheit. Er kann unter anderem als Salat, Suppe, Gemüse, Sirup, Likör und Nachspeise weiterverwendet werden. Er unterstützt die Gallenfunktion, entlastet die Leber und die Bauchspeicheldrüse. Die vorhandenen Bitterstoffe helfen zudem unserem Verdauungstrakt, besser zu arbeiten, und hemmen (ohne Süßungsmittel genossen) sogar die Lust auf Süßigkeiten. Deshalb: Wenn schon Schokolade, dann mit hohem Kakaoanteil und wenig Zucker. Probiert doch einmal in Schokolade getauchte Löwenzahnknospen! Das schmeckt hervorragend.

Löwenzahnkapern

600 g Löwenzahnknospen / 100 g Salz / 400 ml Weißweinessig / 300 ml Wasser / 230 g Zucker / 1 TL Senfkörner / 1 ganze Knoblauchzehe

→ Die Löwenzahnknospen einsalzen und über Nacht ziehen lassen. Am darauffolgenden Tag das Salz mit einem Pinsel entfernen und die Knospen in den Topf mit dem Essig, Wasser, Zucker, Knoblauchzehe und Senfkörnern kurz aufkochen. Nach 15 Minuten Kochzeit in kleine Gläser abfüllen.

Löwenzahn-Tomaten-Knoblauch-Crostini

200 g Löwenzahnknospen / 100 g Salz / 200 g 1 Zwiebel / 2 gehackte Tomaten / 2 Knoblauchzehen / 2–3 EL Olivenöl / Pfeffer / 1 Baguette

→ Die Knospen mit dem Salz mischen, einige Stunden ziehen lassen und mit einem Tuch abrubbeln. Zwiebel und Tomaten klein würfeln. Den Knoblauch nur quetschen, dann in einer Stielpfanne mit den restlichen Zutaten in etwas Olivenöl andünsten. In der Zwischenzeit das Brot in Scheiben schneiden und im Backofen bei 150 °C knusprig backen. Herausnehmen und mit der Masse belegen. Dann einfach nur noch genießen.

Löwenzahnmarmelade

1 kg Löwenzahnblüten und -blätter / 200 ml Weißwein / Saft von 1 Zitrone / 500 g Zucker

→ Die Blüten auszupfen und die Blätter klein schneiden, dann im Weißwein und Zitronensaft sanft aufkochen, bis die Masse schön weich ist. Den Zucker hinzufügen und 15–20 Minuten weiterköcheln lassen. Noch heiß in Gläser füllen. Gibt man beim Kochen etwas Senf, Senfkörner, Pfeffer, Salz und Weißweinessig dazu, erhält man eine schöne Mostarda.

Löwenzahnsalz

10 g getrocknete Löwenzahnblätter, -blüten und -wurzeln / insgesamt 10 g getrocknete Brennnessel-, Spitzwegerich- und Schafgarbenblätter zu gleichen Teilen / 100 g Salz

→ Die Kräuter mit dem Salz fein zerstoßen und in kleine Gläschen abfüllen. Eignet sich gut zum Würzen von Brot, Salat und Suppe.

Löwenzahnkaffee

jeweils 3 Handvoll Löwenzahnwurzel und Wegwartewurzel / 2 Handvoll Gerste / 2 Handvoll Lupinenkaffee

→ In einer Pfanne die getrockneten, sauberen und kleingeschnittenen Wurzeln mit der Gerste anrösten und gut darauf achten, dass sie nicht verbrennen. Danach auskühlen lassen und mit dem Lupinenkaffee vermischen. Entweder gleich oder erst kurz vor dem Aufguss zu Pulver vermahlen. 1 TL des Pulvers mit 1 Tasse heißem Wasser übergießen. Diese Mischung eignet sich für alle, die kein Koffein vertragen, zudem kurbelt sie die Verdauung an.

Meerrettich

Lat.: Armoracia rusticana
Familie: Brassicaceae (Kreuzblütler)
Volksname: Kren
Aussehen: 40–120 cm hoch, oben verzweigt, kahl, scharf schmeckend, Stängel kantig, hohl; grundständige Blätter sehr groß, bis 1 m lang, lang gestielt, eilanzettlich, wellig, unregelmäßig rundzähnig; untere Stängelblätter unregelmäßig fiederteilig, mit schmalen Abschnitten, obere ungeteilt, sitzend; Blüten weiß, Früchte eiförmig, 4–6 mm lang und glatt, Stiele aufrecht abstehend, 2- bis 4-mal so lang wie die Frucht.
Standort: an Waldrändern, Bachufern und in Gärten
Sammelzeit: Blätter und Blüten in den Frühlingsmonaten, Wurzel von September bis März (es sollte kein Schnee liegen)

Wissenswertes: Meerrettich ist zwar vielen Menschen bekannt, häufig aber nur als fertig ausgestochene Wurzel aus dem Supermarkt. Steht er hingegen am Wegesrand, sehen die meisten nur riesengroße „Pletschen" (Blätter) und tun diese nicht selten als Ampferblätter ab. Erst wenn der Meerrettich dann so zwischen April und Juni in Blüte geht, erkennen einige ein Senfgewächs in ihm. Die zu den Kreuzblütlern gehörende Pflanze besticht seit eh und je durch ihre besondere Schärfe.

Volksglaube: Der Meerrettich soll bereits in der Jungsteinzeit ein fester Bestandteil der Nahrung und ein heilbringendes Mittel gewesen sein. In der Antike war Meerrettich bestens bekannt, stammt er doch aus Südosteuropa. Slawische Völker brachten ihn um 600 n. Chr. nach Mitteleuropa. Unter den Bauern galt er später als „Bauernantibiotikum" und wurde bei diversen Krankheiten eingesetzt. Erst im Laufe der Zeit wurde er angebaut und zog in unsere Gärten ein. Seitdem darf er in keinem Garten mehr fehlen, doch sollte er ausreichend Platz haben, denn er breitet sich ausgiebig darin aus.

Volksheilkunde und Medizin: Lange Zeit wurde Meerrettich nur als Heilmittel angebaut und war als solches ein fester Bestandteil der Volksheilkunde. Er ist reich an den Vitaminen C, B1, B2 und B6 sowie an den Mineralien Kalium, Magnesium, Eisen, Kalzium und Phosphor. Das, was so stark in die Nase fährt, sind aber das Ally- oder Butylsenföl, zusätzlich findet man auch die Senfölglykoside Sinigrin, Gluconasturtiin, Allicin, ätherisches Öl und Flavonoide in der Wurzel.

Vor allem die Senfölglykoside geben der Wurzel ihre Schärfe, die sie zu einem beliebten Würzmittel in der Küche macht.

Familienwissen: Um den Hals getragene Meerrettichscheiben helfen bei Erkältungen, Husten und einem grippalen Infekt. Die Dämpfe vertreiben Viren und Bakterien, lindern Schnupfen und Halsweh. In alten Zeiten trugen auch Kinder eine Halskette aus Meerrettich, galt er doch im Volksglauben als schützendes Element. Er schützt tatsächlich – vor allem vor Erkältungen und Harnwegsinfektionen –, regt den Kreislauf an, löst Schleim, wirkt in Form von Umschlägen bei Rheuma, Gelenkschmerzen, Ischias und Kopfschmerzen. Bei den letzteren Leiden werden die Blätter als Umschläge verwendet.

Krenblatt-Auflage

1 größeres Meerrettichblatt

→ Das Blatt wird wie beim Kohlblatt vom mittleren Strunk getrennt und mit einem Nudelholz bearbeitet, bis es weich ist. Danach legt man es auf die betroffene Stelle und fixiert es mit einem Leintuch. Wer den Saft direkt auf der Haut nicht verträgt, sollte das Blatt zwischen zwei Tuchschichten legen. Die Auflage sollte einige Stunden oben bleiben. Bitte nicht erschrecken: Die Haut rötet sich und schwillt meist an, aber das heißt nichts anderes, als dass der Saft seine Wirkung zeigt. Hilft gegen Kopfschmerzen, grippale Infekte und wirkt durchblutend.

Meerrettich-Hustensirup

1 kleine Meerrettichwurzel gerieben (ersatzweise Schwarzer Winterrettich) /
3–4 EL Honig oder Zucker

→ Kren raspeln und in einem Glas mit Honig vermischen, einige Stunden ziehen lassen, dann teelöffelweise gegen Husten einnehmen. Wer keinen Honig mag, kann eine Zuckerlösung machen. Falls man keinen Kren zu Hand hat, nimmt man Schwarzen Winterrettich (siehe Rezept Rettichsirup).

Halswohl

2 EL geriebener Meerrettich / 2 EL Honig / 2 EL geriebener Ingwer / 2 EL Zitronensaft

→ Alle Zutaten in ein Glas geben und verrühren, dann in den Kühlschrank stellen. 3-mal täglich 1 TL der Paste lutschen. Sie wirkt gegen Halsweh und Heiserkeit. Vorsicht: Sie hat eine relativ scharfe Note!

Meerrettich-Badezusatz

1–2 Handvoll frisch geriebene Meerrettichwurzel

→ Die Wurzel so frisch wie möglich reiben und sofort verwenden. In eine Schüssel mit lauwarmem Wasser geben und abgedeckt 10 Minuten ziehen lassen, dann darin baden. Hilft bei Fußpilz sowie Hand- und Fußnagelpilz.

Wann der Meerrettich in der Küche Einzug gehalten hat, kann man nicht mit Bestimmtheit sagen. Ich könnte mir meine Rezepte ohne ihn nicht mehr vorstellen.

Meerrettichpesto

2–3 Meerrettichblätter / Salz und Pfeffer nach Belieben / 150 ml Olivenöl / 1 Handvoll Haselnüsse

→ Die Blätter klein zupfen, dann mit den restlichen Zutaten zu einer homogenen Masse pürieren. Dieses Frühlingspesto serviere ich gerne zu Fisch und gekochtem Rindfleisch.

Meerrettichsuppe

1 Kartoffel / 1 l Fleisch- oder Gemüsebrühe / 200 g frischer Meerrettich / Senf / Salz / Pfeffer / Dill / 200 g Schmand

→ Die Kartoffel schälen, dann in die bereits heiße Brühe reiben und garkochen. Die Brühe vom Herd nehmen, den geriebenen frischen Rettich dazugeben, mit Senf, Salz, Pfeffer und etwas Dill würzen. Alles mixen und mit Schmand abschmecken. Diese Suppe fördert die Verdauung und kräftigt das Immunsystem.

Meerrettichessig

10 cm Meerrettichwurzel / 1 l Apfelessig

→ Meerrettich reiben und in ein Schraubglas geben, dann mit dem Essig auffüllen. Nach 14 Tagen abfiltern und abfüllen. Zum Würzen von Salaten verwenden oder bei Hautproblemen die betroffene Stelle verdünnt damit waschen.

Schwarzer Winterrettich: In meiner Familie nehmen wir als Ersatz für den Meerrettich bevorzugt den Schwarzen Winterrettich, da dieser milder ist. Er wird in der Küche gerne zum Einbrennen verwendet und als Salat gegessen. Er hat mehr oder weniger dieselben Eigenschaften wie sein großer Bruder aus derselben Pflanzenfamilie.

Rettichsirup

1 Schwarzer Winterrettich / ca. 5–7 EL Honig oder Kandiszucker

→ Das obere Drittel des Rettichs abschneiden. Dann mit einem Löffel aushöhlen, bis nur mehr ein ½ cm dicker Rand übrigbleibt. Nun auf ein Glas setzen und mit einem spitzen Gegenstand von oben nach unten durchbohren. Mit Honig auffüllen, sodass der Sirup langsam durch den Meerrettich nach unten abtropfen kann. Nach 6 Stunden nochmals etwas Honig hineinfüllen und weitere 6 Stunden warten. Den aufgefangenen Sirup in ein Glas geben und im Kühlschrank aufbewahren. Mehrmals täglich 1 TL davon nehmen. Nach dem Abklingen der Beschwerden noch einige Tage weiter einnehmen.

Rettichtinktur

1 Schwarzer Winterrettich / 100 ml Wodka

→ Rettich schälen und die Schale in ein Glas geben, dann mit dem Wodka auffüllen. 21 Tage an einem warmen Ort stehen lassen, ab und zu schütteln, danach abfiltern und abfüllen. Die Tinktur sollte weitere 6 Wochen nachreifen. Verwendet wird die Tinktur als Magenmedizin, indem man 3-mal täglich 5 Tropfen einnimmt, oder auch zur Salbenherstellung.

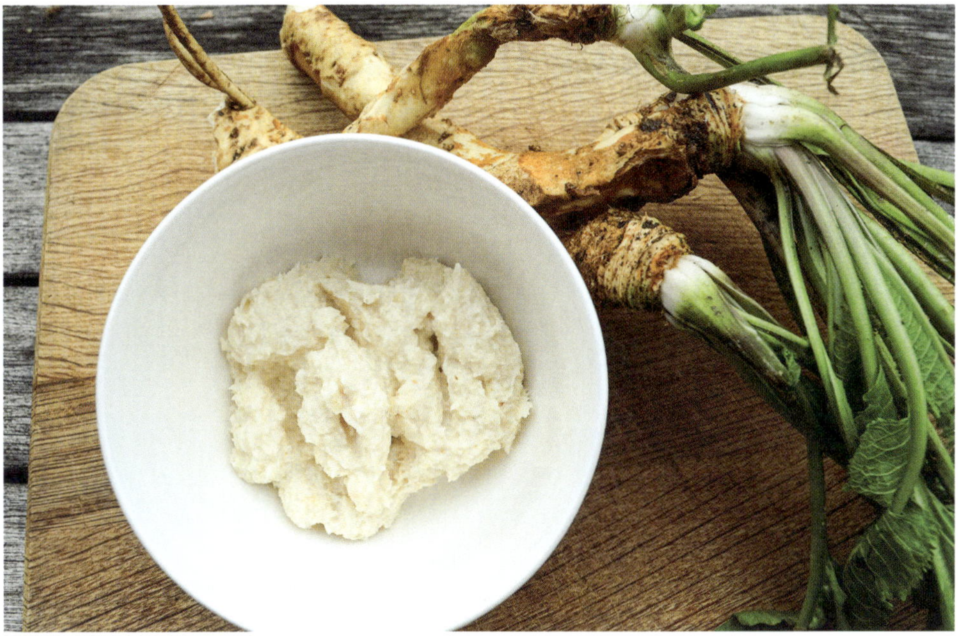

Rettichsalbe bei Wassereinlagerungen

10 ml Rettichtinktur / 15 ml Olivenöl / 5 g Bienenwachs / 5 g Lanolin / jeweils 10 Tropfen ätherisches Fichten-, Lavendel- und Weihrauchöl

→ Die Tinktur mit dem Öl im Wasserbad erwärmen, dann das Bienenwachs dazugeben und schmelzen lassen. Da sich der Alkohol nicht mit dem Öl verbindet, das Lanolin als Emulgator beigeben. Vom Herd nehmen und unter Rühren die ätherischen Öle hinzufügen, dann abfüllen. Sollte man kein Weihrauchöl haben, ersatzweise reinen Weihrauch nehmen und vorab separat im Öl erwärmen, bis er geschmolzen ist.

Rettich-Verdauungsschnaps

200 g geriebener Schwarzer Winterrettich / 50 g Honig / 12 Gewürznelken / 1 Zimtstange / ca. 300 ml Wodka

→ Die festen Zutaten in ein weites Glas schichten und dann mit dem Wodka und Honig auffüllen. 21 Tage an einem warmen Ort ziehen lassen, dann durch ein Tuch abfiltern und in Flaschen füllen. Ein Gläschen vor dem Essen regt die die Verdauung an und fördert die Fettverbrennung.

Einbrenne mit Schwarzem Rettich

20 g Butter / 20 g Mehl / ½ l Wasser / geschälter und geriebener Schwarzer Winterrettich / Salz / Pfeffer / Lorbeerblatt / gehackter Knoblauch

→ Die Butter in der Pfanne erhitzen und unter ständigem Rühren mit einem Schneebesen das Mehl dazugeben, bis es hellbräunlich ist. Vom Herd nehmen und abkühlen lassen, danach das heiße Wasser dazugießen und zu einer flüssigen Béchamelsoße kochen. Die Gewürze und den geriebenen Rettich beimengen und auf kleiner Flamme weiterkochen lassen. Ist in meiner Familie „Muaskraut"-Ersatz. Muaskraut wird im Passeiertal Rübenkraut genannt, das in einer Einbrenne gekocht wird.

Rettichsalat nach Rezept meiner Mutter

1–3 Stück Schwarzer Winterrettich / 1 kleines Stück Meerrettich / Salz / Pfeffer / Essig / Öl / Sahne

→ Beide Retticharten reiben und in eine Schüssel geben, dann salzen, pfeffern und mit Essig und Öl anrichten, zuletzt einen kleinen Schuss Sahne dazugeben und servieren. Ein herrlicher Wintersalat und Durchputzer des Magen-Darm-Systems.

Mein Rettichsalat

1 Schwarzer Winterrettich / 1 kleines Stück Sellerieknolle / 1 säuerlicher Apfel / 2 Karotten / 1 kleines Stück Fenchel / einige Nüsse nach Belieben / etwas Zitronensaft / Traubenkernöl / Salz / Pfeffer

→ Den Rettich und den Sellerie schälen, dann alle Zutaten in feine Streifen schneiden und in eine Schüssel geben. Mit Zitronensaft, Öl, Salz und Pfeffer abschmecken und zuletzt die Nüsse darüberstreuen. Schmeckt etwas feiner als die altbewährte Salatvariante meiner Mutter.

Meisterwurz

Lat.: Peucedanum ostruthium
Familie: Apiaceae (Doldenblütler)
Volksnamen: Bergwurz, Gärischwurz, Imperatoria, Kaiserwurz, Meisterwurzel, Mugwurz, Thomiswurz
Aussehen: 40–100 cm hoch; Blätter mit 3 großen, gestielten Teilblättern, diese verschieden tief, oft bis zum Grunde, 3-teilig, ungleich spitz gezähnt; Dolden vielstrahlig; Blüten weiß oder rötlich; Früchte flach, rund, Durchmesser 4–5 mm, mit breit geflügelten Randrippen.
Standort: feuchte Wiesen, Hochstaudenfluren, an Bächen, montan – alpin
Sammelzeit: Wurzel im Herbst, Blätter im Sommer

Wissenswertes: Die Meisterwurz gedeiht vor allem in hohen Lagen über 1.000 m. Man kann sie aber auch im Garten an einem schattigen, feuchten Platz ziehen. So wurde sie bereits im Mittelalter in den Klostergärten Thüringens und Westfalens angebaut, wenn auch nur mit mäßigem Erfolg. Der Geruch und Geschmack dieser Pflanze ist kräftig, aromatisch, brennend und scharf. In der Küche werden daher nur die Blätter verwendet, die Wurzel, welche die meisten Inhaltsstoffe trägt, ist nicht zur Verarbeitung geeignet.

Volksglaube: Den Ärzten des Altertums war diese Pflanze unbekannt. Aber wie sollten sie sie auch kennen? Man findet sie vorwiegend in den damals noch schwer zugänglichen Alpen. Bei den Völkern des Nordens war sie ein fester Bestandteil ihrer Heilkunde. Wer einen Namen wie „Meisterwurz“ trägt, muss auch eine starke Heilerin sein. Das Ansehen dieser Pflanze war sehr hoch und Kräuterkundige wie Hildegard von Bingen, Friedrich Hoffmann und Paracelsus setzten sie regelmäßig ein. Sie galt als „göttliches Mittel“, als das reinste Wunderkraut und als Universalkraut, das bei sehr vielen Krankheiten Abhilfe schaffen konnte. Bis heute gilt sie uns Alpenbewohnern als Königin der Heilpflanzen.

Kurioses: Im Brauchtum wurde die Meisterwurz als Schutzmittel gegen Verwünschungen, Verhexungen und üble Nachrede eingesetzt. In den Tälern Südtirols kam sie auch im Totenkult zur Anwendung, bevor der Weihrauch Einzug hielt. So verräucherte man sie in den Häusern und auf den Höfen beim Aufbahren eines Toten. Noch heute ist sie ein fester Bestandteil in den Räucherungen zwischen der Wintersonnwende (Thomasnacht) und Dreikönig.

Volksheilkunde und Medizin: In der gesamten Pflanze, vor allem aber in der Wurzel, finden wir ätherische Öle, Harze, Gerbstoffe, die Bitterstoffe Imperatorin, Ostin und Ostruthin und viele weitere Inhaltsstoffe. Die Meisterwurz setzt man als Fieber- und Beruhigungsmittel, bei Magen-Darm-Katarrhen, Verdauungsstörungen, Milz- und Lebertumoren (mit dem Arzt absprechen!), Gebärmutterkrämpfen und Menstruationsstörungen, Bauchschmerzen, Neigung zu Schlaganfällen und Zungenlähmung, Verschleimungen, Erkältungen, Nasennebenhöhlen- und Stirnhöhleneiterungen, Gicht, Rheuma und Muskelschmerzen ein.

Familienwissen: In meiner Familie werden sowohl die Wurzel als auch die Blätter verwendet. Die Wurzel ist jedoch heilkräftiger als die Blätter. Deshalb grabe ich sie stets im Herbst oder im zeitigen Frühjahr aus, bevor sie neu austreibt. Die Wurzel ist außen braun, daumendick und bildet viele Nebenwurzeln aus, die leicht abbrechen und somit den Fortbestand sichern. Zum Ausgraben der Wurzel benutzt man am besten eine Gartenschaufel, denn so leicht lässt sich die Meisterwurz nicht ernten. Bei den Blättern geht das etwas einfacher, sie lassen sich abbrechen. Am einfachsten ist die Anwendung der Wurzel in Pulverform. Pfarrer Künzle benutzte sie bei ansteckenden Krankheiten wie Grippe, Typhus und Cholera. Als vorbeugende Kur löst man 1 TL Meisterwurzpulver in Wein auf und trinkt täglich davon – das kräftigt den Organismus. Auch meine Familie verfügt über ein ähnliches Hausmittel.

Meisterwurzwein

1 Handvoll gesäuberte und geschnittene frische Meisterwurz-Wurzeln / 1 l dunkler, schwerer Rotwein / 1 TL Zimt / 1 TL Gewürznelken / 1 TL gequetschte Fenchelsamen / 1 TL gehackter Ingwer / 2–3 EL Honig

→ Die Wurzeln und die Gewürze – bis auf den Honig – 20 Minuten leicht im Wein köcheln und über Nacht ziehen lassen. Am darauffolgenden Tag abfiltern und den Honig einrühren. Wenn sich dieser gelöst hat, in eine Flasche füllen und kühl stellen. Täglich ein Gläschen davon trinken.

Als Tee kommt die Meisterwurz bei Lungenentzündungen und -katarrhen zum Einsatz. Bei den Bauern ist es sehr beliebt, bei Erkältungen das Pulver der Meisterwurz wie Schnupftabak durch die Nase hochzuziehen. Ein einfaches Hausmittel besteht darin, Meisterwurz und Bibernellwurzel zu gleichen Teilen in Alkohol anzusetzen. Diese Tinktur wird dann verdünnt zum Gurgeln oder oder pur mit etwas Honig bei Atemwegserkrankungen aller Art mit starker Verschleimung eingenommen.

Meisterwurztinktur

100 ml 80-prozentiger Alkohol / 2 große EL Meisterwurz-Wurzel / 2 große EL Bibernellwurzel

→ Ein Schraubglas mit ¼ l Füllvolumen mit der Meisterwurzel und der Bibernellwurzel befüllen. Dann bis unter den Rand mit dem Alkohol aufgießen, das Glas in die Küche stellen und 28 Tage durchziehen lassen. Ab und zu schütteln. Abseihen und in eine dunkle Flasche füllen. Vor dem Einnehmen auf jeden Fall 1:2 verdünnen.

Ich bereite auch regelmäßig eine Meisterwurzsalbe zu und behandle damit alle Wunden, Blutvergiftungen, Verletzungen durch rostige Nägel und Furunkel. Die Blätter werden als Kompressen bei Blutvergiftungen, Rheuma und Gicht aufgelegt.

Meisterwurzsalbe

1 Handvoll getrocknete Meisterwurz-Wurzel / 100 ml Olivenöl / 5 g naturreines Bio-Bienenwachs / 5 g Bio-Kakaobutter

→ Ein Schraubglas mit 100 ml Füllvermögen zu ⅓ mit der Wurzel befüllen, dann mit Öl aufgießen. Dieses Öl 28 Tage an einem warmen Ort in der Küche stehen lassen und danach abfiltern. Von dem Wurzelöl 25 ml abmessen und im Wasserbad erwärmen. Danach das Bienenwachs und die Kakaobutter dazugeben. Unter Rühren alle Zutaten auflösen und in kleine Gläser abfüllen.

Ich persönlich habe immer eine Salbe, Tinktur und die Wurzel dieser Pflanze zu Hause, da sie bei mir im muskulären Bereich, bei der Wundheilung, aber auch bei Magen-Darm-Katarrhen sowie Erkältungen zum Einsatz kommt.

Preiselbeere

Lat.: Vaccinium vitis-idaea
Familie: Ericaceae (Heidekrautgewächse)
Volksname: Glan, Grante
Aussehen: 5–30 cm hohes Sträuchlein; Blätter immergrün, derb, oval, 1–3 cm lang, ganzrandig oder fein gezähnt, mit verdicktem, nach unten gebogenem Rand, oberseits dunkelgrün glänzend, unterseits heller, drüsig punktiert; Blüten in kurzen, hängenden Trauben; Krone glockenförmig, meist 4-zählig, weiß oder rötlich; Fruchtknoten unterständig; Frucht kugelig, rot, Durchmesser 5–8 mm.
Standort: Bergwälder, Heiden, Moore, montan – subalpin
Sammelzeit: Blätter von Juni bis August, Früchte im reifen Zustand von Juli bis September

Wissenswertes: Am ehesten kann man die Früchte mit ihren Verwandten, der Moosbeere *(Vaccinium oxycoccos* und *Vaccinium microcarpum)* sowie der Immergrünen Bärentraube *(Arctostaphylos uva-ursi)*, verwechseln. Das ist nicht weiter schlimm, da alle Arten ungiftig sind.

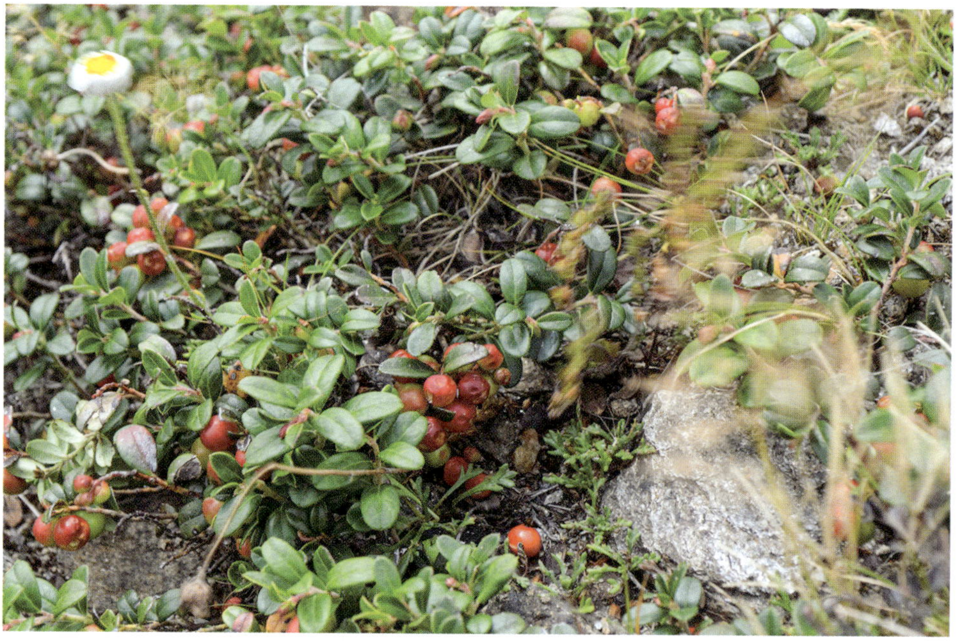

Volksheilkunde und Medizin: Die Blätter und Früchte wirken blutzuckersenkend, entzündungshemmend und desinfizierend. Die Pflanze ist als Heilkraut über das Alpengebiet hinaus nicht besonders bekannt.

Familienwissen: Glan, so heißen die Preiselbeeren in meiner Familie, werden seit Menschengedenken gesammelt. Sowohl die Früchte als auch die Blätter dienen zur Herstellung von verschiedenen Produkten. Die Blätter verwenden wir bei Nieren- und Blasenentzündungen sowie gegen Gicht, Rheuma und Durchfall. Ebenso kommen sie gegen Nierengrieß und Nierensteine und Entzündungen der Galle zum Einsatz. Wie die Blätter der Heidelbeere sollen Preiselbeerblätter gegen Diabetes helfen.

Die Früchte werden am besten im reifen Zustand gepflückt. Früher wartete man mit der Ernte bis zu den ersten Frostnächten, da sie dann süßer waren. Die Preiselbeere ist eine tolle Frucht: Marmelade kann man gänzlich ohne Zucker zubereiten, da sie Inhaltsstoffe aufweist, die nicht schimmeln. Aus diesem Grund wurde früher Preiselbeermarmelade auch zur Abdeckung von anderen Fruchtmarmeladen verwendet. Um die pilzhemmende Wirkung zu erzielen, gab man eine dicke Schicht Preiselbeeren über die andere Marmelade. Wie meine Großmutter schätze auch ich die Marmelade und den Saft der Preiselbeere. Ich setze sie bei Erkältungen und grippalen Infekten ein, da sie fiebersenkend und entzündungshemmend wirkt.

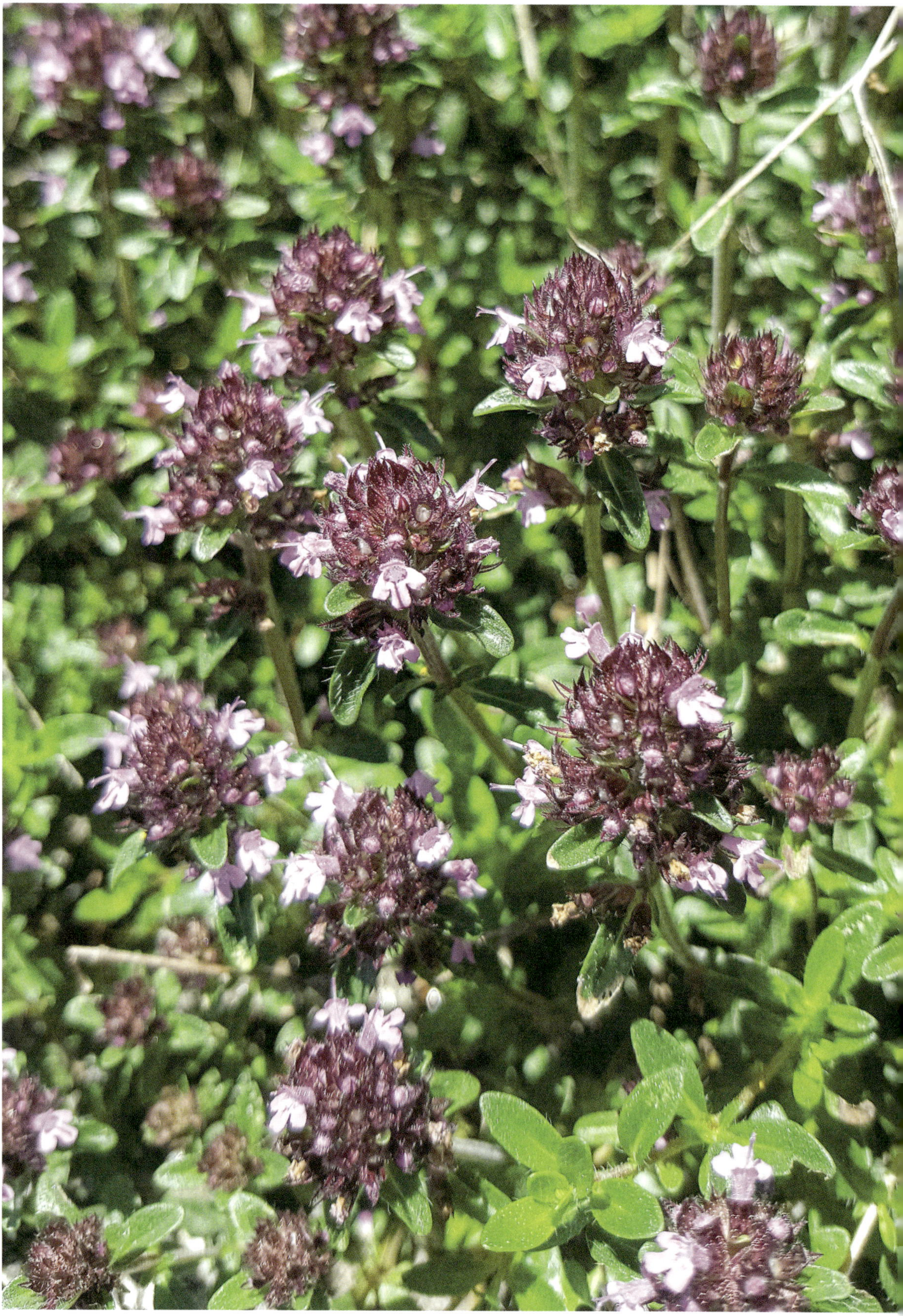

Quendel

Lat.: Thymus serpyllum
Familie: Lamiaceae (Lippenblütler)
Volksnamen: Badkraut, Feldpoleich, Feldthymian, Karwendel, Kudlkraut, Liebfrauenbettstroh, Marienbettstroh, Mutkraut
Aussehen: 5–25 cm hoch, zuunterst verholzt, mit aufsteigenden oder kriechenden Zweigen, meist stark aromatisch; Blätter lanzettlich bis rundlich, meist ganzrandig, kurz gestielt bis sitzend, mit flachem bis wenig umgebogenem Rand; Blütenstände am Ende der Zweige, kugelig bis zylindrisch, die untersten Teilblütenstände oft etwas abgerückt; Krone 3–6 mm lang, rosa bis purpurn.
Standort: magere Wiesen und Weiden, kollin – alpin
Sammelzeit: Frühjahr bis September

Wissenswertes: Quendel ist die heimische und wilde Art des Thymians. Er wächst mehr oder weniger überall. Man findet ihn meist an Weg- und Waldrändern, auf Heiden, Trockenwiesen, ja sogar hoch oben im Gebirge. Es gibt mehrere Thymianarten, die sich nach Aussehen und Duft unterscheiden. Zum Erkennen dieser Unterschiede braucht man jedoch ein geschultes Auge und etwas Erfahrung. Manche dieser Bodendecker riechen nach Zitrone, Oregano, Kiefer - oder auch gar nicht, was manchmal dem Wetter geschuldet ist.

Volksglaube: In Südtirol ist der Quendel eine sehr beliebte Heilpflanze, aber auch ein wichtiges Würzkraut in der Küche. Auch die vielen Volksnamen weisen auf seine Bedeutung hin. In einer Südtiroler Sage geht eine Frau, nachdem sie das Wochenbett verlassen hat, ins Dorf. Unvorsichtigerweise trägt sie nichts Geweihtes bei sich. An einer Stelle, wo es seit eh und je unheimlich ist, hört sie eine Stimme rufen: „Lupf sie, lupf sie." Eine andere Stimme antwortet: „Ich kann nicht, ich kann nicht, sie steht auf einem Karwendelstock." Früher galt eine Frau nämlich nach der Geburt als unrein und bot so ein Angriffsziel für Mächte aus der Unterwelt.

Kurioses: Dem Quendel schrieb man auch zu, einen Menschen geschäftstüchtiger zu machen. Dazu nahm man einen Zweig des Krautes in die rechte Hand, schwang ihn dreimal über dem Haupt und sprach dabei die Worte: „Quendel, mach mir den Handel."

Volksheilkunde und Medizin: Quendel gehörte lange zu den Pflanzen, denen man eine empfängnisverhütende und abtreibende Wirkung zusprach. Heute gehört er in die Frauenheilkunde, zu den Lungen- und Badekräutern. Er wirkt atemwegreinigend, desinfizierend, vorbeugend, krampflösend, beruhigend, nervenstärkend, kräftigend und aktivierend.

Familienwissen: Ich kann mich noch gut daran erinnern, dass unsere Großmutter Hautprobleme mit einem Quendelbad kurierte.

Hautbad

1 Handvoll Quendelkraut / Lindenblätter und Käsepappelkraut (Malve) zu gleichen Teilen / ½ Flasche Apfelessig

→ Die durchmischten Kräuter in heißes Wasser geben und durchziehen lassen. Abseihen und mit dem Apfelessig in das Badewasser geben. Täglich ein solches Bad nehmen, bis sich die Haut verbessert hat.

Quendelwaschung

2 TL getrocknetes Quendelkraut oder 3 TL frisches Quendelkraut / ¼ l Wasser

→ Das Kraut mit dem Wasser überbrühen und abgedeckt 15 Minuten ziehen lassen, danach abseihen und abkühlen. Morgens und abends das Gesicht mit dem kalten Quendeltee abwaschen, danach nicht mehr abspülen oder mit Seife waschen. Wirkt antibakteriell und zusammenziehend.

Bei Schnupfen gab es bei uns einen Tee mit Quendel und anderen Kräutern zum Trinken sowie zum Inhalieren. Auch ein Hustensaft wurde aus diesem Kraut zubereitet.

Quendel-Frauentee

30 g Quendelkraut / 30 g Frauenmantel / 20 g Schafgarbenkraut / 20 g Himbeerblätter

Der Quendel, so glaubte man, schütze vor Gewitter und dem Einfluss böser Mächte. So flochten sich die Mädchen einen Quendelkranz und trugen ihn bei der Fronleichnamsprozession, um vor den Versuchungen des Teufels sicher zu sein. Daher stammt wohl auch der Spruch: „Kudlkraut, Ehrenpreis und Widertat haben mich um meine Liebe gebracht." Der Legende nach polsterte Maria die Krippe, in der das Jesuskind lag, mit Quendel aus. Auf Gräbern angepflanzt bot er den Verstorbenen Schutz auf dem Weg ins Himmelreich. Ebenso hielt er Kummer, Sorgen, Leid und Pech fern. Jenen, die zu wenig Mut hatten, drückte man ein Quendelbüschlein in die Hand.

Quendelhustensaft

1 Handvoll Quendelkraut / 100 ml 40-prozentiger Wodka / Honig oder Zuckerlösung

→ Ein Schraubglas etwa zur Hälfte mit Quendel füllen, mit dem Alkohol aufgießen und 4 Wochen stehen lassen. Abseihen und mit Honig oder einer erkalteten Zuckerlösung verdünnen. 3-mal täglich 1 TL von diesem Sirup zu sich nehmen. Tipp: Für Kinder 1 Handvoll gehacktes frisches Quendelkraut mit flüssigem Honig 10 Tage im einem Glas ziehen lassen. Dann abseihen und löffelchenweise verabreichen.

Quendelhustensaft für Kinder

50 g getrocknetes Quendelkraut / ¼ l Wasser / Saft von ½ Zitrone / 4 EL Zucker

→ Den Quendel mit dem heißen Wasser übergießen und abgedeckt 5–10 Minuten ziehen lassen, danach abfiltern. Den Sud in einen Topf geben, mit dem Zitronensaft und dem Zucker auf kleiner Flamme 20 Minuten weiterkochen, danach in saubere Flaschen füllen. Bei Bedarf 1 TL im Mund zergehen lassen und schlucken. Da dieser Sirup keinen Alkohol enthält, eignet er sich gut für Kinder.

Husten- und Bronchialtee

20 g Quendelkraut / 20 g Schafgarbenkraut / 20 g Holunderblüten / 15 g Königskerzenblüten / 15 g Eibisch- oder Käsepappelkraut / 10 g Himbeerblätter

→ 1 TL der Kräutermischung mit Wasser überbrühen und ca. 5 Minuten abgedeckt ziehen lassen, dann abseihen und täglich bis zu 3 Tassen davon trinken. Bereits der Duft, welcher über den Dampf in die Nase steigt, ist eine leichte Inhalation. Deshalb ist es ganz wichtig, den Tee immer frisch zuzubereiten.

Quendel-Inhalation

insgesamt 1 Handvoll Quendelkraut / Wacholdernadeln und Holunderblüten zu gleichen Teilen

→ Die Kräuter in einer Schüssel mit Wasser überbrühen und abgedeckt 10 Minuten ziehen lassen. Danach den Deckel abnehmen und mit einem Handtuch über dem Kopf den Dampf einatmen. Vorsicht: Ist der Dampf zu heiß, noch etwas warten. Nach dem Inhalieren noch einige Minuten unter dem Handtuch verbleiben und abkühlen, ansonsten besteht die Gefahr, sich noch stärker zu erkälten.

Quendeleinreibung

1 Handvoll Quendelkraut / 100 ml Olivenöl / 10 Tropfen ätherisches Thymianöl

→ Das Kraut 28 Tage an einem warmen Ort im Öl ziehen lassen, dann abfiltern und in dunkle Flaschen füllen. Das Thymianöl dazugeben und gut schütteln. Bei Gelenkrheumatismus die betroffenen Stellen einreiben. Das Öl fördert die Durchblutung, lindert Schmerzen und wirkt entzündungshemmend; es kann auch zu einer Salbe verarbeitet werden.

Quendelwein

50 g Quendelkraut / 1 l Weißwein

→ Den sauberen Quendel in ein Glas geben, mit dem Wein aufgießen, danach an einen warmen Ort stellen und 6 Wochen ziehen lassen. Abseihen, abfüllen und an einem kühlen, dunklen Ort lagern. Als Stärkungsmittel täglich ein kleines Glas trinken. Der Wein hilft bei Schwäche und Verdauungsproblemen und gibt nach langer Krankheit wieder Kraft.

Quendelessig

100 g Quendelkraut / 1 l Apfelessig

→ Das saubere Kraut in ein weites Glas geben und mit dem Essig auffüllen, dann an einem warmen Ort 21 Tage ziehen lassen. Abfiltern und in Flaschen abfüllen. Bei Einschlafschwierigkeiten 1 EL Essig in ein Glas Wasser geben und vor dem Schlafengehen trinken. Bei Hautproblemen den Essig 1 : 3 verdünnen und mit einem Waschlappen die betroffenen Partien damit waschen. Der Essig wirkt beruhigend und entzündungshemmend.

Quendelräucherung

100 g getrockneter Quendel

→ Sand in den Boden einer feuerfesten Schale schütten und glühende Kohle drauflegen. Dann ein wenig vom getrockneten Kraut dazugeben und verbrennen lassen. Nach einigen Minuten den Quendel von der Kohle abkratzen und neuen Quendel auf die Kohle streuen. Diese Räucherung wirkt desinfizierend, antibakteriell und stimmungsaufhellend. Ich räuchere nicht nur mein Haus ein paar Mal pro Jahr mit Quendel aus, sondern gehe damit auch über meine Felder; dies soll eine schützende Wirkung haben.

Als Gewürzkraut ist Quendel wie Thymian zu verwenden. Er passt wunderbar zu hellem Fleisch, Lamm, Ziege, ist aber auch aus der mediterranen Küche nicht mehr wegzudenken. Im Gegensatz zu anderen Kräutern behält er seinen Geschmack auch, wenn man ihn lange mitkocht.

Roggen

Lat.: Secale cereale
Familie: Poaceae (Süßgräser)
Volksname: Sommerroggen, Winterroggen
Aussehen: 70–150 cm hoch, bläulich bereift; Blätter 5–15 mm breit, flach, allmählich zugespitzt, kahl oder fein behaart; Blatthäutchen kurz und gestutzt, zudem kleine, kahle Blattöhrchen; als Blütenstand dichte, 5–20 cm lange, schon zur Blütezeit nickende Ähre; Ährchen 2-blütig, oft mit verkümmerter dritter Blüte; Deckspelzen scharf gekielt, mit 4–8 cm langer Granne; Hüllspelzen sehr schmal, spitz oder mit kurzer Granne.
Standort: kultiviert und gelegentlich verwildert, kollin – montan
Sammelzeit: Körner im reifen Zustand, Winterroggen ab Juni, Sommerroggen ab September

Familienwissen: Ich bin mit der Anwendung von Roggenteig bei Entzündungen und Fieber groß geworden. Wie bereits meine Großmutter stellte auch meine Mutter einen Wasser-Roggen-Brei her und fügte diesem ein wenig Essig hinzu. Dieser Brei wurde dann bei anhaltendem Fieber als Wadenwickel aufgelegt: Hierfür wurde der Wickel so lange auf der Haut gelassen, bis er trocken war und sich von der Haut löste. Gegen Bauchschmerzen rührte man einen warmen Brei aus Roggenteig mit Schafgarbentee an und legte ihn auf den Bauch. Bei Entzündungen der Brust wurde ein Roggenbrei mit Quark hergestellt und im kühlen Zustand aufgelegt. Dasselbe Hausmittel kam bei Tieren mit entzündetem Euter zur Anwendung.

Roggen-Brei-Auflage

1 Tasse Roggenmehl / 2 Tassen Wasser / 1 EL Apfelessig

→ Alle Zutaten werden in einer Schüssel zu einem Brei verrührt. Danach wird dieser auf ein Leintuch gestrichen und um die Waden gewickelt. Wir ziehen einen Schafwollsocken darüber. Dieser Wickel wird erst dann entfernt, wenn der Roggenbrei trocken ist und anfängt bröslig zu werden.

Rostblättrige Alpenrose

Lat.: Rhododendron ferrugineum
Familie: Ericaceae (Heidekrautgewächse)
Volksnamen: Alpenbalsam, Alpenrausch, Donnerrose, Oswaldstaude, Rostfarbiges Rosenholz, Schneerose, Steinrose, Wetterrösl
Aussehen: Bis zu 1 m hoher Zwergstrauch; Blätter immergrün, derb, oval oder lanzettlich, 1,5–4 cm lang, ganzrandig, mit nach unten gebogenem Rand, oberseits dunkelgrün glänzend, unterseits zuletzt rostbraun, kahl; Blüten zu 6–12 in doldigen Trauben am Ende der Zweige; Krone leuchtend rot, ca. 1,5 cm lang; Kelchzipfel kurz 3-eckig, bewimpert; als Frucht eine harte, 5-fächerige Kapsel.
Standort: Wälder, Weiden, kalkmeidend, montan – alpin; Alpenrosengürtel an der Waldgrenze
Sammelzeit: Blüten in voll erblühtem Zustand im Sommer

Wissenswertes: Eigentlich ist die Alpenrose keine Rose, sondern gehört – wie Erika, Heidelbeeren, Preiselbeeren oder Bärentrauben, um nur einige zu nennen – zu den Heidekrautgewächsen. Sie ist neben dem Edelweiß wohl eine der bekanntesten Pflanzen unseres Alpenreichs. Durch ihre tiefen Wurzeln und den

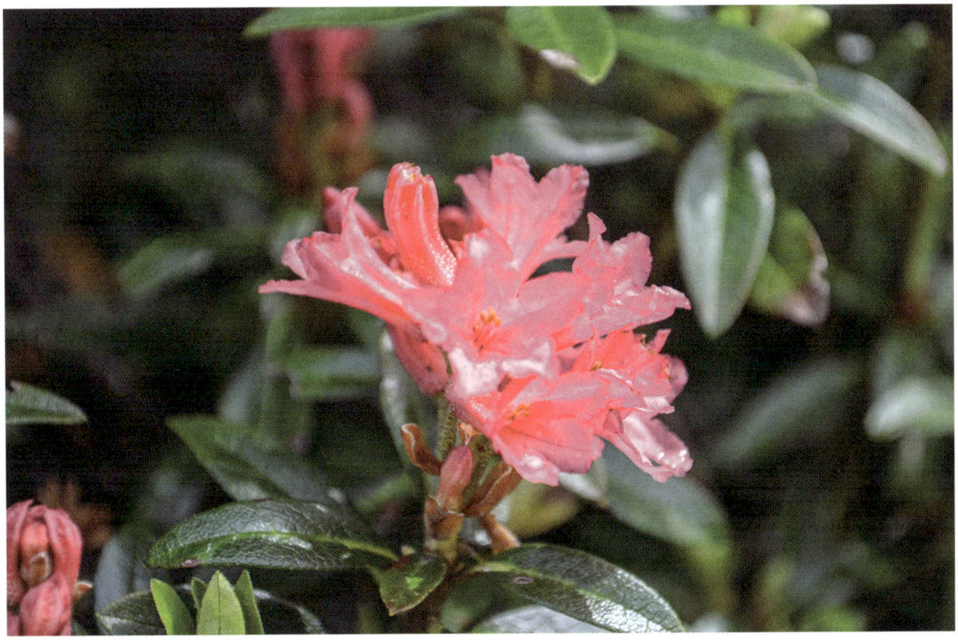

festen Wuchs bildet sie einen Schutzwall gegen Schnee, Lawinen und Steinschläge. Almbauern roden diesen Schutz zum Teil, da die Alpenrose Weideflächen verkleinert und für Weidetiere als Giftquelle gilt. Aber es ist nur ein scheinbarer Nutzen, denn entfernt man sie, so gewinnen Muren, Geröll und die Erosion Angriffspunkte und reißen tiefe Wunden in der Landschaft auf. Schneehasen und Schneehühnern dienen die Alpenrosen nicht nur als Schutz, sondern auch als Futterquelle.

Volksglaube: Die Art, wie die Alpenrose unter einer dicken Schneedecke dem Winter trotzt, spiegelte ihre Wirkung als Erkältungspflanze wider. Ob der alte Name Alpenrausch ursprünglich auf ihre Verwendung bei Trunkenheit oder vielmehr ihre berauschende Wirkung verweist, lässt sich heute nicht mehr nachvollziehen.
Im Passeiertal nennen wir die Alpenrose „Oswaldstaude", denn einst fanden Hirten in ihrem Gebüsch ein Bildnis des heiligen Oswald. Aus diesem Grund wurde unterhalb des Berges Ifinger auch das Oswald-Kirchlein errichtet. Am 5. August feierte man eine Messe mit einer Wetterprozession, bei der man den Heiligen um Wetterglück bat. Der Wetterherr war stets in Begleitung eines Raben; bei Missfallen sandte er verheerende Unwetter aus. Sowohl der Rabe als auch die Alpenrose waren in früheren Zeiten gern benutzte Bestandteile des Wetterzaubers. Böse „Weiber" sollen durch das Entzünden von Alpenrosen auch Unwetter und Blitze herbeigerufen haben. Aber der Alpenrose wurde auch eine schützende Funktion zugeschrieben: So steckte man sich beim Übergang eines Jochs eine Blüte an den Hut – sie sollte vor den vielen dort beheimateten Geistern schützen. Wahrscheinlich tragen deshalb heute noch Jäger und Hirten eine Alpenrose am Hut, ohne den tieferen Grund dafür zu kennen. Die Alpenrose war auch eine Pflanze der Saligen, die als Hüterinnen der Tiere und Anderswelt galten. Man glaubte, dass diese weisen Frauen allgegenwärtig waren und den Sennerinnen auf den Almen halfen, indem sie die Kühe in der Nacht molken und am darauffolgenden Tag die doppelte Menge Milch zur Verfügung stand. Zum Dank an die Saligen band man den Kühen Körbchen mit Alpenrosen und Erdbeeren zwischen die Hörner. Vielleicht kommt daher auch unser Brauch, die Kühe beim Almabtrieb zu schmücken. Eine Gletscherrose, eine weiße Alpenrose, symbolisiert den Eingang zu den Behausungen der Saligen Fräulein.

Volksheilkunde und Medizin: In der Volksheilkunde wird das giftige Gewächs seit jeher als harn- und schweißtreibendes, antirheumatisches, hustenstillendes und schleimlösendes Mittel eingesetzt.

Familienwissen: Ich sammle die Alpenrose zur Blütezeit. Nur weil sie giftig ist, lasse ich sie mir nicht nehmen! Zudem nehme ich sie nie über lange Zeit ein. Wer damit Erkältungen vertreibt, der vertreibt auch die Kälte und Entzündungen aus den Gelenken, so glaubt meine Familie. Zudem wird die Alpenrose bei Wetterfühligkeit, wetterbedingten Kopfschmerzen, Föhnkopfschmerzen und bei Empfindlichkeit auf elektromagnetische Strahlung, die von Wasseradern herrühren können, eingesetzt.

Gelenksalbe

1 Handvoll Alpenrosenblüten / 50 g „Fermentenfett" (Murmeltierfett, ersatzweise Lanolin) / 1 Handvoll Latschennadeln (ersatzweise 20 Tropfen ätherisches Latschennadelöl oder das Harz der Zirbe und Latsche)

→ Blüten und Latschennadeln im Fett erwärmen, ohne sie zu kochen, über Nacht durchziehen lassen und am darauffolgenden Tag nochmals erhitzen und abseihen. Wenn keine Latschennadeln vorhanden sein sollten, ersatzweise das ätherische Öl oder das Harz dazugeben und daraus eine Salbe rühren. Abfüllen und bei schmerzenden Gelenken einreiben. Nicht zu häufig anwenden, da das „Fermentenfett" die Knochen weich werden lässt.

Ruprechtskraut

Lat.: Geranium robertianum
Familie: Geraniaceae (Storchschnabelgewächse)
Volksnamen: Robertskraut, Ruprechtskraut, Stinkender Storchenschnabel, St.-Roberts-Kraut
Aussehen: 10–50 cm hoch, aufsteigend oder aufrecht, meist rot überlaufen, unangenehm riechend; Blätter bis zum Grunde handförmig, 3- bis 5-zählig zusammengesetzt, mit gestielten Teilblättern, diese fiederschnittig; Blüten rosa oder purpurn, Kronblätter mit langem Nagel; Kelchblätter begrannt; Frucht mit Schnabel 1,5–2,5 cm lang; Kelch und Blütenstiele mit bis zu 3 mm langen, drüsenlosen oder drüsigen Haaren.
Standort: Hecken, Mauern, Schuttplätze, kollin – montan
Sammelzeit: Kraut von Mai bis September, Wurzel im zeitigen Frühjahr oder im späten Herbst

Volksglaube: Das Ruprechtskraut gehört zur Familie der Storchenschnäbel und ist unter diesen auch das heilbringendste Kraut Europas. Zudem ist es mit den afrikanischen Pelargonien verwandt. Vom lateinischen Name *Geranium robertianum* leitet sich auch sein Beiname „Robertskraut“ ab. Ob dieser auf den

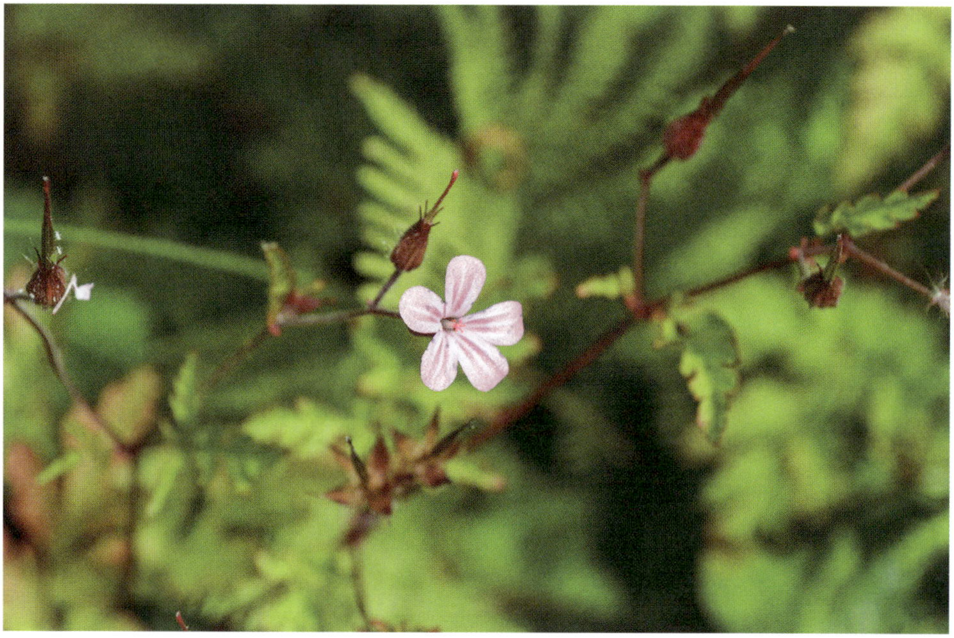

heiligen Robert zurückzuführen ist oder etwas mit dem Knecht Ruprecht zu tun hat, darüber scheiden sich die Geister. Aufgrund seines eigenartigen Geruches heißt das Kraut auch Stinkender Storchenschnabel. Wir finden es vor allem an alten Mauern, Wegrändern und im lichten Schatten von Büschen und Wäldern. In den Gärten wird es meist nur seiner hübschen zarten Blüte wegen geduldet. Wüsste aber so manch einer, welchen Schatz er da vor sich hat, würde er das Blümlein doch gerne weiter vermehren. So einfach ist das aber nicht, denn das Ruprechtskraut ist eigenwillig und wächst nur dann und dort, wo es ihm passt. Lässt man es sich von selbst verbreiten, kann man auch reichlich Blätter ernten.

Volksheilkunde und Medizin: In der Volksheilkunde wird das Ruprechtskraut oft als Kaltauszug verwendet. Dazu wird 1 Teelöffel zerkleinertes, getrocknetes Kraut in einer Tasse mit kaltem Wasser über Nacht angesetzt, am folgenden Morgen aufgekocht und abgeseiht. Innerlich angewendet wird es bei Durchfall, Nieren- und Blasenentzündungen sowie bei Steinleiden in der Niere. Es wirkt darm- und blutreinigend, krampflösend, beruhigend, zusammenziehend, blutstillend, entzündungshemmend und wundheilend. Dafür sind die Inhaltsstoffe – Flavonoide, Gerbstoffe, Bitterstoffe und ätherisches Öl – verantwortlich. Unter den Flavonoiden findet sich der Wirkstoff Rutosid, der eine stabilisierende Wirkung auf die Blutgefäße hat.

Familienwissen: Genau wegen der genannten Wirkungen werden in meiner Familie bei Geschwüren, Ausschlägen und schlecht heilenden Wunden Auflagen, Teil- oder Vollbäder aus Ruprechtskraut bereitet. Zudem wird es als Gurgelmittel für Entzündungen im Hals-Rachen-Bereich verwendet. Bei Hämorrhoiden kommt ein Sitzbad, häufig angereichert mit weiteren Kräutern wie Salbei oder Kamille, zum Einsatz. Unter meinen Hausmitteln ist es ein ganz wichtiges Kraut, da es antiviral, antibakteriell und pilzhemmend wirkt. Ich persönlich habe damit gute Erfolge bei Herpesviren erzielt. Mit einem Lippenbalsam und einer Tinktur aus Ruprechtskraut heilt ein Herpesbefall innerhalb kurzer Zeit ab. Die Pflanze gehört aber auch zu jenen Kräutern, die Schwermetalle ausleiten. Aber dem nicht genug – ich kaue vorbeugend über den Sommer die frischen Blätter und kräftige damit mein Immunsystem. Schließlich findet das Ruprechtskraut auch in der Frauenheilkunde Anwendung, ich selbst verwende es bei zu starker Regelblutung. Bereits seit alters her gehört es zu jenen Kräutern, die aufgrund ihrer Blüte in der Signaturenlehre die Fruchtbarkeit fördern. Für den Fall eines unerfüllten Kinderwunsches gibt es einen altüberlieferten Fruchtbarkeitstee. Dieser säubert die Gebärmutter und fördert die Durchblutung im Unterleib, was die Aufnahme von Spermien fördert. Dabei sollte mit Beginn des Monatszyklus 28 Tage lang täglich eine Tasse des Tees getrunken werden. Das gilt für beide Partner, denn spielt einer nicht mit, so funktioniert es nicht!

Bauerntipp: In früheren Zeiten wurde der Wiesen- und Waldstorchenschnabel auch zur Fruchtbarkeitsförderung bei Tieren eingesetzt. Hierfür wurden die Kräuter in Wein aufgekocht und dem Tier über das Maul eingeflößt. Meine Familie tat dies gerne, damit die Kühe schneller trächtig wurden.

Lippenbalsam

1 Handvoll getrocknetes Ruprechtskraut und Zitronenmelisse zu gleichen Teilen / 100 ml Olivenöl / 5 g Bienenwachs / 5 g Kakaobutter / 20–25 Tropfen ätherisches Zitronenmelisseöl

→ Zuerst die getrockneten Kräuter im Olivenöl ansetzen. Nach 28 Tagen abfiltern, 25 ml Ansatz abmessen und im Wasserbad erwärmen. Danach das Bienenwachs und dann die Kakaobutter hinzufügen. Vor der Abfüllung in Hülsen oder Tiegel noch das ätherische Melissenöl dazugeben.

Ruprechtskraut-Tinktur

2–3 Handvoll Ruprechtskraut / 100 ml Wodka

→ Ein Schraubglas zu ¾ mit Ruprechtskraut befüllen und mit Wodka aufgießen. Nach 21 Tagen abfiltern und in dunkle Tropfenzählerflaschen füllen. Täglich für 14 Tage als Kur 3-mal 5 Tropfen einnehmen. Unterstützt das Immunsystem und hält Viren, Bakterien und Pilze in Schach.

Schafgarbe

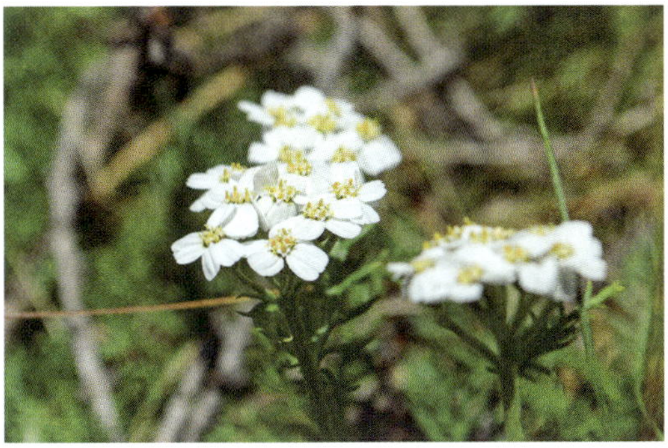

Lat.: Achillea millefolium
Familie: Asteraceae (Korbblütler)
Volksnamen: Jungfernbraue, Milchdieb, Schnittmannskraut, Teufelswürze, Venusbraue
Aussehen: 15–60 cm hoch; grundständige Blätter 1,5–3,5 cm breit; an den obersten 12 cm des Stängels unter dem Blütenstand 3–6 Blätter; Mittelrippe der Stängelblätter 0,6–1,2 mm breit, kaum geflügelt und nicht gezähnt, Blattabschnitte wenig aufgestellt, bis auf den Mittelnerv geteilt, Zipfel 0,2–0,6 mm breit; Zungenblüten weiß, seltener rosa; Früchte 1,5–2 mm lang.
Standort: Wiesen, Weiden, Wegränder, Schuttplätze, kollin – alpin
Sammelzeit: Blätter vom Frühjahr bis in den Herbst, Blüte von Juni bis Mitte September

Volksglaube: Bereits keltische Druiden sollen mit der Schafgarbe das Wetter vorhergesagt habe. Für diese Kunst, so hieß es später, müsse man mit dem Teufel im Bunde sein. Die Kelten nannten diese Pflanze *Beliukandas*, welche auf das Aussehen hinweist: *Beljo* bedeutet Blatt und *canto* steht für Hundertschaft. Auch die Germanen betrachteten die Schafgarbe als sehr heilmächtig. Dies kommt im überlieferten Namen *Garwe*, was so viel wie Gesundmacherin bedeutet, zum Ausdruck. Die Schafgarbe wird immer wieder in alten deutschen Texten als *gahheila,* die Helfende, bezeichnet. Von dieser Bezeichnung stammen so manche Volksnamen, wie „Gachheil" und „Gochal". Bis zum Mittelalter wurde die Schafgarbe als „Augenbraue der Venus" bezeichnet. Im antiken Griechenland gehörte sie zu den wichtigsten Wundkräutern. Die Göttin Aphrodite soll dieses Kraut verwendet haben, um einst eine Verletzung an der Ferse des Helden Achilles zu behandeln, die er sich im Kampf um Troja zugezogen hatte. So kam sie wohl auch zu ihrem lateinischem Namen *Achillea millefolium.*

Kurioses: Die Schafgarbe wurde auch als magischer Schutz verwendet. Sie gehört zu den neun Zauberkräutern, welche an Mariä Himmelfahrt, dem 15. August, zum sogenannten Kräuterbuschen gebunden werden. Mit diesen Buschen schützt man Haus und Hof vor Seuchen, Blitzeinschlag und mancherlei bösem Zauber. Zur Sommersonnwende werden sieben Blütenstiele der Schafgarbe von unverheirateten Mädchen unter das Kopfkissen gelegt. Auf diese Weise soll dann der Zukünftige im Traum erscheinen.

Volksheilkunde und Medizin: Aber nicht nur die Griechen, Kelten und Germanen schätzten diese Pflanze, sie war auch in der Volksheilkunde sehr beliebt. Hildegard von Bingen sagte einst über sie: „Achillea besitze geheime Kräfte für die Wunden." Die Schafgarbe ist seit eh und je ein fester Bestandteil in der Frauenheilkunde. Sie hilft bei Störungen der Regelblutung und Unterleibsschmerzen jeglicher Art. Im Volksmund wird sie liebevoll als das Bauchwehkraut bezeichnet. Sie hilft neben gynäkologischen Problemen auch bei Blähungen, Verdauungsstörungen, Appetitlosigkeit, Völlerei, Übersäuerung und anderem mehr. Sie wirkt schmerzlindernd, krampflösend, beruhigend, magenstärkend, herzstärkend, wundheilend und blutstillend.

Familienwissen: Bei der Verwendung als appetitanregendes bzw. -zügelndes Kraut ist der Zeitpunkt des Verzehrs sehr wichtig: 5 Minuten vor dem Essen eingenommen wirkt die Schafgarbe appetitanregend, 15 Minuten vor dem Essen hingegen appetitzügelnd. Bitterstoffe sollten immer vor dem Essen und ohne Zucker verwendet werden, sonst entfalten sie die gewünschte Wirkung nicht. Ich nutze die Schafgarbe zusätzlich gegen Schmerzen, Bauchweh, Menstruationsbeschwerden, Rheuma und Gicht, indem ich sie als Badezusatz, Salbe, Ölansatz und Tinktur anwende. Auch in meinen Bauchwehkissen darf sie nicht fehlen. Nicht umsonst heißt es: „Schafgarbe im Leib, tut gut jedem Weib."

Schafgarben-Bauchweh-Salbe

1 Handvoll Schafgarbenkraut und -blüte, Spiggelt (Lavendelblüten) zu gleichen Teilen / 100 ml Olivenöl / 5 g Bienenwachs / 5 g Kakaobutter / 10–20 Tropfen ätherisches Lavendelöl

→ Die getrockneten Kräuter im Öl ansetzen und 28 Tage ziehen lassen. Danach abfiltern, 25 ml Ansatz abmessen und im Wasserbad erwärmen. Das Bienenwachs darin lösen und die Kakaobutter dazugeben. Vom Herd nehmen und unter Rühren das ätherische Lavendelöl dazugeben. Abfüllen und über Nacht offenstehen lassen. Die schmerzende Stelle einreiben und warm abdecken, bis die Schmerzen nachlassen. Eignet sich auch gegen Koliken bei Babys.

Schafgarbentinktur

1 Handvoll frisches Schafgarbenkraut / 100 ml Wodka

→ Das Kraut in ein Glas geben und mit dem Wodka auffüllen, dann 21 Tage an einem warmen Ort durchziehen lassen. Abseihen, in eine dunkle Flasche füllen und täglich 3-mal 5 Tropfen einnehmen. Hilft bei Blähungen, Magenkrämpfen und Verdauungsstörungen.

Feuchtwarmer Leberwickel

1 Handvoll Schafgarbenkraut

→ Das Kraut mit ½ l Wasser überbrühen und abgedeckt 15 Minuten ziehen lassen, dann in eine Schüssel abseihen. Ein großes Leintuch einweichen und vollsaugen lassen, herausnehmen und etwas auswringen, dann von der Brust bis zur Hüfte um den Leib wickeln, ein Badetuch und eine Decke darüber wickeln und in eine zusätzliche Decke eingepackt ruhen (eventuell auch mit einer Wärmflasche). 15–30 Minuten einwirken lassen. 1-mal täglich durchgeführt, unterstützt diese Anwendung die Leberfunktion.

Schafgarben-Sitzbad

2 Handvoll Schafgarbenkraut

→ Das Kraut mit 2 l Wasser überbrühen, 15 Minuten ziehen lassen, dann abseihen und in das Sitzbadewasser eingießen. 10 Minuten darin baden. Sollte es zu kühl werden, warmes Wasser nachgießen, auf keinen Fall zu kalt werden lassen. Danach gut abtrocknen und den Unterleib warm halten. Das Bad wirkt krampflösend, zusammenziehend, entzündungs- und keimhemmend sowie blutstillend.

Schafgarbe wird nicht nur als Medizin verwendet, sondern auch als Würzkraut in der Küche. Dafür kommen frische und feine Blätter und Triebe zum Einsatz. Das würzige aromatische Kraut verfeinert Suppen, Soßen, Salate, Pestos, Sirupe und vieles mehr.

Salat mit Schafgarbe

1 Salatkopf / einige kleine Tomaten / einige kleine Salatgurken / 1 Handvoll junge Schafgarbenblätter / Salz / Pfeffer / Essig / Olivenöl / etwas Zitronensaft

→ Salat waschen und klein zupfen, Tomaten und Salatgurken schneiden. Die jungen Schafgarbenblätter beimengen und mit Salz, Pfeffer, Essig, Olivenöl und einem Spritzer Zitronensaft anrichten.

Tomatenpesto mit Schafgarbe

6–7 getrocknete Tomaten / 2 EL frische oder getrocknete Schafgarbenblätter und, wenn vorhanden, -blüten / 2 EL frischen oder getrockneten Oregano / eventuell 1–2 Knoblauchzehen / 1 Handvoll Kürbiskerne oder Nüsse nach Wahl / Salz / Pfeffer / 100 ml Olivenöl

→ Die Zutaten nur fein hacken und nicht pürieren – die Konsistenz soll etwas gröber sein. Ich gebe meist keinen Knoblauch dazu, da er vom Geschmack her nicht unbedingt benötigt wird. Wenn ich die Mischung als Pesto oder zum Marinieren verwende, verzichte ich auch bisweilen auf die Nüsse. Als Brotaufstrich nehme ich gerne etwas mehr Tomaten und Nüsse. Die Menge der einzelnen Zutaten variiert also je nach Verwendungszweck.

Schafgarbenöl

1 Handvoll getrocknete oder frische und angetrocknete Schafgarbenblüten / 1 l Olivenöl

→ Die Schafgarbenblüten in ein weites Glas geben, dann mit dem Öl aufgießen und 28 Tage an einem warmen Ort durchziehen lassen. Abseihen und in eine dunkle Flasche füllen. Wer das Öl zum Verfeinern von Speisen oder zum Braten in der Küche verwendet oder es ganz einfach würzig möchte, sollte es beim Durchziehen mit etwas Chili und Knoblauch anreichern.

Schlehe

Lat.: Prunus spinosa
Familie: Rosaceae (Rosengewächs)
Volksnamen: Deutsche Akazie, Heckendorn, Schleachn, Schwarzdorn, Wilder Zwetschgenbaum
Aussehen: Bis zu 3 m hoher, sparrig-ästiger Stauch mit dunkler Rinde und Dornen; Blätter lanzettlich, 2–4 cm lang, spitz gezähnt, beidseits dunkelgrün; Blüten vor den Blättern erscheinend, weiß, einzeln auf kurzen, starren Stielen; Frucht kugelig, blau, bereift, aufrecht, mit saftigem, grünem Fleisch und großem Steinkern.
Standort: Hecken, Waldränder, kollin – montan
Sammelzeit: Blüten von März bis Mai, Früchte ab August

Volksglaube: Das aus der Rosenfamilie stammende Gewächs ist hierzulande nicht mehr so häufig anzutreffen; es tritt noch im Vinschgau, Eisacktal und Unterland auf. Dieser Strauch war meist in den Hag eingegliedert und als Schwarzdorn, Heckendorn, Wilder Zwetschgenbaum oder Deutsche Akazie bekannt. Seine Rinde ist fast ganz schwarz und durch seinen dichten, dornig besetzten Wuchs eine gute Abwehr für Haus und Hof. Bei unseren Vorfahren war er ein Symbol für Schönheit, Leben und Tod, Licht und Schatten, alles Störende und Hinderliche, Verschanzung und Abwehr. Es gab ein jährliches Ritual, bei dem man durch einen kleinen Spalt im Hag hindurchschlüpfte, und dabei die negativen Erfahrungen des vorausgehenden Jahres abstreifte. Man weiß nicht genau, welche Rolle der Schwarzdorn dabei spielte, aufgrund seiner Symbolik schrieb man ihm aber wohl einen reinigenden Effekt zu. Das Volk glaubte, dass es bei einer reichen Schlehenblüte auch reichlich Kinder geben würde. Die Kelten verehrten dieses Gewächs, da sie Feen in seinen Zweigen vermuteten. So manche Sage ragte sich um diese Hecke und wer seine Liebste sicher wissen wollte, baute sein Haus hinter einem Hag aus Schwarzdorn. Bis ins 15. Jahrhundert galt die Schlehe als Zauberpflanze, die gerade in Belangen des Wetters Einsatz fand.

Volksheilkunde und Medizin: In der Volksheilkunde sagt man der Schlehe eine mild abführende, blutreinigende, magenstärkende, zusammenziehende und blutstillende Wirkung nach. Die Beeren waren vermutlich ein wichtiger Bestandteil des menschlichen Alltags. Ab dem Mittelalter verwendete man die

Früchte zur Empfängnisverhütung und Abtreibung. Aß eine Frau eine solche Frucht, so musste sie dies beichten. Die Spinnerinnen kauten sie hingegen, um den Speichelfluss anzuregen.

Familienwissen: Ich setze die Schlehe als Gurgelmittel bei Rachen- und Zahnfleischproblemen sowie als Badezusatz oder Wickel bei Wunden und Ekzemen ein. Als Tee verwende ich sie bei inneren Blutungen - wobei immer ein Arzt zu konsultieren ist! - sowie bei Magen-Darm-Leiden. Wie man in meiner Familie ihre blutstillende Wirkung nutzte, ist mir nicht genau bekannt, vermutlich aber als Wundauflage der frisch zerriebenen Blätter und Früchte. Vielleicht hat man aber auch eine Salbe damit ausgekocht. Meine Verwandten haben den Tee aus den Früchten sehr gelobt, denn sie waren der Meinung, dass es das unschädlichste aller Abführmittel sei und gleichzeitig den Magen stärke. Sie haben auch Gänsefingerkraut und Schlehenbeeren gemischt, um Unterleibs- und Magenkrämpfe zu lindern. Ebenso galten die Beeren als reaktivierend und wurden zur Kräftigung nach einer Grippe eingesetzt.

Schlehdorntee

1 TL Schlehenblüten

→ Die Blüten mit 1 Tasse Wasser überbrühen und 10 Minuten ziehen lassen, täglich 2–3 Portionen trinken. Dies kräftigt den Organismus.

In der Küche haben diese Früchte mittlerweile einen sehr hohen Beliebtheitsgrad erlangt. Ob als Marmelade, Kompott, Likör oder Schlehenoliven werden sie in der gehobenen Küche sehr häufig zu erlesenen Speisen gereicht.

Schlehenoliven in Salzlake

1 l Wasser / 400 g Salz / 1 Gewürznelke / 1 Lorbeerblatt / 1 Bund Thymian / 1 TL Pfeffer / 500 g frische Schlehenfrüchte

→ Das Wasser mit dem Salz und den Gewürzen aufkochen, bis sich das Salz gelöst hat. Die gewaschenen Schlehen in ein Glas füllen. Mit dem Sud übergießen, gut verschließen und in der ersten Woche häufiger schütteln. Nach 5 Monaten Ruhezeit sind die Schlehenoliven fertig.

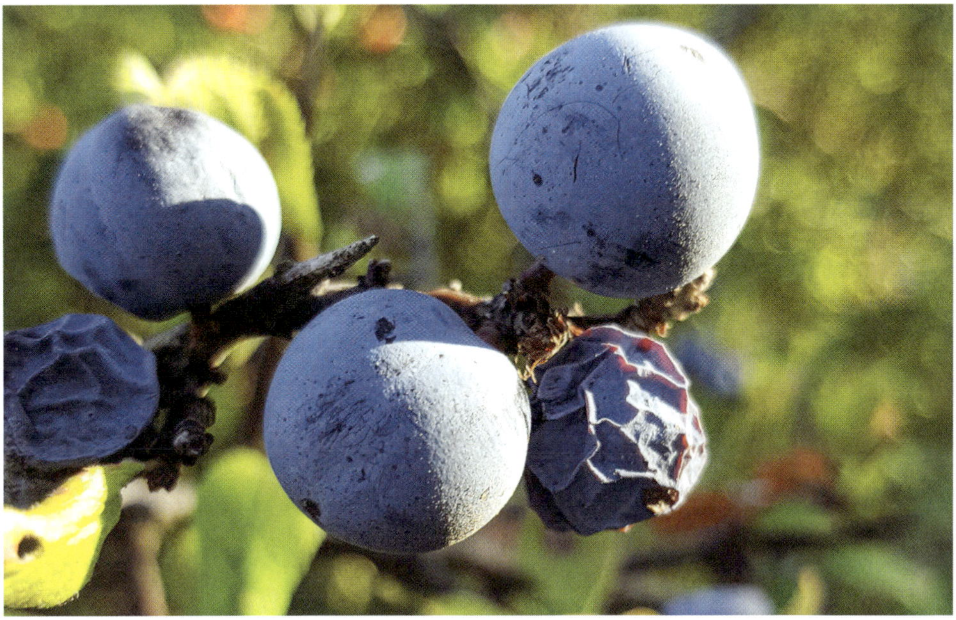

Schlehenessig

1–2 Handvoll frische Schlehenfrüchte / 3–4 EL Kandiszucker /
1 Stück geschnittener Ingwer / 1 l Apfelessig

→ Schlehen waschen und abtropfen lassen. Mit einer Nadel die Früchte durchlöchern, in ein weites Glas füllen und mit den restlichen Zutaten auffüllen. 6 Monate ziehen lassen und dann abfiltern.

Schlehenchutney

100 g Dörrpflaumen / 75 g gehackte Zwiebeln / 1 EL Traubenkernöl /
300 g geschnittene und entkernte Schlehenfrüchte / 1 TL Salz / 1 kleine Chilischote /
80 g Honig oder Zucker / 10 g geriebener Ingwer / ½ TL Piment / ½ TL Pfeffer /
etwas Essig

→ Die Dörrpflaumen einige Stunden in Wasser einweichen, bis sie schön aufgegangen sind, dann klein hacken. Zuerst die Zwiebeln im Traubenkernöl andünsten, dann die Schlehenfrüchte und Dörrpflaumen in den Topf geben. Etwas köcheln lassen, mit den restlichen Zutaten ca. 15 Minuten weiter kochen und dann abfüllen. Passt sehr gut zu Käse, gekochtem und gebratenem Fleisch.

Schlüsselblume

Lat.: Primula veris
Familie: Primulaceae (Primelgewächse)
Volksnamen: Bärenaurikel, Gichtblume, Heiratsschlüssel, Himmelschlüssel, Madaun, Peterschlüssel, Primel
Aussehen: 10–30 cm hoch; Blätter in grundständiger Rosette, eiförmig, Spreite plötzlich in den allmählich schmaler geflügelten Stiel zusammengezogen, behaart, runzelig; bis 20 Blüten in einseitiger Dolde, Krone goldgelb, gegen den Schlund orange, Saum schüssel- bis trichterförmig, mit wenig ausgerandeten Zipfeln, wohlriechend; Kelch aufgeblasen, kantig; Frucht 5–10 mm lang, kürzer als der Kelch.
Standort: trockene Wiesen, meist auf Kalkböden, kollin, montan – subalpin
Sammelzeit: Blüte im zeitigen Frühjahr

Volksglaube: Einer alten Sage zufolge soll Petrus der Himmelsschlüssel entglitten und auf die Erde gepoltert sein. Daraus entstand die Echte Primel – bis heute gilt sie als der Schlüssel zu überirdischen Toren und Gefilden, welche unsagbare Schätze bergen. Wer ein solchen Schatz findet, sollte dabei den Schlüssel nicht achtlos zurücklassen, denn ansonsten zerfällt all das Gold, mit dem man sich die Taschen vollgestopft hat, zu Staub. Solche Geschichten gibt es viele und wenn man sich diese Pflanze genauer ansieht, dann lässt die Form der Blüte tatsächlich an einen Schlüssel denken. Als einer der ersten Frühlingsboten guckt sie aus der Erde hervor und vertreibt mit ihren goldgelben Blüten den Winter. Es gibt unter den Primelgewächsen mehrere großartige Heilpflanzen, aber am weitesten bekannt ist die Verwendung der Schlüsselblume. Dabei unterscheiden die meisten nicht zwischen der Echten Schlüsselblume und der Wald-Schlüsselblume. Die Wald-Schlüsselblume ist jedoch üppiger und heller und zeigt eine andere Blüte. Selbst bei der Echten Schlüsselblume gibt es drei Arten: die Frühlings-Schlüsselblume, die Gewöhnliche Frühlings-Schlüsselblume und die Graufilzige Frühlings-Schlüsselblume.

Volksheilkunde und Medizin: Hildegard von Bingen empfahl die „Hymelslozel“, also die Schlüsselblume, welche „alle Kraft der Sonne“ in sich birgt, bei Melancholie. Bei diesem Zustand des Menschen ist der gesamte Verdauungs- und Entgiftungsprozess aufgrund des seelischen Ungleichgewichtes nur mehr eingeschränkt tätig. Auch der Anthroposoph Rudolf Steiner spricht von einer ähnlichen Verwendung der Schlüsselblume wie Hildegard von Bingen.

Familienwissen: Die Schlüsselblume entfaltet aber nicht nur eine positive Wirkung auf die Psyche. In meiner Familie wird die Pflanze auch als Erkältungs- und Grippemittel sowie bei Rheuma- und Gichtbeschwerden eingesetzt. Sie ist schweißtreibend, hustenstillend, auswurffördernd, fiebersenkend, krampflösend, schlaffördernd, beruhigend, schmerzstillend und ausgleichend. So werden bei Erkältungen die Blüten als Tee getrunken, da sie den Schleim lösen und auswerfen. Sollte ein fiebriger Infekt dazukommen, dann wirkt der Schlüsselblumentee schweißtreibend und fiebersenkend. Auch bei Brustentzündungen und Kopfschmerzen führte man damit eine Linderung herbei. Zum einen beruhigt der Tee, zum anderen regt er aber auch unser Gehirn an, deshalb wird er bei Schwindel, Herzschwäche, Kräftigung der Hirnvenen, Gliederzittern, Gliederschmerzen, allgemeiner Schwäche und Schlaflosigkeit zubereitet und getrunken.

Hexenschuss-Tinktur

1 l Wodka / 40 g frische Schlüsselblumenblüten / 30 g frische Beinwellwurzel / 50 g frischen, jungen oder 20 g getrockneten Wurmfarn / 20 g getrocknete Arnikablüte

→ Alle Zutaten vermengen, 28 Tage an einem warmen Ort in der Küche ansetzen und dann abfiltern. Bei Schmerzen diese Tinktur zum Einreiben verwenden.

Teemischung bei Schlafstörung

50 g Schlüsselblumenblüten / 25 g Lavendelblüten / 10 g Johanniskrautblüten / 15 g Weißdornblüten, -blätter oder -früchte / 5 g Baldrianwurzel, alle getrocknet

→ 1 TL mit 1 Tasse heißem Wasser übergießen und eine Stunde vor dem Zubettgehen trinken.

Schlüsselblumentee bei Erkältung

1 TL getrocknete Schlüsselblumenblüten

→ Die Blüten mit 1 Tasse Wasser kalt ansetzen und 4 Stunden ziehen lassen. Dann abfiltern und auf Mundwärme erwärmen, über den Tag verteilt 3 Tassen trinken.

Schlüsselblumenöl

30 g getrocknete Schlüsselblumenblüten / ¼ l Avocadoöl (ersatzweise Mandelöl)

→ Die Blüten in ein Glas geben, mit dem Öl mischen und 28 Tage an einem warmen Ort ziehen lassen, dann abfiltern und in saubere Flaschen füllen. Täglich 3-mal mit dem Öl einreiben – dies lindert Nervenschmerzen und Juckreiz. Man kann damit auch eine Salbe anrühren.

Schlüsselblumenlikör

1 Handvoll frische Schlüsselblumenblüten / ¼ l Wodka / ¾ l Wasser / 1 kg Zucker

→ Alle Zutaten in ein Schraubglas geben und 10–14 Tage an einem warmen Ort stehen lassen. Für eine leichte Frische noch einige Minzblätter für eine halbe Stunde dazugeben. Alles abseihen und auf 1 l Flüssigkeit 1 kg Zucker dazugeben, leicht erwärmen und so lange rühren, bis sich der Zucker gelöst hat. Ich gebe meist nur den halben Zucker dazu, weil mir das Grundrezept zu süß ist. Im lauwarmen Zustand in Flaschen abfüllen und verschließen.

Schlüsselblumensirup

2–3 Handvoll frische Schlüsselblumen / 2 l Wasser / Saft von 1 Zitrone / 5 in Scheiben geschnittene Zitronen / 3 kg Zucker

→ Schlüsselblumen mit Wasser, Zitronensaft und -scheiben ansetzen, über Nacht durchziehen lassen und am folgenden Tag durchsieben. Alles erhitzen und mit dem Zucker einkochen, abfüllen und verschließen. Eignet sich hervorragend als Aperitif.

Schlüsselblumenhonig

500 g frische Schlüsselblumenblüten / Saft von 1 Zitrone / 1 kg Zucker / 1 l Wasser

→ Die Blüten im Wasser kurz aufkochen und über Nacht ziehen lassen. Am darauffolgenden Tag abfiltern und erneut zum Kochen bringen, dann die Temperatur reduzieren und den Zucker sowie den Zitronensaft dazugeben. So lange köcheln, bis ein zähflüssiger Sirup entstanden ist, diesen in saubere Gläser füllen. Ein wunderbarer Brotaufstrich und Ersatzhonig.

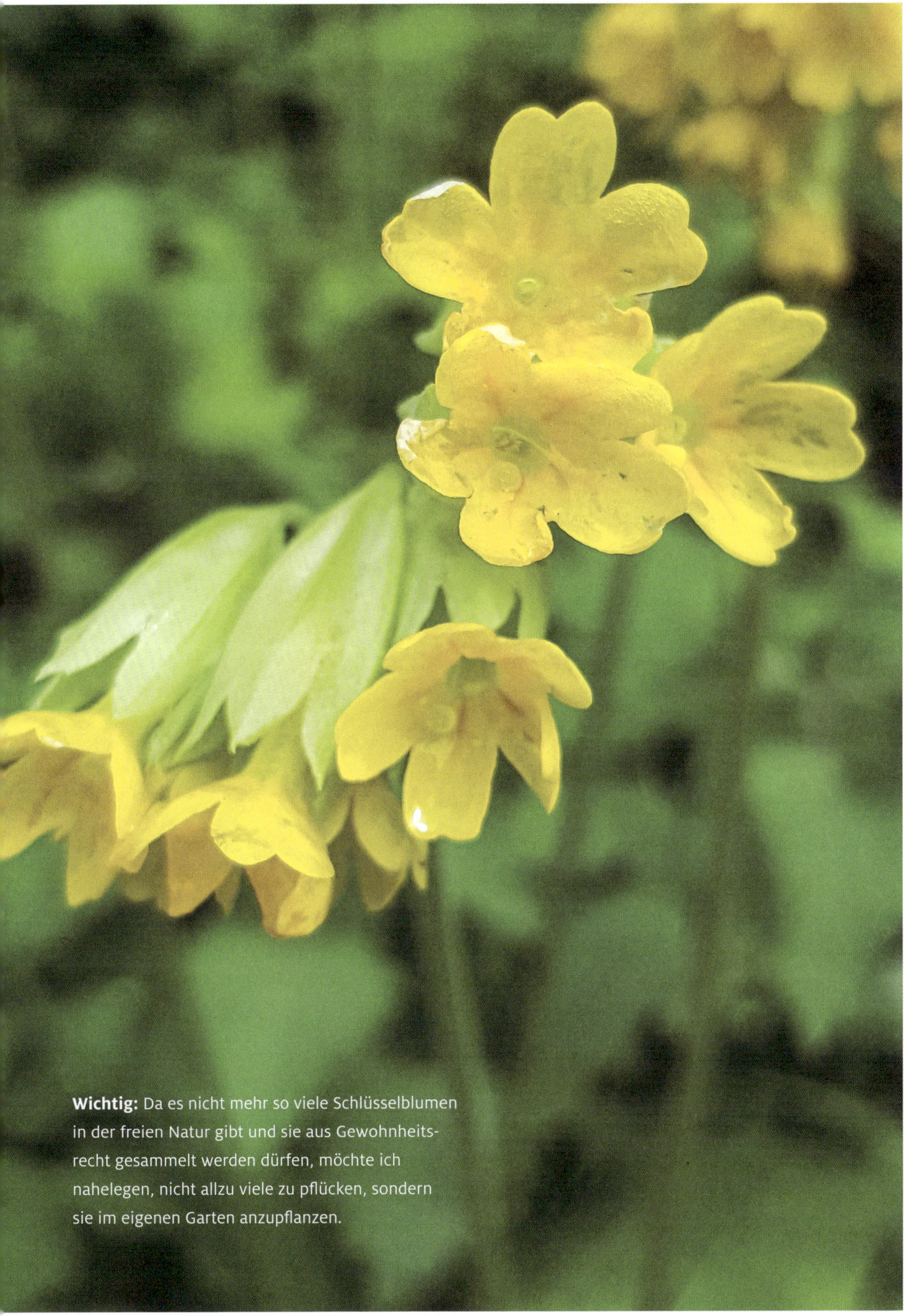

Wichtig: Da es nicht mehr so viele Schlüsselblumen in der freien Natur gibt und sie aus Gewohnheitsrecht gesammelt werden dürfen, möchte ich nahelegen, nicht allzu viele zu pflücken, sondern sie im eigenen Garten anzupflanzen.

Schwarzer Holunder

Lat.: Sambucus nigra
Familie: Adoxaceae (Moschuskrautgewächse)
Volksnamen: Fliederbeer, Holler
Aussehen: Bis zu 7 m hoher Strauch oder Baum; Äste mit weißem Mark; Blätter gegenständig, gefiedert, mit meist 5 Teilblättern, diese breit-lanzettlich, zugespitzt, fein gezähnt, meist asymmetrisch, 5–10 cm lang; Blüten in wenig gewölbten doldigen Rispen; Krone weiß oder gelblich weiß, verwachsen, mit undeutlicher Röhre und 5 breiten Zipfeln, Durchmesser 5–7 mm; Staubblätter gelb; Fruchtstand überhängend; Frucht eine kugelige, schwarze Beere, Durchmesser 4–6 mm.
Standort: Waldschläge, Gebüsche, oft auch kultiviert, kollin – montan
Sammelzeit: Rinde und Holz von Oktober bis Februar, Blätter von April bis August, Blüte von Mai bis Juli, Früchte im vollreifen Zustand von August bis September

Wissenswertes: Bei uns in Europa wird zwischen drei Holunderarten unterschieden: Der Schwarze Holunder ist auch jener, welcher als alte Bauernmedizin gilt. Der Rote Holunder wird sehr selten verwendet, wobei der aus den Beeren gewonnene Saft sehr wohlschmeckend ist. Dabei sollte man aber sehr reinlich arbeiten und die Buttersäure vorsichtig abschöpfen, ansonsten riecht der gesamte Saft wie eine Stinkbombe. Eine andere Holunderart, der Attich- oder Zwerg-Holunder, ist sehr giftig. Vorsicht ist aber bei sämtlichen Holunderarten angebracht: Alle enthalten Blausäure und sind im ungekochten Zustand giftig. Wer einmal von rohen Holunderbeeren probiert hat, wird starke Bauchschmerzen bekommen haben. Erbrechen und Durchfall sind meist die Folge. Wenn man die Pflanzenteile aber erhitzt, so vernichtet man automatisch die giftige Blausäure.

Volksglaube: Die Kelten weihten den Holunder ihrer großen Göttin Holle. Sie ist die Hüterin allen Lebens, zuständig für das Werden und Vergehen. Man erzählte sich, dass man in das Reich der Frau Holle gelange, wenn man unter einem Holunderbusch einschläft. Deshalb war der Holunderbusch auch ein unverzichtbares Element vieler Sagen und Märchen. Eines der bekanntesten Märchen, das mit dem Holunder in Zusammenhang steht, ist „Frau Holle“, welches die Gebrüder Grimm nach einer alten keltischen Sage niederschrieben. Aber warum waren Märchen überhaupt so wichtig? Da man des Schreibens und Lesens nicht mächtig war, überlieferte man das Wissen in Form von Geschichten,

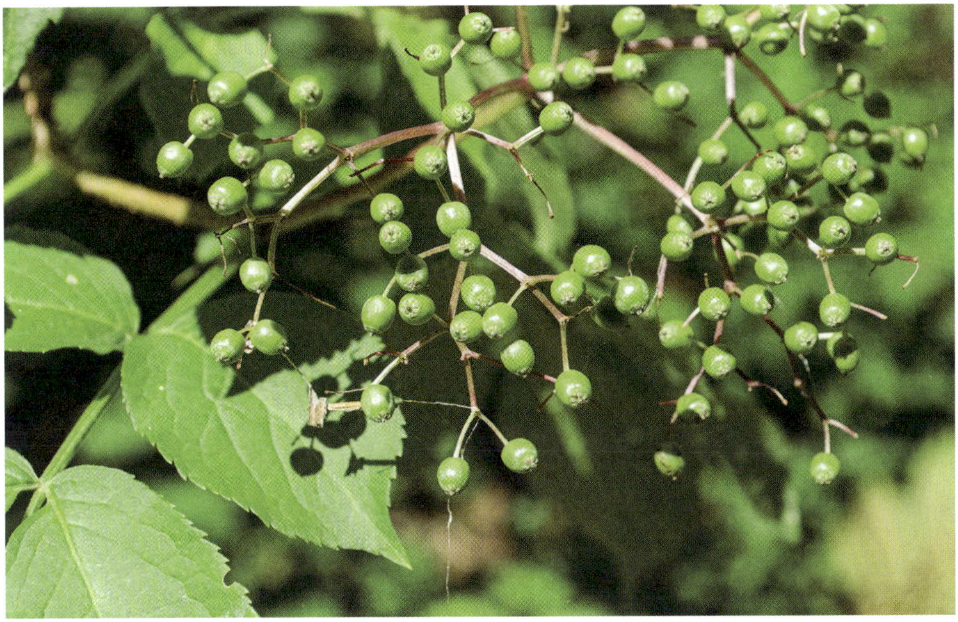

die von Generation zu Generation weitererzählt wurden. Eines war sicher: Die „Hollermutter" war ein Garant für Leben, Gesundheit und den Schutz des Hauses. Deshalb sollte in jedem Garten ein Holunder stehen.

Kurioses: Noch heute glaubt man, dass – wenn man den Holunderstrauch einfach so fällt – jemand in der Familie krank wird, ja sogar sterben kann.

Volksheilkunde und Medizin: Die einzelnen Teile des Holunders wirken unterschiedlich: Die Blüten sind schweiß- und harntreibend, fiebersenkend und blutreinigend, die Beeren hingegen magen- und darmreinigend und sehr reich an Vitaminen, Anthocyanen, Mineralstoffen und Spurenelementen.

Familienwissen: Der Holunder ist unsere Hausapotheke. Schon seit Generationen verwenden wir die gesamte Pflanze vom Holz bis zur Frucht. Viele werden sich fragen, warum. Die als Tee zubereitete Rinde dient zur innerlichen Reinigung, sollte aber aufgrund ihrer Intensität mit Bedacht angewendet werden. Die Blätter verwenden wir zum Entschlacken in den zeitigen Frühjahrsmonaten. Eine Großtante hat mir erzählt, dass sie die Holunderblätter in den Grippetee gibt. Ich persönlich kann mich daran erinnern, dass meine Großmutter den Holunder als Auflage bei Halsschmerzen und als Salbe bei schlecht heilenden Wunden verwendete. Die letztere Anwendung ist vor allem in unserem Tal verankert und scheint keltischen Ursprungs zu sein.

Entschlackungstee

10 g Holunderblätter / 10 g Birkenblätter / 10 g Brennnesselblätter /
10 g Erdbeerblätter / 10 g Ackerschachtelhalm

→ 1 TL der Mischung mit 1 Tasse Wasser überbrühen und 2 Tassen davon über den Vormittag verteilt trinken. Die Frühjahrskur sollte 14–21 Tage dauern und bei abnehmendem Mond begonnen werden.

Hals-Blattauflage

→ 5–6 frische Holunderblätter auf ein Halstuch legen und dieses um den Hals binden. Einige Male wechseln. Da im Winter keine Blätter vorhanden sind, verwendet meine Familie die weiche Rinde von einem 2–3 cm dicken Ast. Wirkt bei Halsschmerzen.

Blättersalbe

insgesamt 1 Handvoll getrocknete Holunderblätter, -rinde und -blüten /
insgesamt 1 Handvoll Gänseblümchen, Arnikablüten, Fichtennadeln und Quendelkraut / 100 ml Olivenöl / 5 g Bienenwachs / 5 g Lanolin

→ Aus allen Zutaten einen Ölansatz bereiten und 28 Tage ziehen lassen. 25 ml abmessen und im Wasserbad mit dem Bienenwachs und dem Lanolin verrühren. Ich habe das Rezept abgeändert, statt des einst gebräuchlichen Schweineschmalzes (das heute nur sehr schwer in guter biologischer Qualität erhältlich ist und schnell schlecht wird) verwende ich Olivenöl. Als Wundsalbe sehr wirksam.

Die Holunderblüten pflücken wir im voll erblühten Zustand. Sie werden getrocknet, in der Küche verarbeitet, als Essigansatz und für Salben und Tinkturen verwendet. Ein getrockneter Blütentee wirkt bei einem grippalen Infekt fiebersenkend, schweißtreibend, entzündungshemmend und kräftigend auf das Immunsystem.

Grippetee

1 Handvoll Holunderblüten, Lindenblüten, Himbeerblätter zu gleichen Teilen

→ Alle Zutaten mit heißem Wasser übergießen und tagsüber 2–3 Tassen davon trinken.

Die Blüten lege ich auch in Apfelessig ein und verwende diesen bei Fieber für Wadenwickel.

Holunderblütenessig

10 Holunderblüten / 1 l Apfelessig

→ Die äußersten Blüten von den Rispen lösen und in ein weites Glas füllen, dann mit dem Essig aufgießen. 3–4 Wochen in der Küche stehen lassen, ab und zu schütteln und abfiltern. Bei Fieber kühles Wasser in eine Schüssel geben, 1–2 EL Essig beimengen, ein Tuch darin eintauchen und auswringen, dann um die Waden wickeln. Mit einem Handtuch nochmals umwickeln, damit das Bett nicht nass wird. Wer keine Wadenwickel mag, kann mit dem Essigwasser auch den Schweiß abwischen. Diesen Essig verwende ich auch zum Verfeinern von (vor allem winterlichen) Salaten.

Holunderblütensirup

30 Holunderblüten / 3 l Wasser / 5 in Scheiben geschnittene Zitronen / 1 Glas weißer Essig / 3 kg Zucker

→ Die Blüten zuerst unter ein weißes Tuch legen, damit sich kleine Käfer verziehen. Dann mit dem heißen Wasser, den Zitronenscheiben und dem Essig in einen Topf geben und eine Nacht durchziehen lassen. Abfiltern und in einem Topf mit dem Zucker erhitzen, bis sich dieser gelöst hat. Noch heiß in Flaschen füllen, gut verschließen und für die Wintermonate in die Vorratskammer geben. Den Sirup kann man z. B. für das Mischgetränk „Hugo" verwenden.

Holunderblüten-Apfel-Kuchen

Für den Teig: 240 g Dinkelmehl / 120 g Butter / 3 EL Birkenzucker / 1 EL Zimt- und Nelkenpulver zu gleichen Teilen / 1 Prise Salz /
für die Kuchenfüllung: 100 g gemahlene Mandeln / 3 Eier / 250 g Sahne / 2 EL Ricotta / 4 EL Honig / 100 g Holunderblüten ohne Stiele / 3 geriebene Äpfel

→ Für den Teig alle Zutaten mit den Händen verkneten, dann auf einem Backpapier ausrollen und in die Kuchenform geben. Für die Füllung alle Zutaten bis auf die Holunderblüten und die Äpfel zusammenrühren, dann auch diese unterheben. Auf dem vorbereiteten Kuchenteig verteilen und im Ofen bei 180 °C 50–60 Minuten backen.

Holunderblütenküchlein

3 Handvoll Holunderblüten / Frittieröl / für den Teig: 100 g Dinkelmehl / 200 ml Milch / 2 EL Honig / 1 Eigelb / 1 Prise Salz / 1 Eiweiß

→ Zuerst die Blüten abschütteln oder unter ein weißes Tuch legen, damit sich eventuelle Kleintiere entfernen. Danach kleine Blütenteile von der Dolde brechen. Das Eiweiß zu Schnee schlagen und die restlichen Zutaten zu einem glatten Teig verrühren; den Eischnee erst zum Schluss unterheben. Sollte der Teig zu dick sein, noch etwas Milch beifügen. Dann in einem Topf das Öl erhitzen, Blüten in den Teig eintauchen und frittieren. Auf Küchenpapier abtropfen lassen und servieren. Ich bestreue die Blütenküchlein mit etwas Staubzucker und serviere eine Kugel Vanilleeis dazu.

Die Früchte verwenden wir für Säfte, Sirupe, Marmeladen, Süßspeisen, Liköre und die sogenannte Hollersülze. Sie sind sehr vitaminreich, aber im rohen Zustand giftig, deshalb sollte man sie vor dem Verzehr kochen. Wenn man sie in einen Tee oder ein Müsli geben möchte, dann entfernt man die Beeren mit einer Gabel von den Dolden, gibt diese auf ein Backblech und trocknet sie bei 100 °C über mehrere Stunden im Backrohr. Ein kleiner Spalt des Backrohrs bleibt dabei stets geöffnet. Danach kann man die Beeren essen, denn die Hitzeeinwirkung macht sie ungiftig.

„Hollersülze"

1 kg Holunderbeeren ohne Dolden

→ Dieses Rezept erfordert viel Zeit und Geduld: Die Beeren 12–13 Stunden leicht in einem Topf köcheln, bis eine dickliche Masse entstanden ist. Sollten sie am Anfang zu verbrennen drohen, ein wenig Wasser dazugeben. Die Masse immer wieder umrühren, damit sie gleichmäßig kocht und nicht am Topfboden anbrennt. Nachdem sie fertig ist, in ein Glas abfüllen und täglich vorbeugend 1 TL davon einnehmen. Die „Hollersülze" ist gut für das Immunsystem.

Holunderlikör

2–3 kg Holunderbeeren ohne Dolden / 800 g Zucker / 800 ml Wodka / 2 kleine Zimtstücke / 1 TL Gewürznelken / Zesten von 1 Zitrone / 3–4 Kardamomkapseln / 1 TL Piment

→ Die Beeren entsaften. Sollte man das nicht mit einem Dampfgarer machen, so den frisch gepressten Saft stattdessen in einem Topf aufkochen. Ansonsten 1 Liter Saft abmessen, mit dem Zucker vermischen und gut verrühren, bis dieser sich gelöst hat. Dann die Gewürze und Zitronenzesten dazugeben und über Nacht ziehen lassen. Abfiltern und ca. 800 ml Wodka zum kalten Sirup gießen, danach abfüllen. Diesen Likör verwendet meine Familie nicht als Genussmittel, sondern als Erkältungsmedizin. Ein Schnapsgläschen voll davon so heiß wie möglich trinken, dann zu Bett gehen – am Tag darauf ist man wieder fit.

Holunderbeersaft

2,5 kg gesäuberte und abgezupfte Holunderbeeren / 1 Vanilleschote / 1 TL Kardamomkapseln / 3 Sternanise / 1 TL Koriandersamen / 2 Zimtstangen / 1 Stück geschnitten Ingwer / 1 TL Gewürznelken / Saft von 4 Orangen / 800 g Zucker

→ Die Beeren in den Dampfentsafter geben und entsaften. Danach die Gewürze in den heißen Saft geben und über Nacht ziehen lassen. Am nächsten Tag abseihen und in einem Topf mit dem Orangensaft und Zucker kurz aufkochen, bis dieser geschmolzen ist. Anschließend in saubere Flaschen abfüllen.

„Hollermus"

Holunderbeeren von 10–12 Dolden / etwas Zucker / Salz / 1 l Milch / 200 g Weizenmehl / etwas Butter

→ Aus den Beeren einen Saft herstellen, einen ½ l davon abmessen und in einen Topf geben. Den Zucker hinzufügen und diesen auflösen, ein wenig salzen und die Milch dazugeben. Dann das Weizenmehl einstreuen und unter ständigem Rühren zu einem Mus kochen. Sollte das Mus zu dünnflüssig bleiben, etwas mehr Mehl nehmen. Die fertige Speise mit geschmolzener Butter übergießen und servieren. Sie ist zwar ungewohnt lilafarben, schmeckt aber unglaublich gut. Das Mus kann mit Griesnocken oder Griesdampfnudeln begleitet werden.

Silberdistel

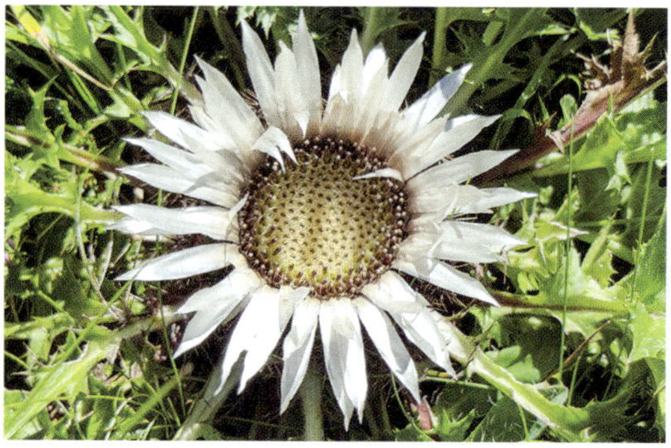

Lat.: Carlina acaulis
Familie: Asteraceae (Korbblütler)
Volksnamen: Carlina, Eberwurz, Einhaken, Engelsdistel, Jägerbrot, Karlsdistel, Kraftwurz, Nebelpflanze, Silberwurz
Aussehen: Stängel sehr kurz oder 30–60 cm hoch, meist aufrecht, meist einköpfig; Blätter wellig-fiederschnittig, mit tief geteilten Abschnitten, stachelig gezähnt; Köpfe von den zungenförmigen, strahlig ausgebreiteten, silberweiß glänzenden inneren Hüllblättern umgeben, Durchmesser mit diesen 5–12 cm; Blüten röhrenförmig, weißlich bis braunpurpurn; Früchte 4–5 mm lang, rotbraun behaart, mit 10–15 mm langen, fedrigen Pappusborsten.
Standort: magere Wiesen und Weiden, lichte Wälder, kollin – montan
Sammelzeit: Wurzeln von September bis November

Wissenswertes: Wenn wir uns diese Pflanze mal genauer ansehen, strahlt sie uns wie eine Sonne entgegen. Sie weiß sich aber auch zu wehren und lässt sich mit ihren Dornen nicht so einfach pflücken. Ihr Blütenboden ist geschmacklich dem der Artischocke ähnlich. Wer an der frischen Wurzel riecht, der wird aus dem Staunen nicht herauskommen, verströmt sie doch den animalischen Geruch eines Ebers. Die Pflanze bevorzugt besonders reiche Böden und diente dem Menschen wohl schon in der Frühzeit als Nahrung. Lange Zeit wurde der Blütenboden Kindern als Kräftigungsmittel verabreicht. Noch heute werden Blütenböden im ladinischen Sprachraum verspeist und ich kann sagen, sie schmecken außerordentlich gut. Zwar steht die Silberdistel mittlerweile unter Naturschutz, aber man kann sie auch sehr gut im eigenen Garten ziehen. Sie wird dann mit 30-60 cm Höhe etwas größer als die Exemplare in freier Natur, dies tut dem Geschmack jedoch keinen Abbruch.

Volksglaube: Als einst im Heer Karls des Großen eine Pestseuche wütete und die Soldaten nur so dahinraffte, erschien dem Herrscher ein Engel im Traum. Dieser befahl dem König, er solle am Morgen einen Pfeil in die Luft schießen. Jene Pflanze, die er treffen würde, wäre das Kraut, welches die Seuche bekämpfen würde. Der Kaiser tat wie geheißen und der Pfeil blieb in der Eberwurz stecken. Seitdem heißt sie im Volksmund Karlsdistel oder Engelsdistel. Neben dieser Legende gibt es noch weitere Mythen, die sich um diese Pflanze ranken. Nach wie vor dient sie als Wetterbote: Schließt sich ihre Blüte, so kommt ein Gewitter oder Regen kündigt sich an. Jeder ihrer Namen – ob Wetterdistel, Eberwurz oder Jägerbrot (wie wir sie nennen) – ist ein Hinweis darauf, wie unsere Vorfahren sie einsetzten. Eberwurz oder Jägerbrot verraten, dass sie als kräftigendes Mittel benutzt wurde. So wurde die Silberdistel jungen Männern verabreicht, um eine lange Zeugungsfähigkeit zu garantieren. Bei uns im Tal erzählte mir einst eine Frau, dass die Silberdistel an die Haustür gehängt wurde, damit in diesem Haus reichlich Kinder gediehen. Aber auch der Name Mariendistel kommt nicht von ungefähr: Er stammt aber nicht etwa von der Heiligen Jungfrau her, sondern soll etwas mit dem Mahre (einem bösen Geist) zu tun haben. Die Germanen trugen die Distel als Schutzzauber gegen böse Dämonen um den Hals.

Volksheilkunde und Medizin: Paracelsus war diese Distel nicht unbekannt, so berichtete er einst über sie, dass sie merkwürdige Dinge mit den Menschen anstelle. Dem einen gewähre sie, dem anderen nehme sie Kraft. Diese Wirkung stellte er vor allem bezüglich der Zeugungskraft der Männer fest. In der Heilwirkung ist die Silberdistel wundheilend, antiseptisch, schweißtreibend, stimulierend, blutbildend, aufbauend und kräftigend.

Familienwissen: Die Silberdistel wird bei uns sehr gerne als Erkältungsmittel eingesetzt. In Milch gekocht vertreibt die Wurzel Würmer und kräftigt den Magen. Gallenbeschwerden sollen abklingen und die Nieren werden angeregt, besser zu arbeiten. Unterstützend hierbei wirken zum einen das enthaltene ätherische Öl, zum anderen die Bitterstoffe. Wichtig ist, dass die Wurzel niemals als Tee zubereitet wird, da sich ihre Inhaltsstoffe schnell verflüchtigen. Man sollte sie in Milch aufkochen, als Tinktur ansetzen oder verzehren.

Alpen-Schwedenbitter

20 g Silberdistelwurzel / 20 g Engelwurz-Wurzel / 20 g Enzianwurzel / 20 g Meisterwurz-Wurzel / 20 g Bockwurz-Wurzel (Bibernellwurzel) / 20 g Zigorienwurzel (Wegwartenwurzel) / 20 g Löwenzahnwurzel / 20 g Kalmuswurzeln / 1 l 40-prozentiger Wodka

→ Alle Zutaten in einem Glas vermengen, mit dem Wodka übergießen und 28 Tage an einem warmen Ort in der Küche stehen lassen. Abseihen und abfüllen.

Silberwurz

Lat.: Dryas octopetala
Familie: Rosaceae (Rosengewächse)
Volksnamen: Alpengamander, Bergnymphe, Haar der heiligen Agnes, Hirschwurzel, Hirtenblümle, Schuttwanderer
Aussehen: Liegender Zwergstrauch mit bis zu 50 cm langen Zweigen; Blätter gestielt, 1–2,5 cm lang, ungeteilt, eiförmig bis eilanzettlich, grob und abgerundet gezähnt, unterseits weißfilzig; Blüten einzeln auf 5–10 cm hohen Stielen, weiß, Durchmesser 2–4 cm, mit meist 8 ovalen Kronblättern; Griffel zur Fruchtzeit 2–3 cm lang, dicht und fedrig behaart, einen Schopf bildend.
Standort: Felsschutt, Felsen, steinige Rasen, auf Kalkböden, subalpin – alpin
Sammelzeit: Blätter im Sommer

Wissenswertes: Der immergrüne Strauch kann bis zu hundert Jahre alt werden. Seine Fruchtgrannen wirken, als würden sie eine weißzottige Perücke tragen. Die Silberwurz ist eine wahre Pionierpflanze, gedeiht sie doch in Höhen zwischen 1.200 und 2.500 m auf felsigem Gelände. Ihre zarten Blüten öffnen sich von Mai bis Juli, betrachtet man sie, so fragt man unweigerlich, was dieses zarte Gewächs in diesen Höhen macht. Doch das täuscht: Die Silberwurz ist von Natur aus zäh. Ihr lateinischer Name *Dryas* kommt vom griechischen Wort *drys,* was Eiche bedeutet. Aber man könnte wohl auch einen Zusammenhang mit der Dryaszeit vermuten, fand man doch in den Backenzähnen von Mammuts Überreste der Silberwurz, die somit ein stummer Zeuge dieser Zeit ist. Sie wächst gerne in großen Verbänden und wenn der Abendwind über ihre Blüten streicht, so erinnert sie uns an munter tanzende Bergnymphen. Einzigartig unter den Rosengewächsen ist ihre achtzählige Blüte.

Volksglaube: Der Volksglaube schrieb der Pflanze eine Wirkung auf das Unterbewusstsein zu – so tranken junge Mädchen einen Silberwurztee, um ihre Träume zu intensivieren und besser wahrzunehmen. An Sonnwende pflückte man ihre Blüten und in der Nacht sollte das Gesicht des künftigen Mannes erscheinen. Sicherlich war die Silberwurz auch in der Hexerei nicht unbekannt, worauf der Name „Hexenrogei“ verweist. Eine Kräutermischung mit Silberwurz sollte den Blick in die Zukunft ermöglichen.

Volksheilkunde und Medizin: In der Volksheilkunde benutzte man die Silberwurz bei Verdauungsstörungen und Durchfällen, aber auch zum Kräftigen des Magens. Zudem wurden ihre Blätter in Hustentees eingearbeitet, da ihre Wirkung schweißtreibend, antibakteriell und antiviral ist.

Familienwissen: Da die Pflanze durch ihre Gerbstoffe Entzündungen abheilen lässt, wird ein Tee daraus zum Gurgeln verwendet. Daneben besitzt sie eine zusammenziehende und beruhigende Wirkung auf die Schleimhäute. Die enthaltenen Mineralsalze kräftigen das Bindegewebe und fördern die Durchblutung. Im Passeiertal wird sie von der Bevölkerung bis heute als herzkräftigendes Mittel eingesetzt. Der sogenannte Heiligkreuztee wird bei Bergtouren und Sport empfohlen, da er das Herz positiv beeinflusst und die Atmung leichter macht.

Heiligkreuztee

30 g Silberwurzblätter / 30 g Beifußblätter / 30 g Gämswurzblätter

→ Alle Kräuter gut durchmischen, 1 TL pro Tasse überbrühen und ca. 5 Minuten ziehen lassen. Abseihen und trinken.

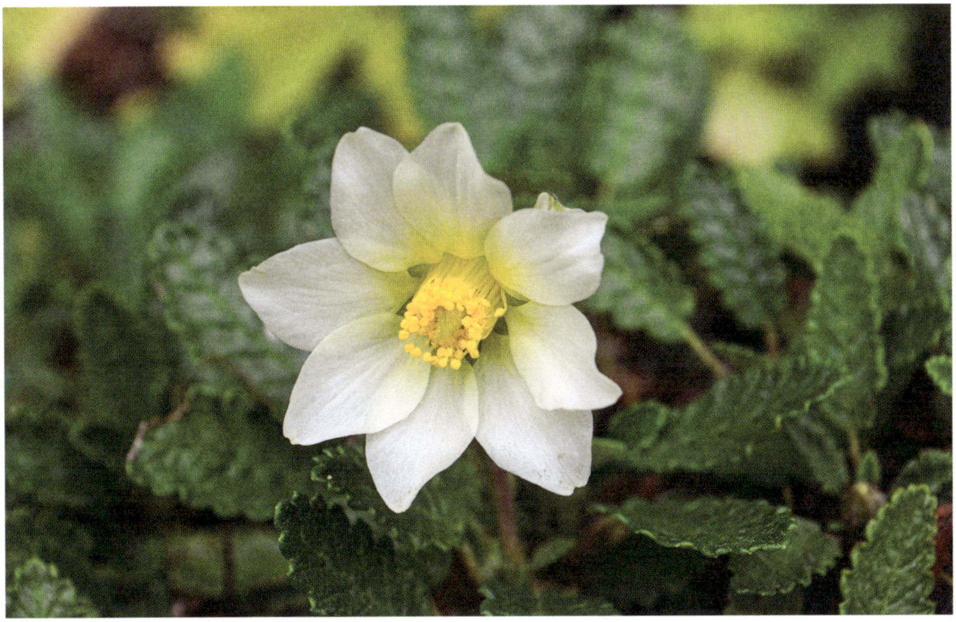

Spitzwegerich

Lat.: Plantago lanceolata
Familie: Plantaginaceae (Wegerichgewächse)
Volksnamen: Fünfadernkraut, Heilwundenkraut, Lungenblatt, Spießblatt, Wundblatt
Aussehen: 10–40 cm hoch; Ährenstiel unter der Ähre gefurcht; alle Blätter in grundständiger Rosette, aufrecht, schmal-lanzettlich, ganzrandig oder mit feinen, entfernten Zähnchen, gestielt, 3- bis 7-nervig, zerstreut behaart bis fast kahl; Blütenähren eiförmig bis kurz zylindrisch, 1–3 cm lang; Einzelblüten 2–4 mm lang, röhrenförmig, zusammengedrückt, kahl, mit 4 zurückgebogenen, bräunlichen Zipfeln; Staubblätter gelblich; Frucht 2-samig.
Standort: Wiesen, Wegränder, kollin – subalpin
Sammelzeit: Blätter von März bis Oktober, Blüte – wenn vorhanden – im knospigen Zustand

Wissenswertes: Mit seinen langen, spitzen Blättern und einer unscheinbaren Blüte wächst der Spitzwegerich nahezu auf allen Wiesen. Seine Volksnamen Spießblatt, Fünfadernkraut, Heilwundenkraut und Lungenblatt weisen auf einen sehr langen Gebrauch hin. Der Grieche Dioskurides widmete diesem Gewächs ein ganzes Kapitel in seinem Buch der Arzneimittellehre. Man verehrte den Spitzwegerich schon vor mehr als 2.000 Jahren als sehr kraftvolles Heilmittel. So verweist auch Plinius, ein römischer Gelehrter, auf seine Verwendung gegen Schlangenbisse und Skorpionstiche, die in der nördlichen Hemisphäre immer noch bei Naturvölkern üblich ist. Auch im Himalaja-Gebiet wird er seit jeher zur Behandlung von Tierbissen, Insektenstichen, zur Wundheilung und als blutstillendes Kraut verwendet. Wir finden zehn Wegericharten vom Mittelmeer bis hinauf nach Skandinavien, von Amerika bis nach Indien. Manche sind nur auf ein bestimmtes Gebiet beschränkt, andere hingegen verbreiten sich und werden zu Neophyten; so gelangte der Breitwegerich als „Fußtritt des weißen Mannes“ erst mit den europäischen Siedlern nach Nordamerika.

Volksheilkunde und Medizin: Im Mittelalter wurde die Pflanze bei verschiedenen Krankheiten eingesetzt. Hildegard von Bingen sah im Spitzwegerich ein potentes Mittel gegen Liebeszauber, wobei ich ihn doch lieber bei Husten, Bronchialkatarrhen, wundem Rachen und als keimtötendes Mittel einsetze. Um die enthaltenen Schleimstoffe und das natürliche Antibiotikum Aucubin nicht durch übermäßige Wärmeeinwirkung zu zerstören – was bereits bei

40 °C geschieht – sollte ein Kaltauszug oder ein Honig- bzw. Alkoholauszug zubereitet werden. Die frischen Blätter wirken antiseptisch und blutstillend, sie werden zwischen den Fingern zerrieben und auf die Wunde getupft.

Familienwissen: Kriegsveteranen aus dem Passeiertal erzählten mir, dass der Spitzwegerich während des Ersten und Zweiten Weltkrieges das Wundheilmittel schlechthin war. Man behandelte damit in den Feldlazaretten die Verletzungen der Soldaten. Kinder und Frauen verdienten sich durch das Sammeln der Blätter ein gutes Zubrot. Ich persönlich musste mit großer Verwunderung feststellen, dass Spitzwegerich auch bei Blutern die Blutung stoppt und sich auch größere Wunden niemals entzünden. Zwar brennt die Auflage im ersten Moment, aber danach bildet sich auch schon eine feine Haut über der Wunde und sie verkrustet nicht. Auch Narben bleiben kaum bzw. kleiner zurück. Um wunden Füßen vorzubeugen, sollte man die Blätter in die Schuhe legen. Sollte man doch Blasen bekommen, heilen diese schneller ab, wenn man Wegerichblätter auflegt. Das Indianerpflaster für Kinder ist weitgehend bekannt und eine gute Erste-Hilfe-Maßnahme bei Insektenstichen, Brennnesselbrand und aufgeschürften Knien. Dabei wird ein Blatt einfach gequetscht und aufgelegt. Auch gegen Juckreiz, Schwellungen und als Vorbeugung gegen Entzündungen kann dieses Pflaster angewendet werden.

Spitzwegerich-Tinktur

1–3 Handvoll Spitzwegerichblätter / 100 ml Wodka

→ Ein Schraubglas zu ¾ mit gezupften Blättern befüllen, dann mit Wodka aufgießen und die Flüssigkeit 21 Tage in der Küche ziehen lassen. Abfiltern und in kleine Sprühfläschchen füllen. Zur Desinfektion von Wunden und Stichen.

Meine Mutter erzählte mir, dass sie meinen Keuchhusten nur mithilfe des Spitzwegerich-Sirups heilen konnte. Alles andere Maßnahmen waren erfolglos geblieben. So ist es auch ganz normal, dass ich diesen Sirup auch bei meinen Kindern anwende.

Spitzwegerich-Honig-Hustensirup

1–2 Handvoll Spitzwegerichblätter / 100 g frischen, flüssigen Honig

→ Die Blätter zupfen oder klein schneiden und in ein Schraubglas geben. Danach dieses mit Honig auffüllen und in der Küche gute 7–14 Tage durchziehen lassen. Eventuell den Honigsirup durchseihen und im Kühlschrank aufbewahren.

In der Küche sollte Spitzwegerich auf keinen Fall fehlen, denn er gibt Speisen einen pilzigen Geschmack und man glaubt, man hätte Champignons mitgekocht. Zudem kräftigt er unser Immunsystem. Was wollen wir mehr? Mutter Natur schenkt uns alles in Hülle und Fülle. Wer mag, kann den Spitzwegerich auch als Wildgemüse im Garten anpflanzen.

Rührei mit Wegerichknospen

1 Handvoll Spitzwegerichknospen / 1 TL gehackte Zwiebeln / Butter / 2–3 Eier / Salz, Pfeffer

→ Die Knospen und Zwiebeln in der Butter glasig dünsten, dann die Eier in die Pfanne schlagen und gut verrühren. Bei kleiner Hitze garen, anschließend salzen und pfeffern – fertig ist ein besonderes Rührei mit Pilzgeschmack.

Wegerichpesto

60 g junge Spitzwegerichblätter / 1 Handvoll Walnüsse / 100 ml Olivenöl / Salz / Pfeffer

→ Die Blätter schneiden und mit den restlichen Zutaten in einem Mörser oder Mixer pürieren. Man kann das Pesto auf Brot streichen, zu Nudeln essen oder in den Salat geben, aber auch zu Fleisch passt es gut.

Tanne

Lat.: Abies alba
Familie: Pinaceae (Piniengewächse)
Volksnamen: Edeltanne, Silbertanne, Weißtanne
Aussehen: Bis über 60 m hoch, mit hellgrauer, in der Jugend glatter Rinde; Nadeln 2-zeilig angeordnet, flach, unten weißlich, mit grünem Kiel, ca. 2 mm breit, vorn ausgerandet; einhäusig; Blütenstände meist nur im oberen Teil der Krone, männliche 2–3 cm lang, abwärts gerichtet, gelb, weibliche aufwärts gerichtet, rot, später grün; Zapfen 8–12 cm lang, aufrecht, nach der Reife zerfallend, die Spindel bleibt stehen; Samen 3-eckig, geflügelt.
Standort: Wälder mit tiefgründigen Böden, montan, in Südtirol meist kultiviert
Sammelzeit: Marbel (Maispitzen) im jungen, weichen Zustand im zeitigen Frühjahr, Nadeln das ganze Jahr, Harz meist im Winter

Volksglaube: Der Tannenbaum ist vom Weihnachtsfest nicht mehr wegzudenken. Wer keinen Platz für den grünen Nadelbaum hatte, brachte einige Zweige im Herrgottswinkel oder hinter der Krippe an und schmückte diese. Der Brauch des Tannenbaums war bis Anfang des 19. Jahrhunderts noch nicht sehr verbrei-

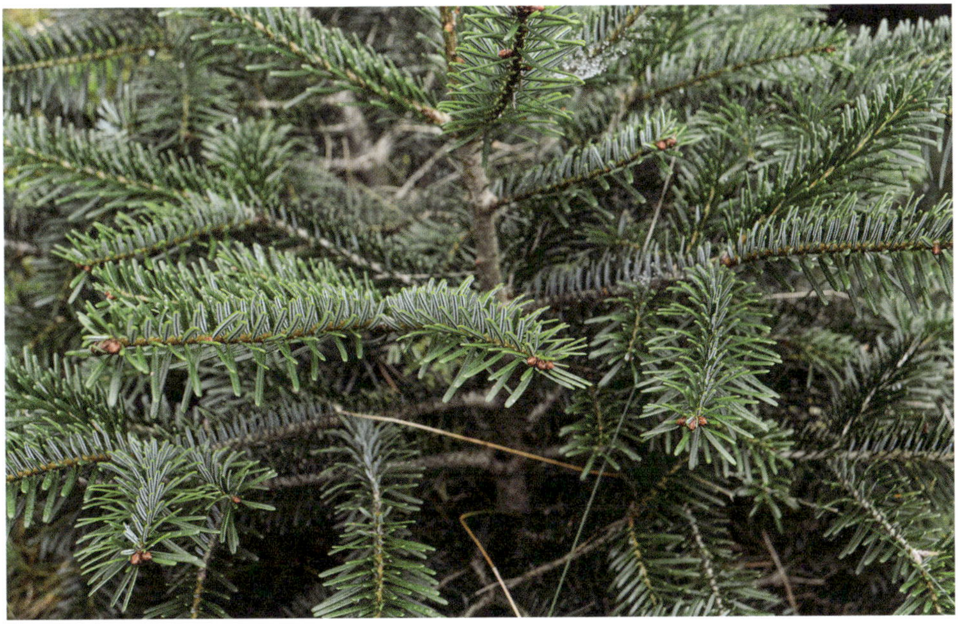

tet. Der erste belegte Weihnachtsbaum soll im Münster zu Straßburg (1539) gestanden haben, erst im 17. Jahrhundert begann man langsam, die alten vorchristlichen Bräuche wiederzubeleben. Bei den Kelten galt die Tanne nämlich als „Lebensbaum" und war die Achse der Welt, sie wachte über die Toten und galt als Schwellenbaum zwischen Tod und Leben. Mit der Wintersonnwende – und genau am Tag der Geburt des göttlichen Kindes – begann für die Kelten das neue Jahr. An diesem Tag setzte mit „A" wie „Ailm" (Silbertanne) auch der keltische Baumkalender ein. Man versuchte, den Brauch des Weihnachtsbaums zunächst zu unterbinden, doch erfolglos. Die Tanne wurde mit Äpfeln und Oblaten und, wer es sich leisten konnte, auch mit Kerzen geschmückt, irgendwann kam anderer Baumschmuck in Form von Süßigkeiten, Kugeln und Spielzeug dazu. Wer einmal das Märchen über den Tannenbaum liest, bekommt einen besseren Eindruck, wie es früher zuging. Die Tanne steht symbolisch für Hoffnung, Neugeburt, Endlichkeit und Unendlichkeit, Stärke und Schwäche. Die katholische Kirche ordnete sie als Ausdruck unseres Drangs nach Vervollkommnung der Muttergottes zu.

Volksheilkunde und Medizin: Dieser Baum kann aber noch mehr und sollte auch als Heilpflanze Beachtung finden. Er wirkt blutreinigend, fiebersenkend, antirheumatisch, beruhigend, nervenstärkend und konstitutionsaufbauend; Holz, Nadeln und Harz dienten zur Herstellung von Arzneien. Hildegard von Bingen behandelte Leute mit Kopfleiden, indem sie ihnen eine Tannensalbe zum Einreiben gab. Diese sollten damit nicht nur den Kopf, sondern auch die Herzgegend eincremen.

Familienwissen: Die frischen Triebe wirken auswurffördernd bei Husten und Verschleimung, lungenkräftigend bei Lungenschwäche und Bronchitis und nervenstärkend bei Aufregung und Stress. Zur Therapie von Lungenleiden und Bronchitis empfehle ich einen Tannenzapfentee.

Tannenzapfentee

3 grüne Tannenzapfen

→ Die Tannenzapfen in ½ l Wasser zugedeckt ca. 10 Minuten kochen. Dann den Sud abkühlen lassen und 3-mal täglich damit gurgeln.

Frische Tannennadeln oder -zweige können auch zur Inhalation verwendet werden, indem man einen Tee zubereitet und dessen Dämpfe einatmet. Ein Winterbad kann eine Erkältung lindern und das Nervensystem kräftigen. Ein Sitzbad hilft bei Blasenentzündung und Ausfluss. Eine Tannenharzsalbe wird bei offenen Wunden, Rheuma und Arthrose verwendet, denn das enthaltene ätherische Öl wirkt durchblutungsfördernd.

Die Nadeln kann man auch zum Brauen von Bier oder zum Würzen deftiger Speisen verwenden. Ein Tannen-Rosmarin-Eis schmeckt meiner Meinung nach sehr angenehm. Auch ein Salz mit Tannennadeln, etwa für eine Kräuterbutter, ist empfehlenswert. Noch lieber verwende ich dafür aber die Schwester der Tanne, die Fichte.

Vogelbeerbaum

Lat.: Sorbus aucuparia
Familie: Rosaceae (Rosengewächse)
Volksnamen: Eberesche, Falsche Esche
Aussehen: Bis zu 15 m hoher Baum oder Strauch; Blätter unpaarig gefiedert, mit 5–9 Paaren von Teilblättern, diese eilanzettlich, 4–6 cm lang, scharf gezähnt; Blüten weiß oder grünlich, reichblütige, doldige Blütenstände; Kronblätter 4–5 mm lang; Griffel 2–4 mm; als Frucht eine leuchtend orangerote, kugelige, mehlige Scheinbeere, Durchmesser ca. 1 cm.
Standort: Wälder, Weiden, montan – subalpin
Sammelzeit: Blüte im Frühsommer, Früchte in voller Reife ab August

Volksglaube: Der Vogelbeerbaum gehört zu den Rosengewächsen und ist auch unter dem Namen Eberesche bekannt. Die Eberesche gilt als wichtige keltisch-germanische Heil- und Nahrungspflanze. Obwohl sie botanisch gesehen keine Esche ist, stand sie dieser bereits in der germanischen Mythologie sehr nahe und wurde dementsprechend ähnlich bezeichnet. Wie altnordische Namen beweisen, war die Vogelbeere wie die Esche dem Wettergott Thor geweiht. Thorbjörg bedeutet z. B. „Thors Rettung". Dem Sagenbuch „Edda" zufolge suchte Thor einst nach dem Ursprung des schöpferischen Wassers. Als er sich dem Ziel näherte, wurde er in der Schlucht Gialp vom Fluss Vimur mitgerissen. Er drohte zu ertrinken, doch der Ast einer Vogelbeere rettete ihm das Leben. Dieser Baum galt als mächtiger Schutzbaum und schützte vor Feen, Zauberkundigen, Hexen, Drachen und amorphen Unholden. Noch vor ungefähr 150 Jahren steckte man sich die Äste der Vogelbeere an die Fenster und ans Dach, um sich vor Blitzeinschlägen zu schützen. Einst bewachten Vogelbeeren die Grabstätten und aus ihrem Holz geschnitzte Wiegen schützten die Neugeborenen.

Volksheilkunde und Medizin: Die Vogelbeere bewahrte nicht nur vor Zauberei, sondern war und ist auch ein Heilmittel. Sie wirkt stoffwechselanregend, blutreinigend, abführend, stark harntreibend und stärkend. Sorbuspräparate werden bei Wassersucht eingesetzt.

Familienwissen: Ich kaue immer wieder einmal einige Vogelbeeren. Sie helfen bei einer beginnenden Halsentzündung, bei Heiserkeit, gegen Erbrechen und Durchfall. Hier ist es vor allem den entzündungshemmenden Gerbstoffen (Parasorbinsäure) zu verdanken, dass eine Linderung eintritt. Man sollte es mit den Beeren aber nicht übertreiben, denn ein übermäßiger Verzehr kann ins genaue Gegenteil umschlagen und abführend wirken. Warum aber ist immer noch der Mythos verbreitet, dass Vogelbeeren giftig wären? Ich glaube, dass die Vogelbeere bislang einfach vielfach falsch verwendet wurde. Ich kenne kein Rosengewächs, das giftig ist. Falls Blausäure vorhanden sein sollte verflüchtigt sich diese beim Erhitzen oder im Alkohol. So werden die Blüten, die im Frühjahr stark nach Bittermandel riechen, oft zu Likör verarbeitet. Die Früchte haben einen sehr hohen Vitamin-C-Gehalt. Sie werden getrocknet als Tee verwendet und frisch zu Marmelade oder Mus verkocht; häufig werden sie in Diätmarmeladen eingearbeitet.

Ebereschengelee

1 kg reife Äpfel, Birnen oder Zwetschgen / 1 kg Ebereschenbeeren / 3–4 EL Zitronensaft / 1 kg Gelierzucker 1 : 1

→ Die Früchte wahlweise schälen, entkernen und klein schneiden. Die Beeren von den Dolden zupfen und alles mit dem Zitronensaft in einen Kochtopf geben. Ca. 1 Stunde leicht köcheln, dann die weiche Masse in ein feuchtes Tuch geben, ausdrücken und über Nacht abtropfen lassen. Ca. 1 l des aufgefangenen Saftes abmessen, mit dem Gelierzucker zum Kochen bringen und gute 4–5 Minuten kochen lassen. Danach in Gläser füllen und gut verschließen.

Ebereschenmus

500 g Ebereschenbeeren / 1 l Essigwasser / 500 g Karotten / 500 g Zucker / 1 Päckchen Gelierhilfe

→ Die Beeren vorab von den Dolden zupfen und über Nacht in 1 l Essigwasser legen. Am darauffolgenden Tag abgießen und mit den kleingeschnittenen Karotten in einen Topf geben. Mit etwas Wasser weichkochen und durch ein Sieb oder eine Flotte Lotte drehen. Das Mus dann mit dem Zucker und der Gelierhilfe in einem Topf erneut zum Kochen bringen und heiß in saubere Gläser abfüllen. Bei Magenkatarrh und -verstimmung verzehren.

Ebereschenlikör

500 g Ebereschenbeeren / 1 l Essigwasser / 1 l Wodka / 2 Zimtstangen / ¼ l Weißwein / 150 g Kandiszucker

→ Die Beeren von der Dolde zupfen und über Nacht im Essigwasser einweichen. Am darauffolgenden Tag abspülen, in einem weithalsigen Glas sammeln und mit dem Wodka aufgießen. Nun noch den Zimt hinzufügen und gute 4–6 Wochen an einem warmen Platz ziehen lassen. Von Zeit zu Zeit ein wenig schütteln. Nach der Ziehzeit abfiltern. Den Wein und den Kandiszucker erwärmen, bis dieser sich gelöst hat, und abkühlen lassen. In den Ansatz schütten, unterrühren und abfüllen. Ein Gläschen vor dem Essen hilft vor allem dabei, fette Speisen zu verdauen.

Ebereschentee

1 EL getrocknete Ebereschenbeeren

→ Die Beeren mit 1 Tasse Wasser überbrühen und abgedeckt 10 Minuten ziehen lassen. Der Genuss von 2 Tassen täglich hilft bei Durchfall und Übelkeit sowie bei Halsschmerzen und Blasenproblemen.

Die Beeren können im getrockneten Zustand für den Muckefuck (Kaffeeersatz) oder frisch für die Schnapsproduktion verwendet werden. Für einen Vogelbeerenschnaps braucht man etwa 100 kg Beeren. Er ist deshalb eine Kostbarkeit und eine gute Verdauungshilfe, wenn er als Aperitif genossen wird.

Weg-Malve

Lat.: Malva neglecta
Familie: Malvaceae (Malvengewächse)
Volksnamen: Kleine Malve, Käsepappel
Aussehen: Stängel 10–40 cm, leicht aufsteigend oder liegend, teils dicht behaart; untere Blätter rundlich, nicht oder nur wenig geteilt, obere Blätter seicht gelappt; Kronblätter hellrosa bis fast ganz weiß, höchstens 1,5 cm lang, etwa doppelt so lang wie der Kelch; Frucht im Durchmesser nur 6–7 mm und wie ein kleiner, runder, gefurchter Leib geformt; Fruchtstiele zuletzt zurückgebogen.
Standort: Wegränder, besonders um Häuser, Schuttplätze, kollin – montan
Sammelzeit: Blüten und Blätter von April bis September

Wissenswertes: Die Weg-Malve ist auch als Kleine Käsepappel bekannt. Der Name leitet sich wahrscheinlich davon ab, dass der Fruchtstand einem Käselaib gleicht. Es war ganz normal, dass wir Malven sammelten, die Hüllblätter entfernten und diese „Käselaibe" aßen. Sie schmecken sehr angenehm und schleimig. Selbst heute noch esse ich sie gerne. Leider ist die Weg-Malve nicht mehr so häufig anzutreffen, aber man kann auch auf ihre großen Schwestern *Malva sylvestris, Malva alcea, Malva moschata* oder *Malva sylvestris subsp. mauritiana* zurückgreifen.

Volksheilkunde und Medizin: Bereits im Altertum wurde die Weg-Malve ihrer Inhaltsstoffe wegen sehr geschätzt und als Heilkraut eingesetzt. Sie wirkt schweißtreibend, schleimlösend, entzündungshemmend, desinfizierend, erweichend, wundheilend, schmerzlindernd, beruhigend, aufbauend und augenheilend.

Familienwissen: Ich nutze dieses wunderbare Gewächs für vielerlei Anwendungen, so als Mittel gegen Husten, Haut- und Frauenprobleme. Während meine Großmutter die Käsepappel oder den verwandten Eibisch sammelte, verwende ich alle Arten der Malvengewächse. Ob Linde, Eibisch, Malve oder Hibiskus spielt keine Rolle – sie alle sind mir im Zusammenhang mit Hautkrankheiten und Wunden willkommene Gewächse. Wenn ein Enkelkind einen undefinierbaren Hautausschlag hatte, steckte es meine Oma in ein Bad mit Käsepappelsud. Dies wiederholte sie so lange, bis der Ausschlag abgeklungen war. Bei kleineren Wunden quetschte sie die Blätter oder Samenstände und legte sie in ein

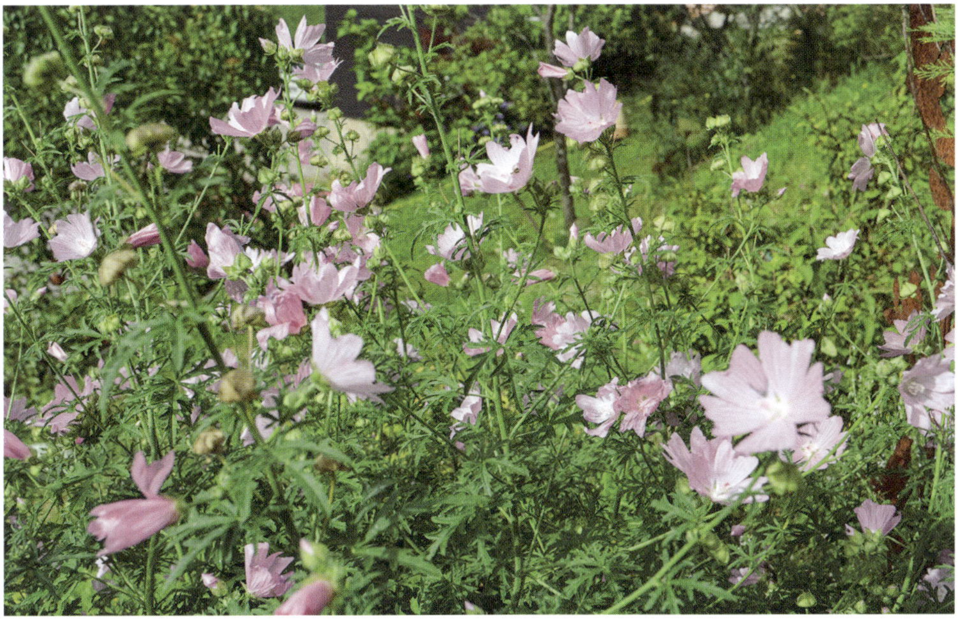

Leintuch gewickelt als Wundpackung auf die Haut. In Buttermilch oder Molke gemixte Blätter verwende ich als Gesichtsreinigung, aber auch der Tee ist da sehr dienlich. Zudem verwende ich die Weg-Malve zum Erweichen von Milchschorf, verkrusteten alten Wunden und Geschwüren sowie bei Neurodermitis.

Malven-Wundbad (bei Neurodermitis und Psoriasis)

1 Handvoll Käsepappel und Ringelblume zu gleichen Teilen gemischt / etwas Molke

→ Die Kräuter in 1 l Wasser köcheln und 10 Minuten ziehen lassen, dann abfiltern und in das Badewasser geben. Wer möchte, kann ½–1 l Molke hinzufügen. Dieses Wundbad ist gut für die Haut, löst Schuppen und lässt entzündete Haut schneller abheilen. Die Molke hat eine fettende, beruhigende Wirkung. Schmerzende Stellen werden gelindert.

Zur Anwendung in der Frauenheilkunde, vor allem nach einer Geburt, mischte meine Oma die Käsepappelkraut mit Himbeerblättern und Frauenmantelkraut. Diese Mischung wurde als Tee eingenommen, aber auch als Sitzbäder zubereitet.

Bei Erkältungen kann man das Kraut aller Malven verwenden. In meiner Familie wurde dafür vorzugsweise schon immer der Eibisch eingesetzt.

Wiesen-Augentrost

Lat.: Euphrasia rostkoviana
Familie: Orobanchaceae (Sommerwurzgewächse)
Volksnamen: Augustinuskraut, Donnerkräutchen, Gewitterblüml, Heuschelm, Hirnkraut, Milchdieb, Tagleuchte, Wiesenwolf
Aussehen: 5–25 cm hoch, schon unter der Mitte ästig, drüsenhaarig; Blätter eiförmig, derb, so lang wie breit oder etwas länger, die mittleren und oberen jederseits mit 3–6 spitzen, kaum begrannten Zähnen; Blüten in den obersten Blattwinkeln; Krone 8–14 mm lang, weiß, oft mit lila Oberlippe; Unterlippe mit gelbem Fleck und gelbem Schlund; Frucht meist kürzer als der Kelch; sehr vielseitige Art, etwa 11 weiß und 2 gelb blühende Arten.
Standort: Wiesen, Weiden, Flachmoore, kollin – alpin
Sammelzeit: Kraut von Juli bis September

Volksglaube: Im Hochsommer, wenn wir über Berg und Tal wandern, fallen uns immer wieder kleine weiße, lilafarbene, ja sogar gelbe Blümlein auf, die bis zur permanenten Schneegrenze hinauf blühen. Es gibt unterschiedliche Arten, aber alle haben eines gemeinsam: Die zierliche Pflanze entzieht mit ihren feinen

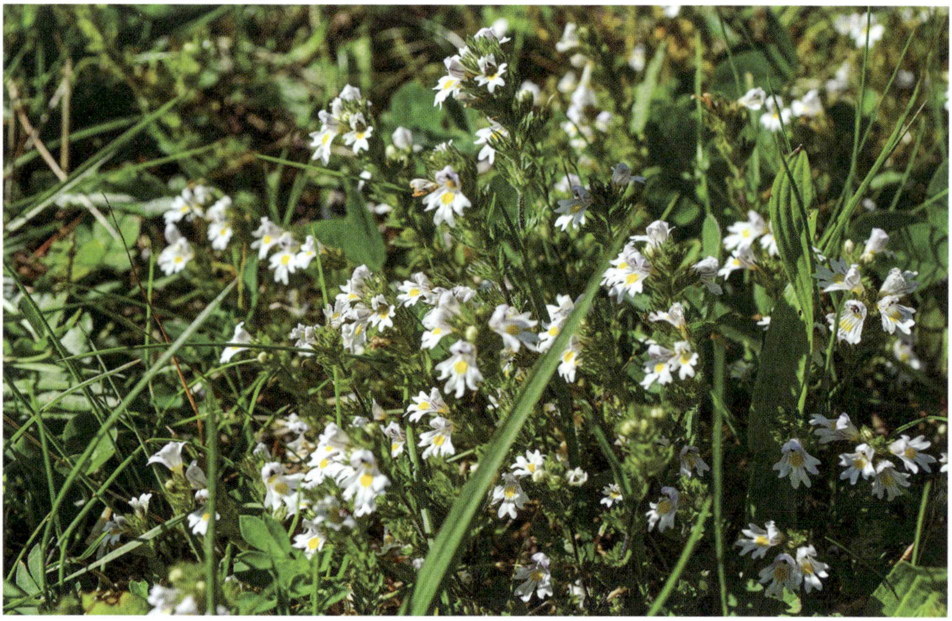

Saugwurzeln den Wirtspflanzen, vorwiegend Gräsern, Nährstoffe. Deshalb wird sie im Volksmund auch als Heuschelm oder Milchdieb bezeichnet. Wenn wir uns die Blüte einmal genauer ansehen, dann entdecken wir in der Mitte ein dunkles Auge, das uns entgegenzwinkert. Laut Signaturenlehre ist es genau dieses Auge, aufgrund dessen ihm eine Heilwirkung gegen alle Augenleiden zugesprochen wurde. Die Menschen pflückten Augentrost mit Respekt und sprachen beschwörende Zaubersprüche dabei. Es heißt, dass er froh macht und das Herz stärkt - denn *Euphrasia,* so sein botanischer Name, kommt vom griechischen Wort *euphraino,* was erfreuen, erheitern und froh sein bedeutet. Auch in der Herbalmagie ist der Augentrost nicht unbekannt, so heißt es im „Liederbuch der Clara Hätzlerin" von 1471: „Wer alle Zeit ein Wohlgefallen hat an seinem Liebsten und nichts anderes an ihm sieht, als was ihm wohlgefällt, der soll Augenweide (Augentrost) tragen, denn es ist ein lustiges Blümel." Vermutlich geht dieser Spruch auf das Wohlbefinden der Augen zurück. Oder hat er doch was mit dem aufhellenden blitzartigen Augenlicht zu tun, das den Pfeilen Cupidos gleicht, der die Liebe mit sich bringt? Genau diese aufhellende, blitzartige Eigenschaft soll dem Augentrost den Beinamen Donnerkraut, Gewitterblüml, Tagleuchte und Hirnkräutlein gegeben haben. Leuchtende und strahlende Augen können schnell Verliebtheit hervorrufen.

Volksheilkunde und Medizin: Im Augentrost finden wir reichlich Bitterstoffe, Iridoide (wie z. B. Aucubin), Lignane, Flavonoide und Gerbstoffe. Sie alle wirken antibiotisch, abschwellend, beruhigend, entzündungshemmend, gewebefestigend, augenstärkend und zusammenziehend. So ist es nicht verwunderlich, dass das Kräutlein schon seit langer Zeit zu Heilzwecken verwendet wird. Bereits im Mittelalter setzte man es bei Augenkrankheiten ein, es sollte sogar geistige Blindheit beheben sowie bei entzündlichen Hautleiden helfen.

Familienwissen: In meiner Familie kochte man für Spülungen und Augenbäder 4 TL Augentrostkraut ca. 10 Minuten in Milch oder Wasser ab; diese Flüssigkeit wurde dann auf das Auge aufgetragen. Zudem wurde angeraten, zur innerlichen Linderung des Augenleidens eine Tasse Tee zu trinken. Wenn ich eine Augenentzündung hatte, kochte meine Großmutter das Kraut in Milch aus und reinigte mir damit sanft die verkrusteten Augen.

Augentrostmilch

2 EL Augentrostkraut / ¼ l Milch oder Molke

→ Das Augentrostkraut in der Milch oder Molke leicht köcheln, abkühlen lassen, bis die Milch handwarm ist. Dann die Augen mit einem feinen Tuch auswaschen. Tipp: Auch bei Tieren mit Augenerkältung kann diese Milch eingesetzt werden.

Augentrosttee

getrocknetes Augentrostkraut

→ Bei Appetitlosigkeit: 2 TL Augentrostkraut mit ¼ l Wasser aufgießen und 10 Minuten ziehen lassen. Tagsüber trinken. Dieser Tee kann bei diversen Magenleiden und Kopfschmerzen eingesetzt werden.
→ Bei Augenermüdung: 2 EL Augentrostkraut mit einem ¼ l Wasser überbrühen und 25 Minuten ziehen lassen. Dann abfiltern und äußerlich zum Waschen verwenden. Diesen Tee setzt man bei Lichtempfindlichkeit und Bindehautentzündung ein. Seine Inhaltsstoffe entfalten aber auch eine positive Wirkung auf die Schleimhäute im Hals-Rachen-Raum sowie im Magen-Darm-Bereich.

Eine typische Anwendung meiner Oma war der Ansatz des Krautes in Wein – dies sollte den geschundenen Körper kräftigen.

Kräftigungswein

1 l Wein / 2 gehäufte Handvoll Augentrostkraut

→ Den Wein zur Hälfte mit Augentrostkraut befüllen, das Ganze 2 Wochen lang in der Küche stehen lassen und gelegentlich schütteln. Danach abseihen und täglich 1 Schnapsgläschen davon trinken.

Bauerntipp: Sehr häufig wurde dieser Wein auch den Muttertieren nach dem Kalben gegeben.

Wiesensalbei

Lat.: Salvia pratensis
Familie: Lamiaceae (Lippenblütler)
Volksnamen: Wiesnsolfl, Wilder Salbei
Aussehen: 30–60 cm hoch, oft verzweigt, behaart; grundständige Blätter lang gestielt, herz- bis eiförmig, unregelmäßig stumpf gezähnt, runzelig;
Blüten in zahlreichen locker stehenden, wenigblütigen quirligen Teilblütenständen in den Achseln kleiner Hochblätter; Krone 2–2,5 cm lang, violettblau, selten rötlich, mit hoher, helmartig gewölbter Oberlippe und 3-teiliger Unterlippe; 2 Staubblätter; Teilfrüchte eiförmig, glatt.
Standort: Trockenwiesen, sonnige Raine, kollin – subalpin
Sammelzeit: Blätter vom Frühjahr bis in den Herbst, Blüten im Sommer

Wissenswertes: Diese Pflanzenart zählt zur Familie der Lippenblütler, der die meisten Gewürze in unserer Küche angehören. Ohne Salbei würde wohl so manche Speise nicht gelingen. Er ist weit verbreitet und umfasst ein großes Duftspektrum. In Mittel- und Südamerika finden wir neben Fruchtsalbei, der nach Ananas, Honigmelone, Pfirsich oder Apfel riecht, auch einige Arten mit psychedelischer Wirkung. In Nordamerika ist der Salbei, manchmal auch als „Sage" bezeichnet, unter den Indianern sehr beliebt. Diese verräuchern ihn bei diversen Zeremonien. In Europa und Asien wurde er von den Urvölkern ähnlich verwendet. Im antiken Rom war der Salbei dem Gott Jupiter geweiht und durfte nur mit einem Ritualmesser aus Silber von einem in eine weiße Tunika gekleideten und barfüßigen Sammler geschnitten werden.

Volksheilkunde und Medizin: Im Mittelalter gewann der Salbei zunehmend an Bedeutung. Aus der Schule von Salerno (einer alten Ausbildungsstätte für Ärzte) soll der Satz stammen: „Warum sollte ein Mann sterben, der Salbei in seinem Garten hat?" Salbei kommt vom Wort *Salvia* (*salvere* = gesund sein) und war lange Zeit in Lebenselixieren und diversen anderen Wundermitteln enthalten. Ihm wurde eine Stärkung der Fortpflanzungsorgane zugeschrieben. Eine Blütenessenz aus Echtem Salbei soll die Perspektive erweitern und lockern, von alten Mustern befreien und Platz für neues Erleben machen. In der Heilkunde wird dem Salbei eine schweiß- und entzündungshemmende, schleimlösende, keimtötende, blutreinigende, wundheilende, krampflösende, beruhigende, stärkende, stimulierende und regenerierende Wirkung zugesprochen.

Familienwissen: Ich verwende den Wiesensalbei sehr gerne. Vor allem für Kleinkinder und ältere Leute, die auf den Gartensalbei meist empfindlicher reagieren, ist diese wilde Salbeiart ein willkommenes Geschenk der Natur. Er besitzt weniger ätherisches Öl, ist dadurch wesentlich milder und auch über einen längeren Zeitraum sehr gut verträglich.

Salbeimäuse

2–4 Handvoll große Wiesensalbeiblätter / Frittieröl / für den Tempurateig: 1 Eigelb / 100 ml Mineralwasser / 60 g Mehl / ½ TL Backpulver / 1 TL Maisstärke (Maizena)

→ Zunächst für den Tempurateig alle Zutaten zu einem glatten Teig verrühren, dabei achtgeben, dass er nicht zu warm wird. Dann die Blätter in den Teig tauchen und im heißen Öl herausbacken. Zu den Salbeimäusen entweder eine schöne Grüne Soße und gekochte Eier servieren oder als Dessert mit Staubzucker und Apfelmus reichen. Beides schmeckt sehr gut.

Aber auch die Salbeiblüten kann man sehr gut verwenden. Ich setze sie bevorzugt als Essig an.

Salbei-Quendel-Essig

1 Handvoll Salbeiblüten / 5–6 Quendelzweige / 1 l Apfelessig

→ Die Blüten und Zweige in ein Glas geben und mit dem Essig auffüllen, dann 21 Tage an einem warmen Ort ziehen lassen; nach kurzer Zeit wird dieser Essigansatz lila. Danach abfiltern und in Flaschen abfüllen. Diesen Essig verwende ich besonders für Salate, aber auch mal im Notfall mit Wasser verdünnt zum Gurgeln.

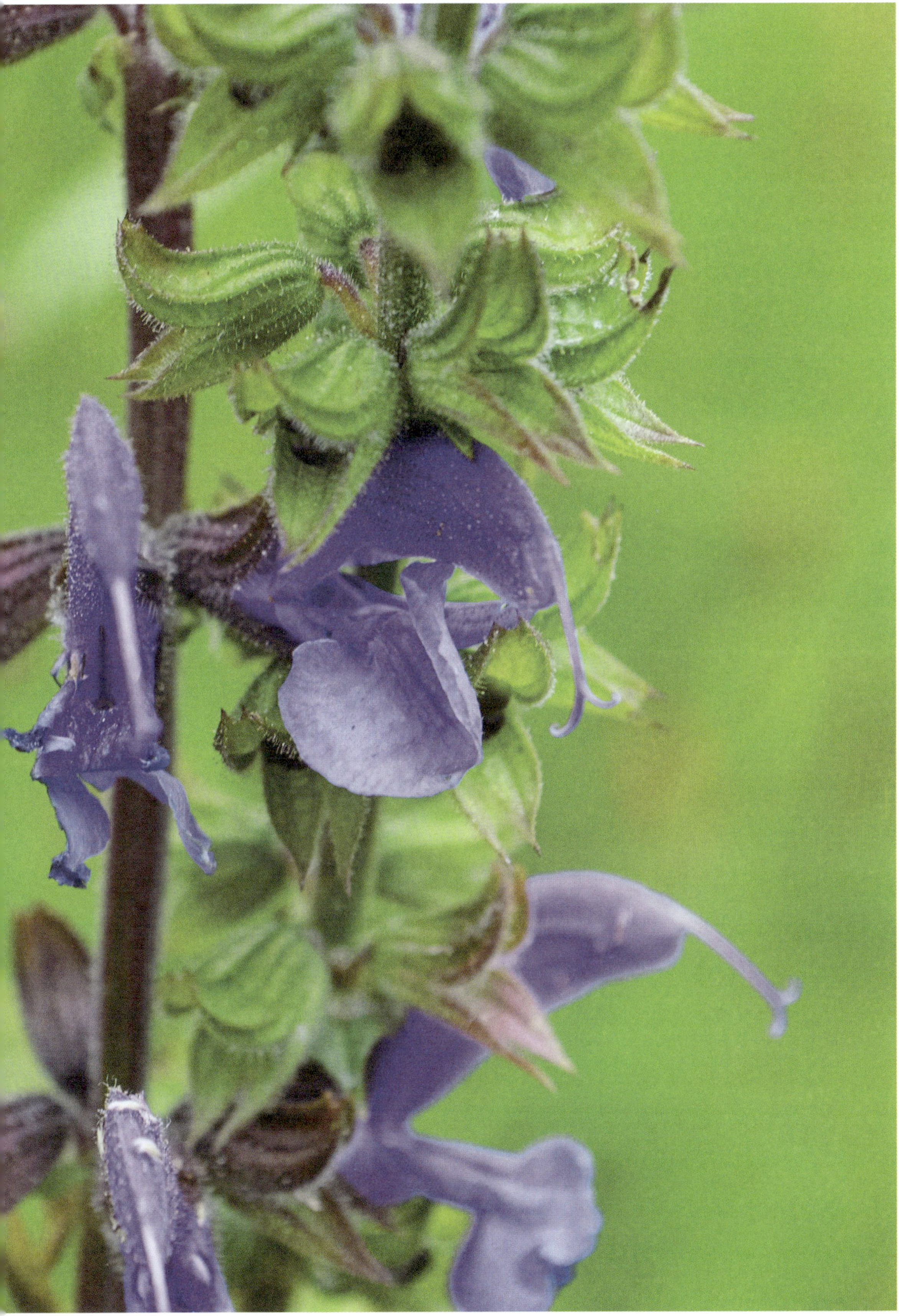

Wilde Karde

Lat.: Dipsacus fullonum
Familie: Caprifoliaceae (Geißblattgewächse)
Volksnamen: Igelkopf, Kardätschendistel, Kratzkopf, Walkerdistel, Weberdistel, Webersträhl
Aussehen: 0,5–2 m hoch, mit 1–5 mm langen Stacheln; untere Blätter eiförmig bis lanzettlich, gezähnt, bis 30 cm lang, obere zum Teil ganzrandig, paarweise tütenförmig verwachsen; Köpfe eiförmig bis zylindrisch, 3–8 cm hoch, von der Mitte aus aufblühend, mit den Kopf zum Teil überragenden, linealen Hüllblättern;
Krone lila, 4-zipfelig, 8–10 mm lang, von stechenden Spreublättern überragt;
Frucht ca. 5 mm lang, gefurcht.
Standort: Bachdämme, Wegränder, Ufer, Brachflächen, kollin – montan
Sammelzeit: Wurzel im ersten Jahr ab dem Herbst, Blätter im Sommer, Blüte für Wollverarbeitung im darauffolgenden Jahr ab der Vollreife

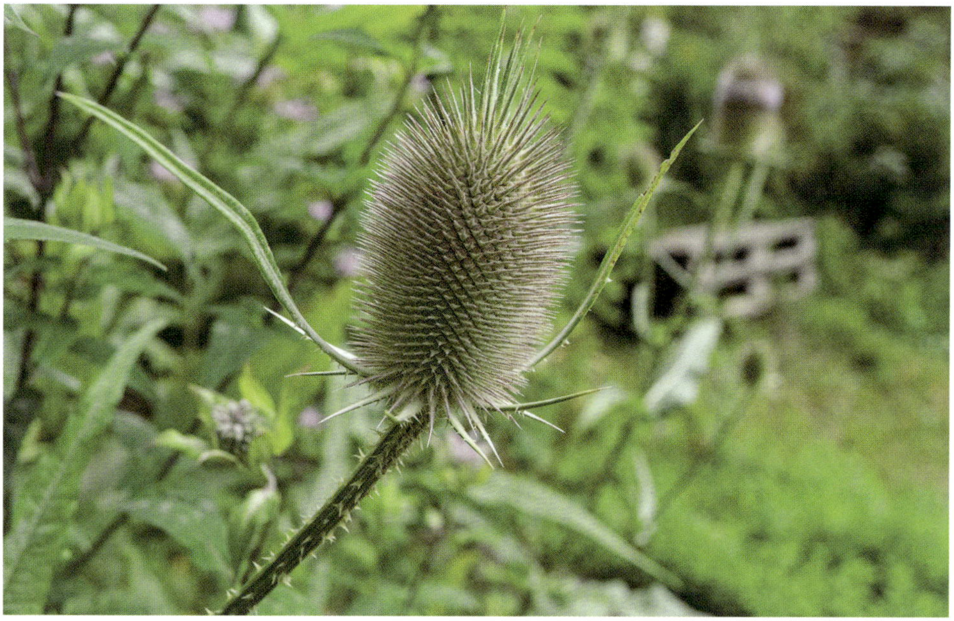

Volksglaube: Im Volksmund gibt es viele Bezeichnungen für diese Pflanze. Ob Igelkopf, Kratzkopf, Webersträhl, Weberdistel, Walkerdistel oder Kardätschendistel – alle weisen auf die Verwendung in der Textilproduktion hin. Ihre stacheligen Blütenköpfe wurden als Kämme für Wolle oder für das Aufrauen von Mäntel- und Lodenstoffen eingesetzt. Deshalb ist es auch nicht verwunderlich, dass die englische Tuchmacherzunft sie als Wappenschmuck verwendet.

Volksheilkunde und Medizin: Insgesamt gibt es zwölf verschiedene Kardenarten, aber alle dienen den gleichen Heilzwecken. Der Ursprung ihrer Anwendung liegt bereits in der Antike, wurde die Karde doch schon vom römischen Gelehrten Plinius und vom Griechen Dioskurides für ihre Heilkraft gelobt und geschätzt. Wenn man die Texte der Gelehrten aber genauer unter die Lupe nimmt, nutzten diese nicht die Pflanze selbst, sondern eine Larve, welche im Venusspiegel (Wasseransammlung in den Blattachseln) und in der Blüte lebt. Der Venusspiegel sollte Zahnschmerzen bekämpfen – eine Anwendung, die nicht wissenschaftlich belegt ist. Schon immer zum Einsatz kam das Wasser des Venusspiegels gegen müde Augen und Entzündungen im Augenbereich.

Familienwissen: Diese einjährige Pflanze, vor allem ihre Wurzel, steht seit Kurzem auch im Fokus meines Interesses. Da ihr eine heilende Wirkung bei Borreliose nachgesagt und sie von manchen Urvölkern bei solchen Anzeichen eingesetzt wird, nimmt man sie jetzt genauer unter die Lupe. Die Borrelien gehören zu den Bakterien. Bis jetzt sind ca. 300 Arten bekannt, welche unterschiedliche Symptome hervorrufen. Nimmt man ein Antibiotikum, kapseln sich die Bakterien gerne ein und werden inaktiv. Setzt man dann das Antibiotikum wieder ab, bricht die Krankheit erneut aus (sogenannter Dornröschenschlaf). Die Inhaltsstoffe der Kardenwurzel mindern diese Abkapselungsfähigkeit, sodass das Antibiotikum seine Arbeit leisten kann. Leider steht eine vollständige Bestätigung der Wirkung bei Borreliose noch aus, aber eine Einnahme zur Unterstützung der Therapie ist auf alle Fälle sinnvoll. Ich verwende die Wilde Karde gerne als Tinktur, da sie zusätzlich fiebersenkend, blutreinigend, harn- und schweißtreibend, entgiftend sowie appetitanregend wirkt. Innerlich wird sie als reinigender Blättertee eingesetzt, um den Stoffwechsel in Schwung zu bringen und der Leber bei der Entgiftung zu helfen. Zudem werden die Niere und Blase unterstützt sowie die Verdauung angekurbelt. Der Tee soll auch eine antibakterielle und immunisierende Wirkung haben.

Kardenblättertee

1 TL getrocknete Blätter

→ Die Blätter mit 1 Tasse Wasser überbrühen und 10 Minuten ziehen lassen. Trotz seines bitteren Geschmackes den Tee nicht süßen, ansonsten verliert er seine Wirkung. Gut für alle entgiftenden, verdauenden und entwässernden Organe.

Äußerlich wird die Abkochung der Wurzel bei diversen Hautleiden wie Akne und Ekzemen zur Waschung, aber auch als Badezusatz bei rheumatischen Beschwerden, Wunden (durch Dekubitus), Furunkeln, rissigen Händen und Füßen verwendet. Da sie in meiner Familie eher neu ist, verwende ich sie unterschiedlich, aber mit gutem Erfolg.

Kardenwurzeltee

1 Handvoll gesäuberte und geschnittene Kardenwurzeln / 1 l Wasser / 1 EL Apfelessig

→ Die Wurzeln 20 Minuten im Wasser auf kleiner Flamme kochen. Abkühlen lassen, den Apfelessig beimengen und die Wunden damit waschen oder baden. Mehrmals am Tag anwenden, bis sich eine Besserung einstellt.

Kardenwurzeltinktur

1 Handvoll gesäuberte Kardenwurzeln / 100 ml Wodka

→ Die Wurzeln im ersten Jahr, bevor die Karde in Blüte geht, stechen, säubern und in Stücke schneiden. Danach in ein Schraubglas geben und dieses mit Wodka auffüllen. Nach 21 Tagen Ziehzeit die Flüssigkeit abfiltern und 3-mal täglich 5 Tropfen einnehmen. Ich verwende die Tinktur vor allem gegen Bakterien wie etwa Borrelien.

Wildes Stiefmütterchen

Lat.: Viola tricolor
Familie: Violaceae (Veilchengewächse)
Volksnamen: Ackerstiefmütterchen, Dreifaltigkeitskraut, Dreifarbiges Stiefmütterchen, Feldstiefmütterchen, Jesusblümchen
Aussehen: 3–40 cm hoch, mit gut ausgebildetem, oft verzweigtem Stängel; Blätter rundlich bis lanzettlich, allseitig mit 1–5 Zähnen; Nebenblätter halb bis fast so lang wie die Blätter; Blüten violett, gelb oder weiß, einfarbig oder gescheckt; Sporn höchstens halb so lang wie der Rest des Kronblattes, bis 2-mal so lang wie die Kelchblattanhängsel; Kelchblätter spitz; Frucht aufrecht, spitz, kahl.
Standort: Wiesen, Brachflächen, kollin – subalpin
Sammelzeit: gesamtes Kraut von April bis September

Volksglaube: Aufgrund der drei Farben in der Blüte hat man das Stiefmütterchen als Symbol der Dreifaltigkeit betrachtet. Am Sonntag nach Pfingsten brachten die Kinder Stiefmütterchen und Salz zur Weihe in die Kirche. Der Name Stiefmütterchen beruht wohl auf einem Märchen, in welchem die Stiefmutter auf zwei Stühlen und ihre zwei leiblichen Töchter auf jeweils einem

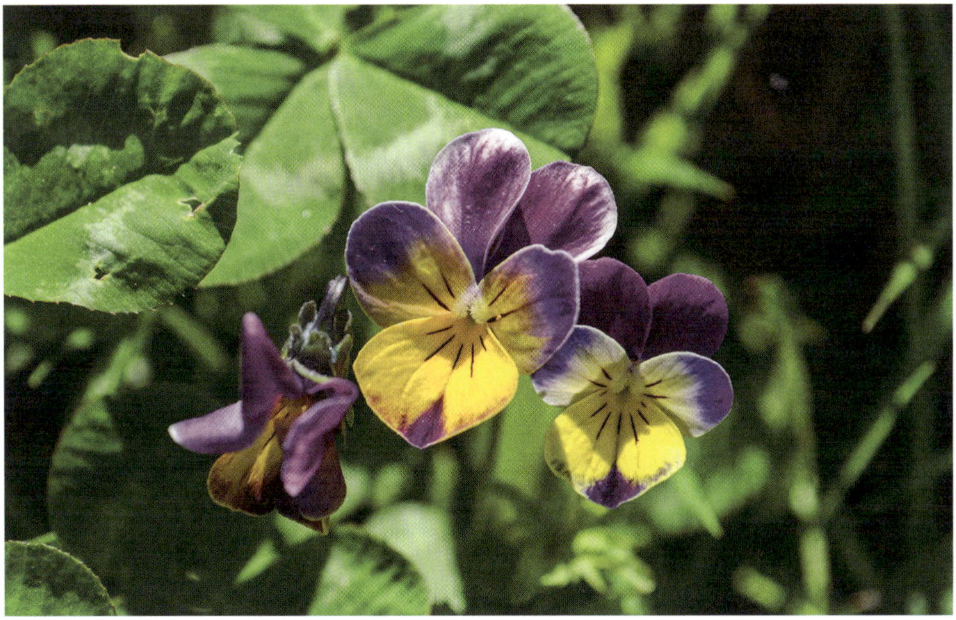

eigenen Stuhl sitzen, die Stieftochter hingegen auf keinem. Wer die Blüte genau unter die Lupe nimmt, wird feststellen, dass ein Kronblatt wirklich in der Luft schwebt.

Familienwissen: In meiner Familie wird das Wilde-Stiefmütterchen-Kraut gerne gesammelt. Ich setze es als Wundkraut in Salben und Bädern gegen Ekzeme, Ausschläge und Rheuma ein, da es eine hautreinigende Wirkung entfaltet. Bei Haarausfall setze ich es in Apfelessig an und spüle damit meine Haare. Zudem gebe ich das Stiefmütterchen auch in diverse Tees gegen Erkältungen, da es das Abhusten von Schleim erleichtert. Auch zum Gurgeln eignet sich ein Stiefmütterchen-Absud bestens.

Stiefmütterchensirup

1 Handvoll frische, blaue, wilde Stiefmütterchenblüten / 300 ml Wasser / 300 g Zucker / Saft von 1 Zitrone

→ Es werden nur die blauen Blüten verwendet, da der Sirup dann schön lila wird. Die Blüten in ein Bügelglas geben und mit dem kochenden Wasser übergießen, schließen und über Nacht ziehen lassen. Am darauffolgenden Tag abfiltern und die Blüten gut ausdrücken. Die Flüssigkeit mit dem Zucker in einem Topf langsam erhitzen und kurz vor dem Siedepunkt vom Herd nehmen, den Zitronensaft einrühren und abfüllen. Bei Husten, Halsschmerzen und Keuchhusten alle 2 Stunden 1 TL davon einnehmen.

Stiefmütterchentee

1 TL getrocknete Stiefmütterchenblüten / ca. 150 ml Wasser / etwas Honig

→ Die Blüten mit dem Wasser überbrühen, 5 Minuten ziehen lassen und mit Honig süßen. Mehrmals täglich 1 Tasse davon trinken. Der Tee hilft bei Husten, Heiserkeit und fiebrigen Erkältungen. Ungesüßt kann er bei Hautentzündungen, Ekzemen, Windeldermatitis und Neurodermitis innerlich und äußerlich eingesetzt werden.

Stiefmütterchensalbe

1 Handvoll getrocknete Stiefmütterchenblüten / 100 ml Avocadoöl / 5 g Bienenwachs / 5 g Kakaobutter

→ Die im Öl angesetzten Blüten 28 Tage an einem warmen Ort ziehen lassen, dann abfiltern. 25 ml Ansatz im Wasserbad erwärmen, das Bienenwachs und die Kakaobutter darin schmelzen. Abfüllen und über Nacht auskühlen lassen. Hilft bei Dehnungsstreifen, Narben, Schuppenflechte und Neurodermitis.

Stiefmütterchen-Haarpackung

2 EL frische gehackte Stiefmütterchenblüten / 2 EL gehackte Petersilienblätter / 2 EL Lavendelblüten

→ Alle Zutaten im Mörser fein zerreiben, mit etwas Wasser vermischen und als Mischung in die trockenen Haare und Kopfhaut einmassieren. Eine halbe Stunde lang einwirken lassen, dann mit lauwarmem Wasser ausspülen. Hilft bei trockener, juckender Kopfhaut sowie gegen Schuppenflechte.

Die frischen Blüten verwende ich aber auch sehr gerne in der Küche zum Garnieren von Salaten, Suppen, Desserts oder in Eiswürfeln für Aperitifs. Sie sehen nicht nur schön aus, sondern schmecken auch gut.

Kandierte Stiefmütterchenblüten

1–2 Handvoll frische Stiefmütterchenblüten / 1 Eiweiß / etwas Zucker

→ Zuerst das Eiweiß mit dem Schneebesen etwas aufschlagen, danach die trockenen Blüten mit dem Eischnee einpinseln. Zucker draufrieseln lassen, auf ein ausgelegtes Backblech legen und trocknen lassen. Etwas schneller ist die Trocknung im Ofen bei 50 °C, das setzt aber Vorsicht und regelmäßiges Kontrollieren voraus. Das Lufttrocknen kann auch bis zu 1–2 Tage dauern, im Ofen zu trocknen finde ich sinnvoller, da die Trocknung in 2–4 Stunden vonstattengehen kann.

Winterlinde

Lat.: Tilia cordata
Familie: Malvaceae (Malvengewächse)
Volksnamen: Leinbaum
Aussehen: Bis zu 30 m hoher Baum; Blätter steif, rundlich mit aufgesetzter Spitze, Durchmesser 3–8 cm, am Grunde herzförmig und oft asymmetrisch, spitz gezähnt, oberseits kahl, unterseits blaugrün, mit rostfarbenen Bärtchen in den Nervenwinkeln (bei jungen Blättern weißlich); Blütenstand 3- bis 10-blütig, mit flügelartigem Hochblatt; 5 Kronblätter, 4–8 mm lang; Staubblätter bis 30. Frucht eine 1- bis 2-samige Nuss, mit 2–3 undeutlichen Längsrippen.
Standort: Wälder, buschige Hänge, meist kultiviert, kollin – montan
Sammelzeit: Blüten im erblühten Zustand im Juni, Blätter von Juni bis August

Volksglaube: Die Linde ist tief in unserer Tradition verwurzelt und aus der Volksheilkunde nicht mehr wegzudenken. Bei unseren keltisch-germanischen Vorfahren symbolisierte sie Heimat, Schutz, Geborgenheit, Güte, Milde, Glück, Liebe, Abschied und weibliche Tugend. Auf den Dorfplätzen standen Lindenbäume, in die verliebte Gemüter eine Liebesbotschaft schnitzten. Wer kennt nicht das Lied „Am Brunnen vor dem Tore, da steht ein Lindenbaum. Ich träumt' in seinem Schatten so manchen süßen Traum …"? Neben der Eiche war die Linde aber auch der Baum der Richtbarkeit, in dessen Schatten Gericht gehalten wurde. Beide Bäume, so sagte man, ertrügen kein Unrecht, sodass das Urteil sicher fair ausfiel, im Falle der Linde sogar noch milder. Im Slawischen heißt Linde „lipa", der Name Leipzig leitet sich davon ab. Die Linde war bei den Dichtern und Geschichtsschreibern sehr beliebt, es ranken sich viele Märchen, Sagen und Gedichte um sie. Die bekannteste ist wohl die Nibelungensage, in der Siegfried im Drachenblut badete, das ihn unverwundbar machen sollte. Ein Lindenblatt fiel ihm jedoch zwischen die Schulterblätter, sodass er an einer Stelle weiterhin verwundbar blieb. In alten Überlieferungen findet man die Linde auch unter den Handelsgütern, die bis in den vorderasiatischen Bereich und nach Ägypten gelangten.

Volksheilkunde und Medizin: In Europa wurde die Linde als schweißtreibendes, schleimlösendes, fiebersenkendes, immunisierendes, krampfstillendes, entspannendes sowie (bei Erregtheit und großer Angst) beruhigendes und schlafförderndes Mittel eingesetzt.

Vorsicht: Der Pharmakologe Christian Rätsch warnt vor einem häufigen Einsatz der Linde, da sie das Warm-Kalt-Empfinden im Gehirn beeinflussen soll. Dies ist zwar noch nicht wissenschaftlich bewiesen, aber man geht mittlerweile von der Richtigkeit dieser These aus. Vielleicht haben wir genau deshalb früher zur Heuarbeit einen Lindentee zu trinken bekommen: Oma sagte immer, er helfe gegen das Schwitzen.

Familienwissen: Ich persönlich verwende den Tee bei grippalen Infekten, Fieber und Erkältungen. Aber er kommt auch bei Hautausschlägen, kleinen Wunden und Neurodermitis als Badezusatz, Salbe und Wickel zum Einsatz. Es gibt nur wenige Tage - eigentlich nur drei Tage während der Blütezeit -, an denen man die Blüten sammeln kann. Sind sie fast gänzlich verblüht, verlieren sie ihre gesamte Wirkkraft, welche auf die Flavonoide und ätherischen Öle zurückzuführen ist.

Grippetee

1 TL getrocknete Lindenblüten / 1 TL Honig

→ Die Blüten mit 1 Tasse heißem Wasser übergießen, abgedeckt 5 Minuten ziehen lassen und nur leicht abkühlen lassen. Dann mit Honig süßen und schlürfend trinken. Der Tee dient gleichzeitig als Inhalation.

Lindenblüten-Gesichtswasser

1 EL frische oder getrocknete Lindenblüten

→ Die Blüten mit 1 Tasse Wasser überbrühen, abgedeckt 15 Minuten ziehen lassen, dann abseihen und abkühlen lassen. 2-mal täglich auf die Haut auftupfen, nicht mehr abwaschen. Beruhigt gereizte und gespannte Haut.

Lindenbad (bei Einschlafstörungen)

20 g frische oder getrocknete Lindenblüten und Kamillenblüten zu gleichen Teilen

→ Die Kräuter mit 1 l Wasser überbrühen, 10 Minuten abgedeckt ziehen lassen, dann abseihen und ins warme Badewasser schütten. 15–20 Minuten darin baden, gut abtrocknen und gleich zu Bett gehen.

Lindenblütenöl

25 g getrocknete Lindenblüten / 250 g Avocado- oder Mandelöl

→ Die Blüten im Öl ansetzen, 28 Tage an einem warmen Ort durchziehen lassen, dann abfiltern und in eine dunkle Flasche füllen. 2-mal täglich auf unreine, gerötete und wunde Hautstellen tupfen, sanft mit den Fingern einmassieren und einwirken lassen. Danach mit lauwarmem Wasser abwaschen, nicht reiben.

Lindensalbe

1 Handvoll getrocknete Lindenblätter, Ringelblumenblüten, Nachtkerzenblüten und Käsepappelkraut zu gleichen Teilen / 100 ml Mandelöl / 5 g Bienenwachs / 5 g Lanolin

→ Die Kräuter im Mandelöl ansetzen und 28 Tage ziehen lassen, dann abfiltern. 25 ml Ansatz abmessen und mit dem Bienenwachs im Wasserbad erwärmen. Sobald dieses geschmolzen ist, das Lanolin hinzugeben. Diese Salbe verwende ich bei Neurodermitis, Milchschorf und Psoriasis.

Lindensirup

2–3 Handvoll frische Lindenblüten / 3 l Wasser / Saft von 3 Zitronen / 5 in Scheiben geschnittene Zitronen / 3 kg Zucker

→ Die Blüten über Nacht mit dem heißen Wasser, dem Zitronensaft und den Zitronenscheiben ansetzen. Am darauffolgenden Tag abfiltern, in einem Topf erwärmen, dann den Zucker hinzufügen und noch heiß in saubere Flaschen füllen. Den Sirup verwende ich auch für Aperitifs, die ich dann bezeichnenderweise „Linda“ nenne.

Tipp: Bei uns in Europa gibt es insgesamt drei Lindentypen. Nehmt einfach jene, die ihr findet. In meiner Familie wird die heimische Winterlinde bevorzugt.

Zirbe

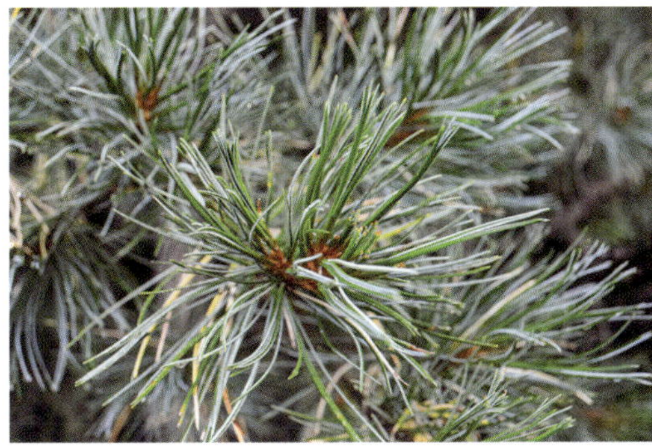

Lat.: Pinus cembra
Familie: Pinaceae (Kieferngewächse)
Volksnamen: Araf, Arve, Zirm, Zirbel, Zirbelnuss
Aussehen: Bis zu 25 m hoher Nadelbaum mit brauner Rinde und breiter Krone; Nadeln in Büscheln zu fünft, derb, 3-kantig, auf der inneren Seite bläulich grün, 4–8 cm lang; reife Zapfen eiförmig, 5–8 cm lang, schief aufrecht oder abstehend; Samen – sogenannte Zirbelnüsse – sehr dick, bis 14 mm lang, ungeflügelt; ältere Bäume zeigen oft durch Wipfelbruch verursachten Kandelaberwuchs; Alter bis zu 600 Jahre.
Standort: Bergwälder, subalpin – alpin
Sammelzeit: Nadeln im Sommer, Nüsse im frühen Herbst

Wissenswertes: In manchen Gegenden wird die Zirbe als Arve bezeichnet. Sie gehört wohl zu den ältesten Baumarten, die nach der letzten Eiszeit in die Alpen vordrangen. 100.000 Jahre dauerte diese Eiszeit, ehe die Sonnenstrahlen wieder kräftiger wurden, die Alpen erneut erwärmten und das Eis sich zurückzog. Von den Karpaten kommend besiedelten die genügsamen Bäume den gesamten Alpenbereich von Ost nach West. Die Zirbe war ein wenig anders als die restlichen Kiefern: Sie besaß im Gegensatz zu ihren zweinadligen Verwandten fünf Nadeln, die aus der Nadelscheide hervortraten. Ein weiteres Merkmal war ihre Genügsamkeit und ihr Trotz gegenüber der Eiseskälte, indem sie sich dem kargen, ausgeaperten Boden anpasste. Ihre nächsten Verwandten wachsen in der heutigen sibirischen Taiga und dem Altaigebirge im Süden Sibiriens. Verbreitet wird die Zirbe durch einen Vogel, den Tannenhäher, welcher die schmackhaften Nüsse im weichen Boden vergräbt und vermutlich vergisst, wo sie liegen. Die Bäume keimen im Frühjahr, senden eine Pfahlwurzel aus, welche sie tief im Boden verankert und somit allen Stürmen und Schneetreiben trotzen lässt. Das erklärt ihren Kandelaberwuchs oder eine bisweilen knorrige Gestalt. In geschlossenen Beständen werden Zirben bis zu 25 m hoch. Nach der Keimung kennen sie keine Hast, so ist ein Zirbenbaum nach 10 Jahren auch nur etwa 10 m hoch. 6.000 Jahre lang, von 9.000 bis 3.000 v. Chr., waren die Zirben neben Birken, Rotföhren und Lärchen die dominierenden Bäume in den Alpen. Erst als die Temperaturen stiegen, wanderten sie in die kälteren Lagen hinauf und bilden heute als oberste Baumgrenze einen dichten Schutzwall gegen Lawinen, Steingeröll und Muren. Die älteste Zirbe steht im Sarntal und ist 1.100 Jahre alt. Für Zirben ist es keine Seltenheit, über 1.000 Jahre alt zu werden.

Volksglaube: Alten Mythen zufolge steht der Zirbenbaum in enger Verbindung mit dem Tannenhäher. Grund dafür ist nicht, dass der Vogel die Samen der Zirbe vergräbt, nein: Der Tannenhäher gilt als Bote zwischen den Welten. So soll auch die Zirbe mit ihren besonderen Kräften vor bösem Zauber und Geistern schützen, aber auch die Übergänge in die Anderswelt bewachen. Besonders gut kann man ihre Kraft bei einer Räucherung erleben – sie reinigt den Raum und legt eine Schutzhülle um ihn. So galt Zirbenharz im Alpenraum als begehrter Weihrauchersatz. Doch soll der Baum auch die Toten, arme Seelen und sogar ungetaufte Kinder in die Anderswelt begleiten. Eine alte Sage aus den Alpen besagt, dass einst ein Jäger in der Nacht an einen Gletscher geraten war und die armen Seelen eingeschlossen im Eis hörte. Eine Frau, die zur Hälfte im Eis gefangen war, sang ein seltsames Lied, welches von einem Zirbenzapfen erzählte. Aus ihm sollte ein Baum sprießen und würde er einst als Sarg für ein ungetauftes Kind dienen, so sei sie erlöst.

Volksheilkunde und Medizin: Der Schlaf in einem Zimmer, Bett oder neben einem Kasten aus Zirbenholz gilt schon seit langem als besonders erholsam. Man wollte aber auch einen wissenschaftlichen Beweis dafür erbringen. So startete die Tiroler Forstwirtschaft einige Tests an Forschungsinstituten. Die Studie von Maximilian Moser über die Zirbe war aufsehenerregend: Man verzeichnete bei den Testpersonen im Zirbenbett bis zu 3.500 Herzschläge pro Nacht weniger. Man weiß z. B., dass bei einer durchschnittlichen Lebensdauer ein menschliches Herz etwa 2 Milliarden Mal schlägt. Je schneller diese Anzahl verbraucht ist, desto höher ist die Wahrscheinlichkeit zu sterben. Warum sollten wir da nicht einfach ein wenig bremsen? Ein Zirbenkissen, wenn auch noch so klein, kann in Kopfnähe gelegt einige Herzschläge ersparen. Unser Sympathikus, auch Stressnerv genannt, kann mit dem Duft des Holzes gesteuert werden. Dadurch findet man einen erholsameren Schlaf, der Parasympathikus (das vegetative Nervensystem) wird gekräftigt und unser Körper kann sich regenerieren. Auch wer sich unter einen Zirbenbaum setzt, wird bald eine Veränderung bemerken: Der Alltag mit seinen Anforderungen wird plötzlich zweitrangig und eine innere Ruhe breitet sich aus.

Familienwissen: Ein gesunder Schlaf kräftigt das Immunsystem, das somit Viren, Bakterien oder andere Entzündungen leichter unschädlich machen kann. Aber auch das im Zirbenholz vorhandene ätherische Öl hat einen Nutzen: Es ist zuständig für den Geruch, der länger anhält als bei anderen Nadelgehölzen. Seine Verwendung hat bei uns in der Familie Tradition. Es hat eine antibiotische Wirkung, die nicht – wie andere Antibiotika – schädliche Bakterien einfach abtötet, sondern deren Genetik umwandelt, sodass sie zu gutmütigen Begleitern unseres Körpers werden. Wir können das ätherische Öl über unsere Haut aufnehmen, wenn wir ein Zirbenbad nehmen. Dem noch nicht genug: Wer einmal in einer Zirbenstube gesessen hat, wird festgestellt haben, dass das Handy dort nicht funktioniert. Der Schutz vor Handystrahlung ist auf das Harz zurückzuführen. Dieses wandelt, so wird vermutet, die Mikrowellenstrahlen in einfache Wärme um.

Eines möchte ich noch anmerken: Ihr müsst nicht das ganze Zimmer mit Zirbe ausstaffieren! Für einen erholsamen Schlaf reicht ein einfaches Kissen. Früher war es normal, dass man die Kleidung in einer Zirbentruhe und das Brot in einer Zirbenschüssel aufbewahrte. Eine solche Schüssel verwende ich heute noch, für den Kleiderschrank nehme ich hingegen einfache Späne. Das Harz und die Nadeln der Zirbe kann man räuchern, zu Salben verarbeiten oder als Bad genießen.

Zirbenöl-Inhalation

1–3 Tropfen ätherisches Zirbenöl / 1 EL Salz / 1 EL Honig

→ Alle Zutaten in heißes Wasser geben und sobald es etwas abgekühlt ist, den Dampf inhalieren. Wirkt bei Erkältungen.

Zirbenhonig

15 Stück unreife rote Zirbenzapfen / 1 ½ l Wasser / 1 ½ kg Zucker

→ Zapfen über Nacht im Wasser ansetzen, dann mit dem Zucker aufkochen und etwas einkochen lassen. Noch heiß in Gläser abfüllen und gut verschließen. Wer keinen Zucker nehmen möchte, kann auch die gleiche Menge Honig verwenden und die Zirbenzapfen einige Tage darin ziehen lassen. Wirkt bei Erkältungen.

Verzeichnis der Rezepturen nach Pflanzen

Verzeichnis der Rezepturen nach Anwendungen

Tinkturen

Wein

Zucker

Verzeichnis der Rezepturen nach Beschwerden

Ich danke

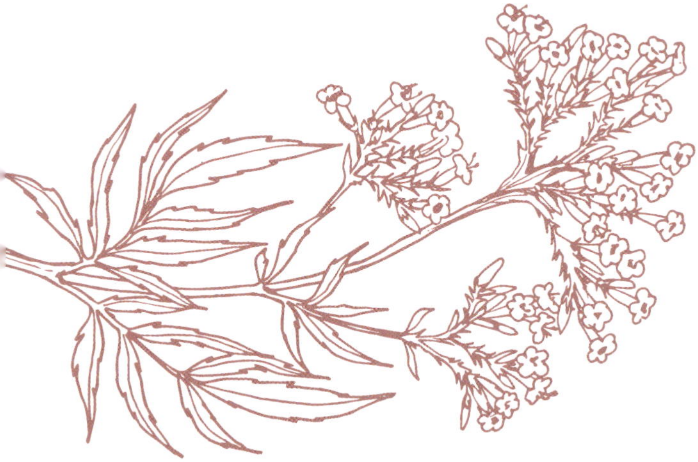

In erster Linie meiner Familie, welche mein ständiges Fragen nach altem Kräuterwissen ertragen musste und für die ich manchmal wenig Zeit fand. Vor allem meinem Mann, der mich immer wieder ermutigt, etwas Neues zu machen und mich dabei tatkräftig unterstützt. Meinen Kindern Samuel und Simon für die Mithilfe bei den Fotos und beim Verkosten der Rezepte, wenn auch nicht immer mit Begeisterung.

Meiner Mutter für die Hilfe beim Ausarbeiten der Rezepte und Pflanzenporträts, aber auch dafür, dass sie meine Geschwister und mich mit der Natur erzog. Meinen Großtanten für das ein oder andere Rezept, meinen Onkeln und Tanten für ihre Erzählungen und meiner verstorbenen Großmutter für die Einführung in ihre Kräuterwelt.

Der Edition Raetia für ihr Vertrauen und die Unterstützung, dass mein Familienerbe nicht gänzlich verloren geht. Dank ihrer tatkräftigen Hilfe konnte ein schönes Kräuterbuch entstehen. Vor allem gilt mein Dank hier Magdalena Grüner und Felix Obermair für die Betreuung und ihren Einsatz, sowie Dr. Wilfried Gufler, der es ermöglicht hat, mein Familienerbe als Buch herauszugeben. Dem gesamten restlichen an der Buchproduktion beteiligten Team danke ich für das Layout, die Korrekturlesung und die Grafiken.

Meinen Geschwistern, die mich ermutigt haben, dieses Buch überhaupt zu schreiben. Meiner Schwiegermutter für die Betreuung meiner Kinder.

Den Südtiroler Bäuerinnen, die mich bei meiner Arbeit als Kräuterbäuerin immer wieder unterstützen und fördern. Hier gilt ein besonderer Dank den Bürodamen Theresia Unterfrauner und der Landessekretärin Verena Niederkofler.

Meinem Mentor Heinrich Abraham für die Ermutigung zum Kräuteranbau, Frau Dr. Karin Greiner für die zahlreichen Inputs in meinen Ausbildungen, Dr. Christian Rätsch und dessen Frau Dr. Claudia Müller-Ebeling dafür, dass ich in ihren Ausbildungen viel über die historischen und mythologischen Hintergründe der einzelnen Pflanzen erfahren durfte.

Die Autorin

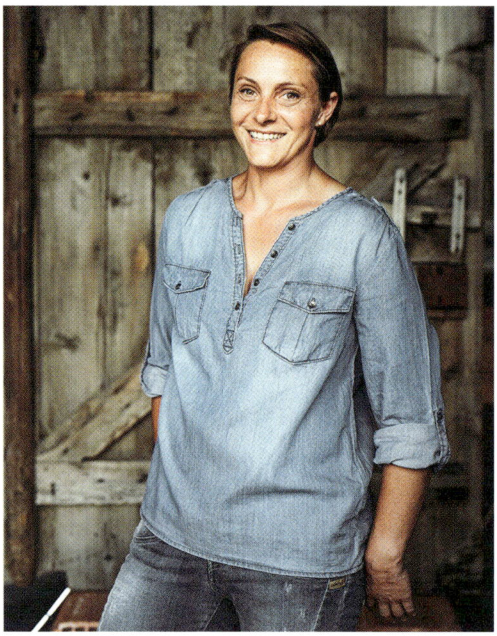

Rosi Mangger Walder

Die 1976 geborene Meisterfloristin und Kräuterpädagogin liebt alles, was grünt und blüht. Sie bietet Kräuterwanderungen und Workshops zu Kräuteranbau, Wildkräutern in der Küche, Dekoration mit Naturmaterialien u. v. m. an.
In ihrem über 2.000 m^2 großen Garten und Schaugarten in St. Leonhard in Passeier wachsen über 500 alpine, tropische und seltene Kräuter. Unter dem Namen „Kraedu“ vertreibt sie ihre eigene Produktlinie. Bei Edition Raetia veröffentlichte sie neben „Das Kräuterwissen meiner Großmutter“ auch „Bitter im Mund, Magen gesund“ (2022).

www.kraedu.net

Außerdem erhältlich:

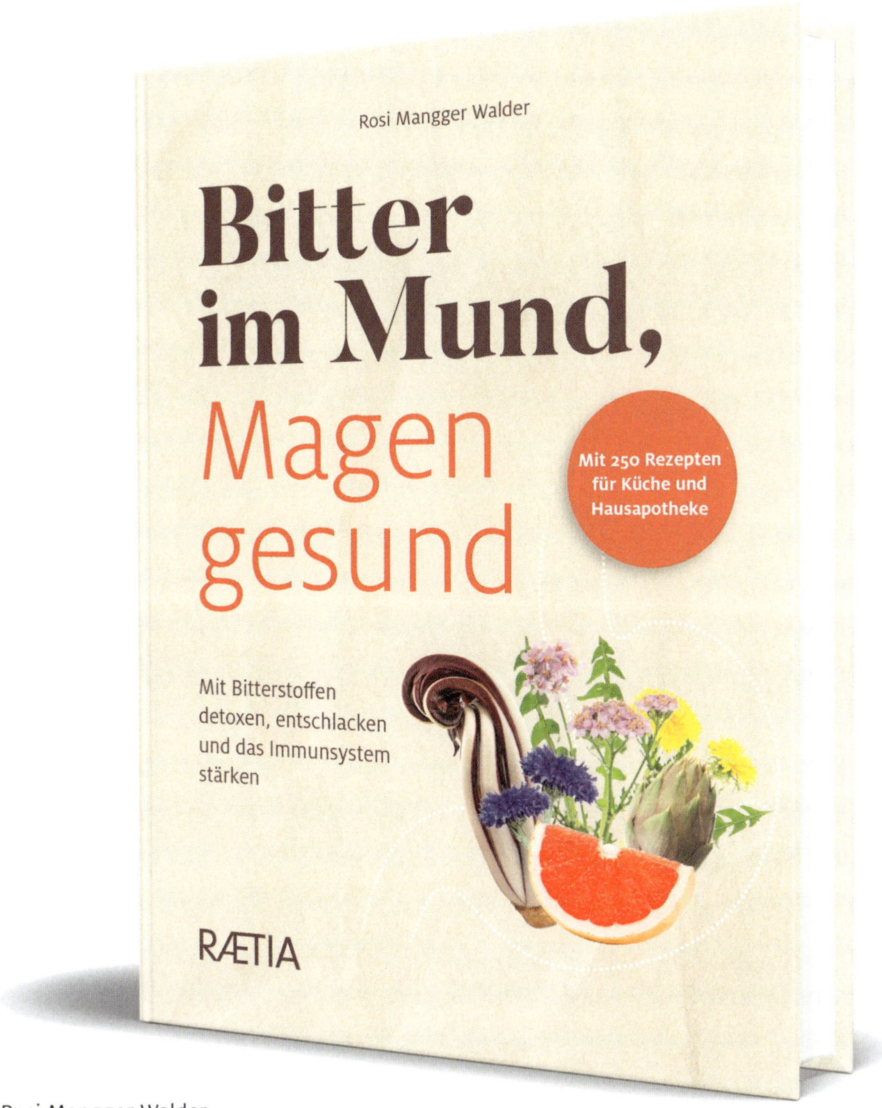

Rosi Mangger Walder
Bitter im Mund,
Magen gesund
Mit Bitterstoffen detoxen, entschlacken und das Immunsystem stärken

Euro 24,90 [I]; 27,50 [D/A]
ISBN 978-88-7283-786-3

Impressum

Gedruckt mit Unterstützung der Sudtiroler Landesregierung, Abteilung Deutsche Kultur
2. Auflage
© Edition Raetia, Bozen 2023
Projektleitung: Felix Obermair, Magdalena Grüner
Korrektur: Katharina Preindl, Helene Dorner
Foto Umschlag: Shutterstock
Fotos Innenseiten: Rosi Mangger Walder, bis auf:
S. 14, 34, 46 und 67: Foto Staschitz, S. 318: Südtiroler Bauernbund
Gestaltung und Layout: Stephanie Innerbichler, www.stephanieinnerbichler.com
Druckvorstufe: Typoplus
ISBN 978-88-7283-727-6
Unseren Gesamtkatalog finden Sie unter www.raetia.com.
Bei Fragen und Anregungen wenden Sie sich bitte an info@raetia.com.

Die Angaben zu den Kräutern in diesem Buch wurden sorgfältig geprüft.
Autorin und Verlag lehnen jedoch jegliche Haftung für allfällige Schäden, die sich aus dem Gebrauch oder Missbrauch der hier vorgestellten Informationen ergeben, ab.
Die Behandlungsmöglichkeiten in diesem Buch ersetzen nicht eine ärztliche Therapie.

AUTONOME PROVINZ BOZEN SÜDTIROL
PROVINCIA AUTONOMA DI BOLZANO ALTO ADIGE
Deutsche Kultur